実用

体質薬膳学

辰巳 洋——［著］

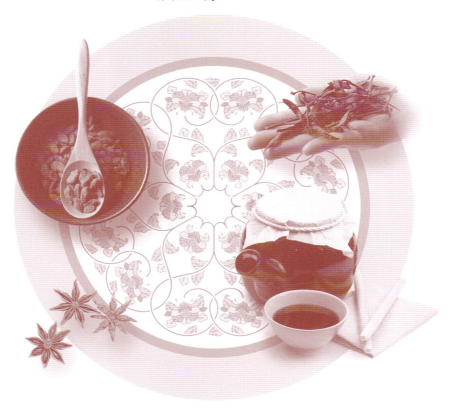

東洋学術出版社

まえがき

　体質という言葉は，昔から日常的に使われてきました。たとえば同じ年頃の子供でも，痩せている子と太っている子，病弱な子と元気な子がいますが，「この子は体質がよい」「あの子は体質が弱い」などと言って，その差異の原因が体質にあることを暗に示してきました。また同じように大人でも，よくカゼを引く人と引かない人がいます。2005 年，中国をはじめとしたアジアを中心に新型肺炎（SARS）が猛威を振るいましたが，初期段階では，この病気に関する認識がなく予防対策をしていなかったため，多くの医療関係者が SARS に罹患しました。しかし，同じ患者と接触した医療関係者のなかには，感染した人と感染しなかった人がいました。その理由も，その人のもつ体質の差異と考えられます。
　体質とは一体どのようなものでしょうか？
　人の体質には先天のものと後天のものがあります。子供をほしい・産みたいという親なら，まず自分たちの体質を健康的なものにして，子供に素晴らしい遺伝子を伝えることが大事です。これがその子の健康的な体質の土台を作ることにつながり，先天の体質となります。以後は後天の体質です。出産後は子供をしっかりと見守り，大人になるまでの各時期において，生理的・心理的な成長の特徴に合わせて養育し，健康的な体質を育成していきます。成人してからは本人の問題になりますが，仕事・結婚・子育て・昇進・定年といったライフサイクルのなかでは，居住環境・職場の雰囲気・生活スタイル・食習慣・嗜好品などの影響を受けて，健康的な体質を維持しようと思っても，偏った体質を生じやすく，病気に罹りやすくなります。そこで，健康的に生きようという意識を持つとともに，年齢・季節に合わせた体の養生が重要になり，各種の偏った体質に合わせた改善方法を取ることが必要となります。
　近年，予防医学が重視されるなかで，中医体質学の知識を求めて，病気を予防するために偏った体質を改善しようとする人たちが増えてきました。筆者も，10 年前から体質に関する資料を集め始めました。専門書を購入し，論文を探し，古典を調べ，さまざまな体質基準を比較して，本書を執筆しました。途中，色々な事情が重なり原稿の完成が遅れてしまいましたが，逆にゆっくりと考える時間をもつことができ，本書の内容を充実させることができました。本書を読んで自らの体質を理解し，健康的な体質を目指して，中医薬膳学の知識を用いて調節する方が増えれば，本書の目的を達成したものと考えます。
　最後に，本書の趣旨を理解し，出版に尽力していただいた東洋学術出版社の井ノ上匠社長と編集部の皆さまに心から感謝を申し上げます。

本草薬膳学院　辰巳　洋
2015 年 12 月 25 日　東京

［本書の主な内容］

　［第1章］では，まず体質の概念および体質の種類について紹介した後，さらに中医体質学とはどのようなものであるかについて述べる。中医体質学は，中医学と同様に，整体観念と弁証論治を特徴とし，陰陽五行・気血津液精・臓腑学説の考えがベースになっている。

　［第2章］では，体質に影響する素因や体質形成の原因について述べ，さらに平和体質（良好な体質）・気虚体質・血虚体質・陽虚体質・陰虚体質・陽盛体質・痰湿体質・気鬱体質・血瘀体質の9種類の体質における弁証方法を紹介する。

　［第3章］では，体質を判断する方法について紹介する。体質の判断は，中医診断学の四診（望診・聞診・問診・切診）を用いて行い，その手順は①八綱弁証を用いて虚・実・寒・熱の体質に分類し，②気血津液弁証を用いて気虚・陽虚・血虚・陰虚・陽盛・痰湿・気鬱・血瘀の体質に分け，③臓腑弁証を用いて体質と臓腑との関係を明らかにしていく。

　［第4章］では，各体質に勧められる食材・中薬について紹介する。中医薬膳学では食材や中薬のもつ性質・味・効能を利用するが，中医体質学では季節によって体内の陰陽の気が移り変わると考えているため，季節の変化に合わせた食材・中薬を選択して使うことが基本となる。

　［第5章］では，各体質別に体質を改善する薬膳について紹介する。体質に合わせた薬膳処方を作る際には，中医方剤学の考え方が参考になるため，ここでは各体質に合う方剤を解説した後，薬膳として用いる食材・中薬，さらに薬膳処方のレシピを示す。

　［第6章］では，古典に残されている健康維持と病気の予防に役立つ薬膳処方を紹介する。そこでは，「食薬同源」「医食同源」の考え方が息づいている。

　［第7章］では，偏った体質を改善する際に選択できる食材と中薬について，効能別に分類して紹介する。食材や中薬には，それぞれ五気・六味・帰経があり，その違いによってさまざまな効能が発揮される。そのため，食材・中薬がもつ属性や要素をきちんと理解し，その人の体質を把握して，その改善のために上手に使うことが重要である。

（編集部）

目　次

まえがき ………………………………………………………………………………… i
本書の主な内容 ………………………………………………………………………… ii

第1章　体質と中医学　1

体質の概念 …………………………………………………………………………… 1

中医体質学 …………………………………………………………………………… 5

1 中医体質学の基本的な考え方 ………………………………………………… 6
　　1）整体観念 ……………………… 6　　2）弁証論治 ……………………… 6

2 陰陽五行学説の利用 …………………………………………………………… 7
　　1）陰陽学説 ……………………… 7　　2）五行学説 ……………………… 9

3 精・気・血・津液の考え ……………………………………………………… 10
　　1）精 …………………………… 10　　3）血 …………………………… 11
　　2）気 …………………………… 10　　4）津液 ………………………… 12

4 臓腑と臓腑弁証論治の応用 …………………………………………………… 12
　　1）肝 …………………………… 13　　4）肺 …………………………… 14
　　2）心 …………………………… 13　　5）腎 …………………………… 14
　　3）脾と胃 ……………………… 13

5 八綱弁証の考え方 ……………………………………………………………… 14

6 予防に対する体質の活用 ……………………………………………………… 15

7 中医体質学の治療原則と治療方法 …………………………………………… 15
　　1）扶正 ………………………… 16　　3）調和 ………………………… 17
　　2）祛邪 ………………………… 16

8 体質の応用 ……………………………………………………………………… 17
　　1）養生を指導できる ………… 17　　3）弁証論治施膳を指導できる … 17
　　2）病因に対する感受性と
　　　　耐性を説明できる ………… 17

第2章　体質の形成と分類　19

体質に影響する素因　19

体質形成の原因　20

1 遺伝的素因　20
2 地理環境　21
3 性別　22
4 年齢　22
5 精神活動　22
6 飲食との関係　23
7 労逸過度の影響　23
8 生活の起居の影響　23
9 職場環境　24
10 老化・慢性病の影響　24
11 ケガの影響　24

体質の分類　24

1 平和体質（良好な体質）　25
2 虚性体質　25
1）気虚体質　25　　3）血虚体質　28
2）陽虚体質　27　　4）陰虚体質　29
3 実性体質　32
1）陽盛体質　32　　3）気鬱体質　35
2）痰湿体質　33　　4）血瘀体質　36
4 複合体質　38
1）気血両虚体質：気虚＋血虚の体質　38
2）気陰両虚体質：気虚＋陰虚の体質　38
3）気虚気鬱体質：気虚＋肝気鬱結の体質　38
4）気虚血瘀体質：気虚＋血瘀の体質　39
5）気虚痰湿体質：気虚＋痰湿の体質　39
6）陽虚痰湿体質：陽虚＋痰湿の体質　39
7）血虚血瘀体質：血虚＋血瘀の体質　39
8）陰虚血瘀体質：陰虚＋血瘀の体質　40
9）陰陽両虚体質：陰虚＋陽虚の体質　40

10）気鬱血瘀体質：気鬱＋血瘀の体質 ……………………………………………… 40
　　11）気鬱痰湿体質：気鬱＋痰湿の体質 ……………………………………………… 40
　　12）陽盛痰湿体質（湿熱体質ともいう）：陽盛＋痰湿の体質 …………………… 40

中華中医薬学会の体質分類 …………………………………………………………… 41

上海中医薬大学教授の体質分類 ……………………………………………………… 43

古典にみる体質 ………………………………………………………………………… 43

1 五態の人 …………………………………………………………………………… 43
　　1）太陰の人 ……………………… 44　　4）少陽の人 ……………………… 45
　　2）少陰の人 ……………………… 44　　5）陰陽和平の人 ………………… 46
　　3）太陽の人 ……………………… 45

2 重陽の人と陰陽和調の人 ………………………………………………………… 46

3 五行の人 …………………………………………………………………………… 47
　　1）木形の人 ……………………… 47　　4）金形の人 ……………………… 48
　　2）火形の人 ……………………… 47　　5）水形の人 ……………………… 48
　　3）土形の人 ……………………… 48

4 衆人・脂者・膏者・肉者 ………………………………………………………… 48

第3章　体質を判断する方法　51

1 望診 …………………………… 51　　4 切診 …………………………… 57
2 聞診 …………………………… 54　　5 体質を判断する手順 ………… 59
3 問診 …………………………… 54　　　体質チェック表 ……………… 61

第4章　各体質に勧める季節に合わせた食薬　65

平和体質（良好な体質） ………………………………………………………………… 66

虚性体質 ………………………………………………………………………………… 67

1 気虚体質 …………………………………………………………………………… 67
2 陽虚体質 …………………………………………………………………………… 70
3 血虚体質 …………………………………………………………………………… 72
4 陰虚体質 …………………………………………………………………………… 73

実性体質	76
1 陽盛体質	76
2 痰湿体質	78
3 気鬱体質	78
4 血瘀体質	79

第5章　体質を改善する薬膳　81

虚性体質	81
1 気虚体質	81
2 陽虚体質	85
3 血虚体質	89
4 陰虚体質	91

実性体質	97
1 陽盛体質	97
2 痰湿体質	101
3 気鬱体質	104
4 血瘀体質	109

複合体質	113
1 気血両虚体質	113
2 気陰両虚体質	114
3 気虚気鬱体質	115
4 気虚血瘀体質	116
5 気虚痰湿体質	118
6 陽虚痰湿体質	119
7 血虚血瘀体質	120
8 陰虚血瘀体質	121
9 陰陽両虚体質	122
10 気鬱血瘀体質	123
11 気鬱痰湿体質	123
12 陽盛痰湿（湿熱）体質	124

目　次

第6章　古典の薬膳処方　127

第7章　体質に合わせた食薬　137

虚性体質　137

1 補益類　137
1．補気類　137　　3．補血類　143
2．補陽類　141　　4．補陰類　145

2 収渋類　148

3 温裏類　149

4 安神平肝類　151

実性体質　152

1 清熱類　152
2 辛涼解表類　155
3 瀉下類　156
4 芳香化湿類　157
5 辛温解表類　157
6 利水滲湿類　158
7 理気類　161
8 消食類　162
9 活血祛瘀類　164
10 止血類　165
11 祛風湿類　167
12 化痰止咳平喘類　168

【参考文献】　172

索　引
　用　語　173
　食材・中薬　174
　薬膳処方　181

第 1 章

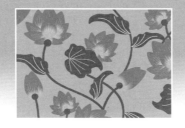

体質と中医学

　「体」とは,「形体」と「神」によって構成される生命体のことである。形体には,五臓六腑・奇恒の腑・経絡・皮膚・筋肉・四肢・百骸・九竅・毛髪・精・気・血・津液などが含まれ,神には,神・魂・魄・意・志の精神活動と,怒・喜・思・憂・悲・恐・驚の心理活動が含まれている。このような形体と神をもつ人体は,遺伝・自然環境・生活習慣・教育などの影響を受けて,社会環境に対する適応力や疾病に対する抵抗力,さらに病因に対する感受性や疾病の進展に対する傾向性に違いを生じ,生・老・病・死という人の一生のライフサイクルにおいて特異性をもつようになる。この特異性こそが体質だと考えられる。

　体質に関する言葉として,『素問』に「……質壯,……五形之人」,『千金要方』に「……稟質」,『婦人大全良方』に「……気質」,『小児衛生総微論方』に「賦稟」などの言葉がみられるが,明代の張景岳が著した『景岳全書』においてはじめて「体質」「弱質」の言葉が使われた(「矧体質貴賎尤有不同,凡藜藋壯夫及新暴之病,自宜消伐,惟速去為善。若以弱質弱病,而不顧虚実,概施欲速攻治之法,則無不危矣」雑証謨・飲食門)。

　すなわち,体質には良いものと悪いものの違いがあり,衣服や食事が粗末な肉体労働者が急性病に罹った場合,おのずと体力を消耗させて病邪を人体に浸食させやすいため,早く治療して取り除かなければならない。もし体質が虚弱で慢性病の場合なら,虚実を顧みず同じ治療方法を取ると危険であると述べ,体質の違いによって治療方法を変えることを指摘している。

体質の概念

　体質の「体」の字は,古くは「體」と書いた。『説文解字』(後漢の許慎による最古の漢字字書)では骨部に属し,動物の全身あるいは一部,または物事の全体,存在している物質の形状や状態を意味している。「質」は,本質・本体・素朴などを意味し,その人がもっているあるがままの状態の性質を示している。

　体質とは,遺伝にもとづき,成長・発育・老化という人の一生において,地理環境・飲食習慣・生活習慣・病気などさまざまな要素の影響を受けて体に現れる,形体傾向・生理機能・心理活動・基礎代謝・機能活動における総合的・安定的な特性を指す。つまり,両親の特異性を受け継いだ体は,成長・発育・老化のライフサイクルにおいて,①地理環境などによって形成される生活適応性の「天人相応」と,②教育・職業経験などによって形成される精神意識状態の「形神共倶」という2つの影響を受けて安定状態が維持されてい

るのである。

　一般に病気と診断されない元気がない，カゼを引きやすい，めまい，暑がり，口渇，偏頭痛，冷え，下痢，腰膝の重い感じ・痛み，生理痛など，長期に抱える症状・状態を体質と考える。体質は，人の一生において変化し，1つにとどまることがないため，簡単にまとめることはできないが，ひとまず体質にはどのようなものがあるのか一覧表で示しておく。

■ 平和体質（良好な体質）

- 中肉の体型
- 明るい性格
- 気力がある
- 睡眠は良好
- 食欲は正常
- 元気で病気は少ない
- 顔色がよい
- 毛髪に艶がある
- 反応が早い
- 大便・小便が順調
- 女性の場合は月経周期が順調，月経痛がない，経血量は約100ml，経血色が赤い
- 舌質淡紅，舌辺円滑，舌苔薄白
- 脈は平脈で，緩和・平均でリズムがあり，不整脈はない

■虚性体質

気虚体質	陽虚体質	血虚体質	陰虚体質
無気力，倦怠感	手足・体の冷え	めまい，立ちくらみ	のぼせ，暑がり
筋肉がたるんでいる	筋肉がたるんでいる	痩せている	痩せている
怯えやすい性格	もの静かな性格	内向的な性格	せっかちな性格
顔色淡白・黄色	顔色㿠白	顔色蒼白・黄色，唇淡白	頬が赤くなる，熱感
疲れやすい，声が小さい，息切れ，汗が出やすい，食欲が少ない，腹脹，むくみ，めまい，忘れっぽい，カゼを引きやすい	温かいものを好む，目の周囲の色が暗い，抜け毛が多い，手足や体が冷える，むくみ，足腰の痛み，腹痛	温かいものを好む，睡眠が浅い，多夢，動悸，めまい，立ちくらみ，物忘れ，目や皮膚の乾燥，肢体が痺れる，爪の色が薄い	冷たいものを好む，つばが少ない，咽が渇く，手足の裏が熱い，煩躁，寝つきが悪い，寝汗をかく，めまい，耳鳴り
月経が早く来る，出血量が多い，出血色が薄い，月経痛	月経が早く来るか遅れる，出血量が多い，出血色が薄い，月経痛，不妊症	月経が遅れる，出血量が少ない，出血色が薄い，月経不順，月経痛，不妊症	月経が早く来る，出血量が少ない，出血色が赤い
軟便，下痢 頻尿，尿漏れ	下痢（朝方に多い） 頻尿，尿漏れ	便秘しやすい 小便は順調	大便が乾燥 尿色黄，尿量少
舌質淡白 舌体胖，舌辺歯痕 舌苔白	舌質淡白 舌体胖，舌辺歯痕 舌苔潤・滑・白	舌質淡白 舌体痩小 舌苔白	舌質紅 舌体乾燥 舌苔少

脈虚・緩	脈沈・遅・微細	脈細・無力	脈弦・細・数
臓腑機能の低下	臓腑機能の虚弱	血の量と質の不足	津液・血・精の不足

■実性体質

陽盛体質	痰湿体質	気鬱体質	血瘀体質
声が高い，暑がり	肥満，痰多	神経質，敏感	目の周囲の色が黒い
強壮，太い	太い，体が重たい	中肉，痩せている	中肉，痩せている
興奮しやすい，せっかちな性格	温厚な性格	不信感を抱きやすい	内向的，イライラしやすい性格
顔色赤	顔色黄色・皮脂が多い	顔色暗い	顔色暗い
冷たいものや脂っこいものを好む，声が高い，呼吸があらい，多汗，口渇，食欲旺盛，にきび	脂っこいものや甘いものを好む，多汗，体が重たい，胸がつかえる，痰が多い，口中が粘膩，眠い，たるむ，めまい	食欲はあまりない，無表情，怒りっぽい，ため息，胸がつかえる，不眠，忘れっぽい，げっぷ，しゃくり，腹脹，咽がつかえる感じ	食事の好みは特にない，忘れっぽい，肌の乾燥，あざができやすい，しみがある，痛み，腫塊，小腹が硬満
月経が早く来る，出血量が多い，出血色が紅い	月経が遅れる，月経痛，無月経，不妊症	月経が早く来るか遅れる，月経前に乳房痛，月経痛，不妊症	月経が遅れる，出血量が少ない，出血色が黒い，固まりがある，月経痛，不妊症
大便が臭い，便秘 尿の熱感・色が濃い	下痢しやすい 尿量少・混濁	排便は正常・便秘・下痢 小便は順調	大便が黒い 小便は順調
舌質紅，舌尖紅 舌苔黄	舌体胖大・舌質淡，歯痕 舌苔白膩	舌質淡紅 舌苔薄白	舌質紫暗・瘀点 舌裏の血管が拡張・紫暗
脈洪・大・数	脈濡・緩・滑	脈弦・細	脈細・渋・結代
臓腑機能の強盛	臓腑機能の失調，水の停留	気のめぐりが滞る	血の流れが滞る

■複合体質

気血両虚体質		気陰両虚体質	
気虚体質+血虚体質		気虚体質+陰虚体質	
無気力，倦怠感	顔色蒼白，めまい	無気力，倦怠感	のぼせ，暑がり
疲れやすい，息切れ，汗が出やすい，声が小さい，食欲が少ない，腹脹，むくみ，めまい，忘れっぽい，カゼを引きやすい	温かいものを好む，睡眠が浅い，多夢，動悸，めまい，立ちくらみ，目や皮膚の乾燥，肢体が痺れる，爪の色が薄い	疲れやすい，息切れ，汗が出やすい，声が小さい，食欲が少ない，腹脹，むくみ，めまい，忘れっぽい	冷たいものを好む，つばが少ない，口渇，手足の裏が熱い，煩躁，寝つきが悪い，寝汗，めまい，耳鳴り

気虚気鬱体質		気虚血瘀体質	
気虚体質＋気鬱体質		気虚体質＋血瘀体質	
無気力, 倦怠感	神経質, 敏感	無気力, 倦怠感	目の周囲の色が黒い
疲れやすい, 息切れ, 汗が出やすい, 声が小さい, 食欲が少ない, 腹脹, むくみ, めまい, 忘れっぽい, カゼを引きやすい	無表情, 怒りっぽい, ため息, 胸がつかえる, 咽のつかえ感, 不眠, 忘れっぽい, げっぷ, しゃくり, 腹脹	疲れやすい, 息切れ, 汗が出やすい, 声が小さい, 食欲が少ない, 腹脹, むくみ, めまい, 忘れっぽい	あざができやすい, 肌の乾燥, 固定痛, 体内の腫塊, 月経の出血色が黒い, 月経痛, 舌質紫暗・瘀点・瘀斑, 脈細・渋・結代

気虚痰湿体質		陽虚痰湿体質	
気虚体質＋痰湿体質		陽虚体質＋痰湿体質	
無気力, 倦怠感	肥満・痰が多い	手足・体の冷え	肥満・痰が多い
疲れやすい, 息切れ, 汗が出やすい, 声が小さい, 食欲が少ない, 腹脹, むくみ, めまい, 忘れっぽい	脂っこいものや甘いものを好む, 多汗, 体が重たい, 胸がつかえる, 痰が多い, 口中が粘膩, 眠い, たるむ	温かいものを好む, 目の周囲色が暗い, 抜け毛が多い, むくみ, 足腰の痛み, 腹痛, 朝方の下痢	脂っこいものや甘いものを好む, 多汗, 体が重たい, 胸がつかえる, 痰が多い, 口中が粘膩, 眠い, たるむ

血虚血瘀体質		陰虚血瘀体質	
血虚体質＋血瘀体質		陰虚体質＋血瘀体質	
顔色蒼白, めまい	目の周囲の色が黒い	のぼせ, 暑がり	目の周囲の色が黒い
温かいものを好む, 睡眠が浅い, 多夢, 動悸, めまい, 立ちくらみ, 目や皮膚の乾燥, 肢体の痺れ, 爪の色が薄い	あざができやすい, 肌の乾燥, 固定痛, 体内の腫塊, 月経の出血色が黒い, 月経痛, 舌質紫暗・瘀点・瘀斑, 脈細・渋・結代	冷たいものを好む, つばが少ない, 口渇, 手足の裏が熱い, 寝つきが悪い, 寝汗, めまい, 耳鳴り	あざができやすい, 肌の乾燥, 固定痛, 体内の腫塊, 月経の出血色が黒い, 月経痛, 舌質紫暗・瘀点・瘀斑, 脈細・渋・結代

陰陽両虚体質		気鬱血瘀体質	
陰虚体質＋陽虚体質		気鬱体質＋血瘀体質	
のぼせ, 暑がり	手足・体の冷え	神経質, 敏感	目の周囲の色が黒い
冷たいものを好む, つばが少ない, 口渇, 手足の裏が熱い, 寝つきが悪い, 寝汗, めまい, 耳鳴り	温かいものを好む, 目の周囲の色が暗い, 抜け毛が多い, むくみ, 足腰の痛み, 腹痛, 朝方の下痢	無表情, ため息, 胸がつかえる, 咽のつかえ感, 不眠, 忘れっぽい, げっぷ, しゃくり, 腹脹	あざができやすい, 肌の乾燥, 固定痛, 体内の腫塊, 月経の出血色が黒い, 月経痛, 舌質紫暗・瘀点・瘀斑, 脈細・渋・結代

気鬱痰湿体質		陽盛痰湿体質（湿熱体質）	
気鬱体質＋痰湿体質		陽盛体質＋痰湿体質	
神経質，敏感	肥満・痰が多い	せっかちな性格，暑がり	肥満・痰が多い
無表情，怒りっぽい，ため息，胸がつかえる，咽のつかえ感，不眠，忘れっぽい，げっぷ，しゃくり，腹脹	脂っこいものや甘いものを好む，多汗，体が重たい，胸がつかえる，痰が多い，口中が粘膩，眠い，たるむ	声が高い，強壮，太っている，多汗，顔色が赤い，にきび，冷たいものや脂っこいものを好む，呼吸があらい，食欲旺盛	脂っこいものや甘いものを好む，多汗，体が重たい，胸がつかえる，痰が多い，口中が粘膩，眠い，たるむ

中医体質学

　健康寿命を延ばすことが求められ，未病医学が注目される現在，健康と疾病にかかわる体質が重視されてきている。健康的な体質の場合，病気に抵抗する力が強く，元気に生活することができるが，不健康な体質の場合，病気に罹りやすく，生活の質（QOL）が落ちてしまう。このように体質によって疾病に対する防衛・抵抗能力に差が生じ，体の生理的・病理的な反応も異なるため，中医体質学を学習することで病気の予防・治療に役に立つ。

　中医体質学では，体質の概念・形成・特徴・分類などにおいて，すべて中医基礎理論の考え方を用いる。体質に含まれる体格・精神状態・体調・顔色・食欲・排便・排尿などの情報収集や，分析・判断にあたっては，中医診断学の方法を使用する。疾病の発生・進展・変化などの過程において，体質の違いによって現れる臨床表現は中医学用語を用い，疾病の予防・診断・治療においても，用いる食材や中薬は五気六味・帰経などの中薬理論にもとづいて選ぶ。

　このように体質の範囲は広く，内容は豊富で，中医学領域に属する学問と考えられ，ゆえに「中医体質学」と称する。周知のとおり中医学は，中国古代の歴史学・天文学・地理学・気象学・哲学などから強い影響を受けて形成・発展してきた医学である。原始段階の草木に対する知識や，人体に対する認識，命を維持する火の加減，食事の利用，陶器の製作と中薬の煎じ方の開発などによって，病気の治療は発展し，数千年の歴史をかけて多くの経験を積み重ねてきたが，近代では予防よりも治療を重視する学問として発展してきた。

　体質についてはすでに古典のなかに記録されており，中医学に融合されているが，じつは，体質に対する研究・討論が盛んになるのは1970年代になってからである。それ以降，未病医学を重視するようになり，治療よりも健康的な体質を維持し，偏った体質を改善する予防を重視する体質学の学術活動が活発になってきた。古代の周の時代（紀元前11世紀中期〜紀元前256年）に「食医」「疾医」「瘍医」「獣医」の役職が設置された。このうち「食医」は王の飲食のバランス・四季の陰陽調和・味の配合を管理する役割を担い，中医学の原点と考えられているが，その後に姿を消した。しかし，その「食医」が再び注目され，体質に対する研究・応用が進められるようになってきたのである。

第1章 体質と中医学

1 中医体質学の基本的な考え方

1）整体観念

　整体とは，統一性・全体性を意味する言葉である。この概念は中医学の特徴の1つであり，もちろん体質にも適応する。

　自然のなかで生活している人の体は，地理環境・気候などによって体質に違いが生まれる。地理環境の面では，日光や空気，土壌や水，標高や気温などの違いによって，収穫される農作物が異なることから食習慣に違いが生じ，そのためそこに住む人の体格や身長などに違いが現れてくる。例えば，寒冷な地域では，乳製品や肉類をよく食べ，そこに住む人は身長が高く，強壮な体格のものが多い。暑い地域では，米・魚・野菜をよく食べ，そこに住む人は身長が低く，痩せた体格のものが多い。つまり，地理環境は体質に影響する要因となるのである。

　『素問』上古天真論には，「陰陽に法り，術数に和し，食飲に節あり，起居に常あり，妄りに労を作さず，故に能く形と神とを俱にして，尽く其の天年を終え，百歳を度えて乃ち去る」とある。すなわち，自然界の陰陽変化の法則に従って飲食・起居・労働などの行動をとれば，体の形体も精神状態も充実して，元気で長寿が可能になるという。そしてそこから自然と一体の「天人相応」という考えが生まれた。体質を考えるうえでも自然との統一性が求められている。

　また，人は「怒・喜・思・憂・悲・恐・驚」の7つ感情（七情）をもち，「肝・心・脾・肺・腎」の五臓と，「胆・小腸・胃・大腸・膀胱・三焦」の六腑，「目・耳・鼻・口・舌」の五官，「両目・両耳・鼻（2つの孔）・口・尿道・肛門」の九竅（9つの穴），さらに四肢，百骸（全身の骨・関節），筋肉，経絡，精・気・血・津液など，機能の異なる組織と器官から構成されている。同じ上古天真論に「恬澹虚無なれば，真気これに従い，精神内を守る，病は安んぞ従い来たらんや」とあるように，体は五臓を中心にして統一されているが，良好な精神状態を保つことが最も重要だと考えられており，五臓六腑の生理機能が良い状態であることと，明るく快活な精神状態は互いに助け合い，このバランスが良ければ健康を維持することができるのである。

　バランスの取れた体質の場合，精神状態や各臓腑・組織は，種々の生理機能において互いに調節して助け合っているが，いったん偏った体質になると，互いに不調な影響を与え合い，1人の人に2つ以上の混合した体質が現れることもある。

2）弁証論治

　弁証論治とは，疾病に対する中医学の認識と治療の基本原則であり，独自の診断と治療のシステムである。

　弁証とは，目・鼻・耳・口・手を使って，疾病の発生からその過程で現れるさまざまな症状や症候を把握し，各段階における疾病の原因・メカニズム，疾病にかかわる臓腑，疾

病の性質，疾病の変化などの現象を総合的に分析して，最終的に証または証候に総括することである。つまり弁証とは，症状から疾病の本質を探り，疾病の診断である「証」を定め，治療を論じる「論治」の治療方針を決定することである。

このように中医体質学では，中医学の診断プロセスを利用して，体が常にもっている不調な症状を分析し，その原因・メカニズムを探り，体質を判断することになる。そして体質が判明したら，健康的な体質を維持する方法，体質に合った調節方法・改善方法を考え，特に中医薬膳学にもとづいて薬膳処方を決めることが重要になる。

2 陰陽五行学説の利用

古代の人びとは，自身の目・耳・鼻などを頼りに，自然界の晴・雲・風・雨・雷などの現象を体験し，太陽・月・星の運行とその変化の法則を観察して，陰陽五行学説という中国古代哲学の基本概念を生み出した。そして，この自然現象に対する認識および考え方は，次第に医学のなかに取り入れられていった。

『素問』陰陽応象大論には，「陰陽なるものは，天地の道なり，万物の綱紀にして，変化の父母，生殺の本始，神明の府なり」とある。陰陽とは宇宙の法則であり，あらゆる事物を納める法則であり，さらに生命の誕生・変化・結末の根本となる大事なものであるという認識である。

太陽や月の変化に応じて，自然界の動物・植物も変化する。それを「木・火・土・金・水」という5つの物質の運動と変化によって説明することで五行学説が生まれた。

中医学では，陰陽五行学説を用いて，人間と自然との関係，生命の起源，生理機能，病理変化などを説明し，予防・診断・治療の指針としているが，体質学においても陽虚体質・陽盛体質・陰虚体質というように陰陽学説が取り込まれている。

1）陰陽学説

陽とは，日が高く昇って輝いている・明るい・温かい・はっきりしているという意味で，日の当たる山の南側である。陰とは，夜で暗い・曇っている・寒い・湿気がこもっているという意味で，日の当たらない陰の所である。

この陰陽学説を用いれば，自然現象と人体のすべての事物を説明できると考えられている。『霊枢』歳露論には，「人は天地と相参ずるなり，日月と相応ずるなり。故に月満つれば則ち海水西に盛んにして，人の血気積み，筋肉充ち，皮膚緻かく，毛髪堅く……」と記されている。体が自然界の天地・日月と相応し，陰の強い満月のときには，陰の最も多い海水が満ちて，体の血も充実し，気や筋肉や毛髪を滋養して丈夫になるという。

中医学では，人体の構造のなかで組織器官のことを臓腑といい，その働きを気と呼ぶ。気は体内をめぐっているため陽に属すると考えられている。一方，臓腑を構成する肉質や骨，流れて営養する血・液体・精などは陰に属する。

男性は体格が丈夫で，筋肉が発達し，力が強く陽に属するため実性の体質のものが多く，女性は体格が細く，力が弱く陰に属するため虚性の体質のものが多い。

第1章 体質と中医学

　日常的によく使う食材にも陰と陽がある。体を温める温性や甘味・辛味のもち米・鶏肉・羊肉・鹿肉・エビ・ウナギ・イワシ・イワナ・かぼちゃ・たまねぎ・にら・らっきょう・栗・ナツメ・くるみ・みかんなどや，熱性の唐辛子・胡椒・肉桂などの食材は陽に属す。一方，体を冷やす寒性・涼性や苦味・鹹味のあわ・小麦・大麦・そば・はと麦・豆腐・こんにゃく・昆布・のり・たけのこ・にがうり・ズッキーニ・トマト・セロリ・きゅうり・チンゲン菜・ほうれん草・れんこん・大根・タコ・すいか・りんご・オレンジなどの食材は陰に属する。

　陰陽学説では，自然界のすべての事物には相互作用と相互対立の両面があり，この関係は常に消長しながら変動していると認識しており，養生では陰と陽のバランスが取れた「陰平陽秘」の状態を目指す。陰平陽秘とは，『素問』生気通天論にある言葉である。「聖人は陰陽を陳べ，筋脈和同し，骨髄堅固にして，気血皆従う。かくの如くなれば則ち内外調和し，邪は害することあたわず，耳目聡明にして，気立つこと故の如し。……陰平にして陽秘なれば，精神すなわち治す，陰陽離決すれば，精気すなわち絶す」。つまり，陰陽を疏通することによって筋・脈が通り，骨と骨髄が丈夫になり，気血が運行し，五臓六腑と体表が調和して連結し，耳が聞こえ，目がはっきり見えるなど，陰気が和平で陽気が緻密に固守している状態のことである。

　平和体質の本質は，陰と陽のバランスが取れた「陰平陽秘」である。したがって一生のうちで陰と陽がバランスを取りながら，ともに減退し老化していく場合には，偏った体質にはならない。

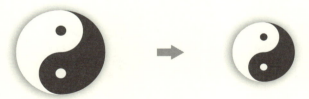

陰と陽がバランスを取りながらともに減退・老化

①陽盛と陰盛

　『素問』陰陽応象大論には「陰が勝れば則ち陽を病み，陽が勝れば則ち陰を病む。陽が勝れば則ち熱し，陰が勝れば則ち寒す」という定義が記されている。陰が旺盛になると陽を傷め，寒くなるため，体が冷え，冷えによる痛みや下痢などの陽虚体質の冷え症状が現れてくる。一方，陽が旺盛になりすぎると陰を傷め，熱くなるため，顔色が赤い・汗をかく・咽の渇きなどの陽盛体質か陰虚体質の熱症状が現れてくる。

　中医学では，子どもの体は「純陽の体」と認識しているため，子どもは陽盛体質のものが多く，男性も陽に属するため陽盛体質のものが多いとされている。

②陽虚と陰虚

　『素問』調経論に「陽が虚すれば則ち外寒し，陰が虚すれば則ち内熱する」とあるように，陽が虚弱すると外である体表に寒け・手足の冷え・震え・冷えによる痛みなどの陽虚

体質の症状が生じ，陰が虚弱すると内である体内に微熱・ほてり・のぼせ・咽の渇き・尿量が少ない・便秘などの陰虚体質の症状が生じるとされている。

生まれつき体が虚弱な場合は陽虚の体質になりやすく，歳を重ねるにつれて更年期に陰虚の体質に変化することがある。

③陽虚陰盛

陰と陽のバランスが偏った状態である。陽が虚弱状態になることを陽虚という。体を温める陽が虚弱になると，冷えさせる陰を抑えることができなくなり，顔色が蒼白・無気力・疲れ・寒け・四肢と足腰の冷えなどの陰寒の症状が現れ，陽虚体質を呈する。

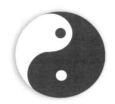
陽虚陰盛（白い部分が少なく黒の部分が多い）

④陰虚陽亢

③と同じ陰と陽のバランスが偏る状態である。陰が虚弱状態になることを陰虚という。涼潤する陰が虚弱になると，熱する陽を抑えることができなくなり，陰虚陽亢の発熱・寝汗・咽の渇き・両手掌や両足裏の熱感と焦躁不安などの陽熱の症状が現れ，陰虚体質を呈する。

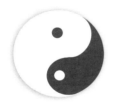
陰虚陽亢（黒の部分が少なく白い部分が多い）

2）五行学説

五行とは，木・火・土・金・水の5つの物質を指す。そして五行学説とは，木・火・土・金・水の概念・特性・法則性・相互関係を研究し，五行の運動と変化によって，自然界と人体などすべての事物を説明しようとする学説である。五行の各行の特徴・季節・方位・五臓は，以下のとおりである。

五行	特　徴	季　節	方　位	五　臓
木	生長・発散・柔軟	春	東	肝
火	熱い・炎上・明快	夏	南	心
土	誕生・育ち	長夏	中	脾
金	清粛・収斂	秋	西	肺
水	潤す・流れ	冬	北	腎

第1章　体質と中医学

　『霊枢』陰陽二十五人篇に，東方の木形之人，南方の火形之人，中央の土形之人，西方の金形之人，北方の水形之人という「五行之人」が提起されている。この『霊枢』の五行之人の分類は，地域性を重視しており，地理環境によって顔色・体格・精神状態が変わり，適応する季節も変化していくことを述べたものである。

3　精・気・血・津液の考え

　精・気・血・津液とは，人体を構成し，臓腑・組織・器官の機能活動の最も基本となる物質である。生命の原始的な物質ととらえられ，生命活動を維持している。

1）精

　精とは，両親から受け継いだ精微物質（先天の精）と，脾胃の働きによって生成される水穀の精微（後天の精）とが合わさってつくられたものである。生命を維持する最も基本的・原始的な物質であり，人の成長・発育に伴って，妊娠・生育・生殖の役割を果たす。さらに精から生まれた陽に属する気・陰に属する血は，脳や各臓腑を滋養しながら精神活動・臓腑機能活動を維持し，健康的な体質の基本となる。精が虚弱になると陰と陽が不足するため，気虚体質・陽虚体質・血虚体質・陰虚体質などの虚性の体質の原因となる。

2）気

　太陽の暖かい陽気は，自然界の万物の誕生・成長に欠かせないエネルギーである。陽気は自然界を構成する最も原始的な物質であり，一般に「気」と略称される。『素問』六節蔵象論には，「天は人に食しむるに五気を以てし，……五気は鼻より入り，心肺に蔵さる。上は五色をして明を修めしめ，音声をして能く彰ならしむ」と記されている。古代の人びとは，気が自然界を構成する最も原始的な物質であり，気の運動変化によって自然界のすべての物が誕生し，存在すると考えていた。人は自然界における1つの生物であり，その生命活動には気が重要な役割を果たしているという概念がつくりあげられている。

　命を維持する食べものの穀気，体を営養する水穀の精微の気，体を守る正気，精微物質の精気というように，われわれ人には気が存在している。さらに，水液代謝の異常によって生じる水気や，疾病の原因となる邪気もある。また，食薬の涼・寒・平・温・熱の性質を五気と称するなど，多くのものに気の文字が使われていることからも，中医学において気が重要な概念であることがわかる。

　体内の気は，臓腑組織の働きを指し，肝気・心気・脾気・肺気・腎気・胃気・大腸の気・膀胱の気など五臓六腑の気や元気・宗気・営気・衛気の基本の気や，経絡の気がある。これらの気によって各臓腑が働き，健康を守り，生命を維持している。これらの気は生まれつき腎の精気から生成されるため，腎は気を生成する基盤であるといえる。また，脾胃の働きによって食べものを消化し，水穀の精微を化生して気をつくり，さらに肺の呼吸によって取り込まれた新鮮な空気と結合させて，常に新鮮な気がつくられている。

　気は，新生児の哭く声によってめぐりが始まり，各臓腑・組織・経絡の働きを促進し，

機能の正常を保ち，健康的な体質をつくる保障となる。気の働きをまとめると，以下のとおりである。

①温煦作用：暖める作用である。気は太陽のように体を温め，体温を保つ。各臓腑・組織は，気の温煦作用によって正常な生理機能が保たれる。

②促進作用：気は活力の強い精微物質であり，気の働きによって，体の発育と成長，各臓腑・組織の生理機能を促進する。気によって，血の生成と流れ，津液の生成・分散・排泄が促進される。

③防衛作用：体を守る作用である。体の防衛能力は複雑であるが，なかでも気は決定的な役割を果たす。体表をめぐって，外因である邪気の侵入を防衛する。疾病から体を守る働きである。

④固摂作用：固定したり収めたりする作用である。気の力によって内臓の位置が固定され，津液や血・精が漏れないようにコントロールされ，汗・唾・尿液などの液体が管理されている。

⑤気化作用：新陳代謝の作用である。食べものと取り込んだ空気を水穀の精微に変え，精・気・血・津液をつくり，さらに汗・水・尿・便などに変化させて体内の廃物を排泄させる。

⑥営養作用：気には，血管に入って血液と一緒に流れる営気がある。この営気は，血とともに陰に属し，各臓腑・組織を潤しながら熱を冷まして体温をコントロールするとともに，さらに各臓腑・組織を養う役目も担っている。

臓腑の働きによって気と血がつくられ，つくられた気・血・津液・精が臓腑を営養して体を強壮にする。しかし，さまざまな原因によって臓腑の働きが低下して虚弱になると，気虚体質・陽虚体質の原因となる。また，気の温煦・促進作用の低下によって気のめぐりや血流が停滞すると，気鬱体質・血瘀体質の原因となる。さらに，気化作用の低下によって痰湿体質になり，気の営養作用の低下によって気虚体質・血虚体質になる。逆に，気の働きが異常に亢進すると陽盛体質になる。

3）血

血は，人体を構成する基本物質の１つで，生命活動を維持する赤色の液体である。脾胃の運化によって水穀の精微が生成され，水穀の精微から血がつくられるほか，肺の呼吸によって取り込んだ新鮮な空気と水穀の精微が結合したものに，心気の気化作用が加わっても血が生成される。また，「精血同源」「津血同源」の言葉があるように，精・津液からも血が生成される。血流は多くの臓腑とかかわるが，最も重要な臓は心と肝である。心は脈管とつながり，心気によって血が血管を通って全身の隅々にまで流れて営養を提供する。また，肝気の疏泄によって，血を貯蔵しながら，流れている血量を調節する。

血の働きについて，『素問』五臓生成篇には「肝は血を受けて能く視，足は血を受けて能く歩む。掌は血を受けて能く握り，指は血を受けて能く摂る」とある。肝は目とつなが

第1章　体質と中医学

り，肝が血の営養を受けると目がよく見え，足が血の営養を受けるとよく歩くことができ，手が血の営養を受けると握ることができ，指が血の営養を受けると物を取ることができることを説明している。このように，血は営養を豊富に含んでいるため，血が各臓腑・組織に流れ，営養を供給しながら組織を潤して各機能のバランスが調節されている。

また，『素問』八正神明論では「血気なるものは，人の神，謹みて養わざるべからず」と記されている。血は人の精神・意識が依存するところで，血によって精神を養い，精神状態を安定させる。血気が充実し盛んな場合，精神は充実し，熟睡でき，意識は明晰となり，反応がすばやく，肢体の動きも健常なものとなるため，慎重に養うことが重要だと考えている。

血が生成不足となったり，出血などで消耗が多くなったり，流れが渋滞したりすると，それらが原因となって血虚体質・血瘀体質が出現することがある。

4）津液

津液は，人体内の正常な水液の総称であり，人体を構成し，生命活動を維持する基本物質である。「津」は霧のような希薄な液体で，流動性があり，体表・皮膚・筋肉・毛孔に分布し，血脈に浸透するが肉眼ではあまり見えない。寒い冬に吐いた息が白くなるが，これを津と理解すればよい。「液」には血液のような濃い液や，関節の液体・脳髄・骨髄・臓腑に注いでいる液，また汗・鼻水・涙・涎・唾などもある。このように津と液には区別があるが，実際には互いに変化し合っている。

津液の生成については，『素問』経脈別論で，「飲が胃に入れば，精気が遊溢(ゆういつ)し，上りて脾に輸(よ)る。脾気は精を散じ，上りて肺に帰す。水道を通調し，下りて膀胱に輸る。水精四に布(し)き，五経並び行(めぐ)り，四時・五臓・陰陽に合し，揆度(きたく)して以て常となすなり」と記されている。飲食として体内に取り込んだ水は，脾・胃の消化，三焦・膀胱の通路，肺気と腎気の気化作用によって津液になるとともに，「津血同源」の理論があるように，血からも津液がつくられる。

生成された津液は，各臓腑において利用され，皮膚・毛髪・臓腑を潤し，血液・骨髄・脊髄・脳・関節の液体を補充して滋養し，関節・目・鼻・耳・咽喉を潤し滑らかにしながら保護する。また，不要な水分や代謝の廃物を排出する。

津液が不足すると，体内に乾燥の症状が出やすくなり，血虚体質と陰虚体質につながる。逆に津液の分散・排泄が停滞すると，体内に水が多くなり，痰湿体質と湿熱体質になる。

4　臓腑と臓腑弁証論治の応用

臓腑とは，五臓六腑・奇恒の腑を指し，各臓腑の解剖・生理・病理を総合的にまとめた観念である。『素問』金匱真言論には，「肝，心，脾，肺，腎の五臓は皆陰となし，胆，胃，大腸，小腸，膀胱，三焦の六腑は皆陽となす」とあり，中医学における臓腑の認識が明確に示されている。

五臓：肝・心・脾・肺・腎の5つの臓のこと。

六腑：胆・小腸・胃・大腸・膀胱・三焦の６つの腑のこと。

また、『素問』五臓別論には、「脳，髄，骨，脈，胆，女子胞，此の六者は，……名づけて奇恒の腑という」とあり，五臓六腑以外に，胆・脈・脳・骨・髄・女子胞（子宮）の６つの組織・器官を奇恒の腑と称する。

肝・心・脾・肺・腎などの臓腑は，現代医学と同じ名称で，解剖的な位置も同じであるが，その生理活動および病理変化の意味するところは異なる点が多い。中医学では，１つの臓腑の働きに現代医学の多臓器の働きが含まれていたり，１つの症状にも多臓器の病的変化が含まれていたりする。臓腑の生理機能と病的な変化にもとづいて各症状を総合的に分析しながら，診断・治療に用いる弁証が臓腑弁証であり，これが臨床各科の基礎になる。

中医学では，人体の臓腑・器官・組織・情緒などはすべて，相互に関連しているものと認識している。臓と腑は経絡によって結びつき，他の器官や組織と合わせて整体観念としてとらえられている。特に，五臓を中心とする整体観念は中医学の主要な特徴となっている。

五臓と体質の関係は，以下のとおりである。

１）肝

肝は，人体のなかで最も血液を豊富に含む臓である。さまざまな機能をもっており，精神・情緒の安定を維持し，気をスムーズにめぐらせたり，さらに消化機能の促進，血の貯蔵，血流のコントロール，水の代謝を順調に行うこと，性器の発育・成熟，性機能を正常に保つことなどにかかわっている。肝は伸びやかなことを好み，気と血の運行にも重要な役割を担っている。

肝とかかわる体質には，肝血虚体質・肝陰虚体質・肝気鬱結体質・肝脾不和体質・肝胃不和体質・肝熱体質がある。

２）心

心は，血をつくり，血流をコントロールし，脈管の動きを主り，全身の脈管・血流にかかわる。精神・意識・思惟などの活動にも関係し，血脈を主る心の機能が正常であれば，神志を主る働きも正常となる。心身が楽しく健康的であれば精神は安定し，反応も早く，頭の回転が鋭くなる。これらの働きによって血色はよく，脈は均一で緩和・有力なものとなる。

心とかかわる体質には，心気虚体質・心陽虚体質・心血虚体質・心陰虚体質・心熱体質・心脈瘀阻体質・瘀阻脳絡体質・瘀阻経脈体質などがある。

３）脾と胃

古くから，脾と胃は消化器官の働きを代表するものとして，ともに重要な臓腑に位置づけられている。食べものはまず胃が受け入れ，腐熟し，脾がそれを運化によってさらに消化して，水穀の精微に変化させ，気血を生成し，体幹・四肢と筋肉を営養する。それと同時に水を代謝し，血流を率いて，血が血管外に溢れ出ることを防ぐといった機能をもち，生命の維持に重要な役割を担っている。

脾と胃にかかわる体質には，脾気虚体質・脾陽虚体質・胃陰虚体質・肝脾不和体質・肝胃不和体質・胃熱体質・痰湿困脾体質がある。

4）肺

肺が呼吸と気を主ることによって，呼吸の正常を保ち，気の昇降出入と血の流れや津液の分散を調節して，五臓六腑の気機を順調にし，生命活動そのものを始めさせ，維持する。また，呼吸によって津液・水を運行・分散させ，臓腑を潤して営養しながら腎と膀胱に水を送り，気化作用によって尿を生成して排泄する。さらに吸気によって肺気は下降し，大腸の伝送の役割を促進する。

肺とかかわる体質には，肺気虚体質・肺陰虚体質・痰湿阻肺体質・大腸実熱体質がある。

5）腎

腎は生命の根本であり，蔵精を主り，全身の陰陽の始まりとされ，気力・精力を起こし，体を強壮にする臓とされている。五臓六腑の働きの原動力，脳の働き，性機能，呼吸，水液の代謝などは，すべて腎と深いかかわりをもっている。貯蔵されている精から生じる腎陰は，各臓腑を潤しながら，それぞれの働きを調節し，気化作用をコントロールし，精・気・血・津液を生成する。精から生じる腎陽は，各臓腑を温める働きを促し，気化作用を高め，精・気・血・津液の生成を促進し，これらを分散させて流れを促す。腎精には体の成長・発育・生殖能力を促進する働きがあり，腎精から髄が生成される。髄が骨を滋養し，丈夫に伸びていくようにする。脳は髄によって充実・発育し，成熟する。また，腎気の気化作用によって津液をめぐらせ，水分の再吸収と尿の生成を行い，膀胱の開閉によって尿を排泄させることで，体内の津液の代謝バランスを保っている。そのほか，腎は気の根本として，肺との働きによって呼吸を調節し，全身の気を順調にめぐらせる。

腎とかかわる体質には，腎気虚体質・腎陽虚体質・腎陰虚体質・子宮虚寒体質がある。

5 八綱弁証の考え方

八綱弁証とは，各種病症を8つの症候にまとめる中医学の診断方法である。中医学の弁証方法には，病因弁証・精気血津液弁証・臓腑弁証・経絡弁証・六経弁証・衛気営血弁証（温病弁証ともいう）・三焦弁証などがある。八綱弁証はこれら各種弁証の基本であり，綱領的な弁証方法である。体質を判断する際には八綱弁証にもとづくことが基準になっているので，ここで簡単に説明しておく。

人によって体にさまざまな不調が現れるが，診察する側は，目による望診，耳と鼻による聞診，口による問診，手による切診の四診によって情報を得て，総合的に分析しなければならない。まず，病気を大まかに，表証と裏証，寒証と熱証，虚証と実証，陰証と陽証の8種類に分ける。発病が急・病程が短い・病気が軽い段階・浅いところに停留しているという表証なのか，病気が臓腑・血脈・骨髄など体の奥に停留している裏証なのかを判断し，体が冷える・寒けを感じる寒証なのか，体に熱がある・熱さを感じる熱証なのかをはかり，

正気の虚弱・臓腑機能の低下する虚証なのか，臓腑機能が強いために邪気との戦いが激しくなる実証なのかを分析し，さらに陰証・陽証にもとづいてまとめ，疾病の部位・病邪の性質・正気の盛衰などを判断していく。これが八綱弁証である。

体質を判断するうえで，表証の弁証はほとんど用いない。裏証のうち陽虚体質は寒証に属し，陰虚体質・陽盛体質は熱証に属する。気虚体質・血虚体質・陽虚体質・陰虚体質はすべて虚証に属し，陽盛体質・痰湿体質・気鬱体質・血瘀体質は実証に属する。虚性の体質は陰証に属し，実性の体質は陽証に属する。以上をまとめると，表のようになる。

八綱弁証	体　質
表証	応用しない。気虚・陽虚の体質は表証の風寒証に罹りやすい。血虚・陰虚の体質は表証の風熱証に罹りやすい。
裏証	気虚・陽虚・血虚・陰虚・陽盛・痰湿・気鬱・血瘀
寒証	陽虚
熱証	陰虚・陽盛
虚証	気虚・陽虚・血虚・陰虚
実証	陽盛・痰湿・気鬱・血瘀
陰証	気虚・陽虚・血虚・陰虚・痰湿・気鬱・血瘀
陽証	陽盛

6 予防に対する体質の活用

中医学では，予防こそが重要だと考えている。病気になってから治療するよりも，病気を未然に防ぐことのほうが大切だという認識である。予防において最も重要なことは，偏った体質を改善し，体質を強化することによって，健康の維持，寿命の延長，病気の発生または進行・悪化を防ぐことである。

予防するうえでは，まず自らの体質を知ることが肝要である。春・夏・秋・冬の季節の移り変わりに従って自分の体質に合った精神保養・起居のリズム・服装の厚薄を調節し，飲食の寒熱温涼や五味を合わせるなど自然に順応する必要がある。そして，健康のもとである腎精を補益し，体を動かし，筋肉や骨の強さを保ち，関節の動きを円滑なものにして，気血の運行をスムーズに保つことによって，五臓六腑の機能は健常な状態となる。それにより，精神が安定し，神志が明晰になって，体質が改善され，健康レベルが高まって病気を予防することができる。

7 中医体質学の治療原則と治療方法

中医学では病気を治療する際に，まず治療の原則を立ててから治療方法を選択する。偏った体質を改善するうえでも，中医学の「扶正」「祛邪」「調和」の3つの治療原則に従うべきである。

1）扶正

扶正の「正」とは正気を指す。つまり扶正とは，正気を支えること・助けることであり，体質を強化して正気の働きを高めるということである。「補う」ともいう。

具体的には，気虚体質・血虚体質・陰虚体質・陽虚体質など各種の虚性体質に用いられる改善原則である。常用される扶正による改善方法には，下記のようなものがある。

①補気法（益気法）：虚弱した臓腑の働きを補う方法。気虚体質・陽虚体質によく使う改善方法。
②養血法（補血法）：不足した血を補う方法。血虚体質・陰虚体質によく使う改善方法。
③滋陰法（補陰法）：陰液である精・血・津液を滋養する方法。血虚体質・陰虚体質によく使う改善方法。
④助陽法（補陽法）：虚弱した臓腑の働きを補って温め，冷え・疼痛を緩和する方法。陽虚体質・気虚体質によく使う改善方法。

2）祛邪

邪気を取り除くことである。病因にはストレスなどの心因的な内因のほか，飲食・生活起居・過労・環境・痰湿・血瘀・瘀血などによる不内外因がある。これらの病因を体から駆逐し，邪気を取り除くことが原則である。

具体的には，陽盛体質・痰湿体質・血瘀体質・湿熱体質に用いられる改善原則であり，常用される改善方法には下記のものがある。

①清熱法：異常な発熱・熱感を取り除く方法。清熱法には暑がり・口渇・顔色が赤いといった陽盛体質・湿熱体質・陰虚体質に使う清熱瀉火法，にきび・吹き出物・微熱・五心煩熱などの陽盛体質・湿熱体質・陰虚体質に使う清熱涼血法・清熱解毒法，さらに更年期の微熱・五心煩熱・のぼせ・ほてりなどの陰虚体質によく使う滋陰清熱法がある。
②瀉下法：六腑の排泄の働きを促進し，溜まった宿便や水を取り除く方法。各種体質による便秘・痰・むくみを改善する方法。
③祛湿法：水湿や痰湿を取り除く方法。頭や体が重たくて痛い・胃のもたれ・食欲不振に辛味・温性の食薬による芳香化湿法を，痰・むくみ・下痢に淡味・平性の食薬による滲湿利尿法を，腰・四肢の冷えや痛みに祛風除湿法を推奨する。気虚体質・陽虚体質・痰湿体質・気鬱体質・血瘀体質などの体質に対してはそれぞれ，停留する水・痰湿・瘀血を取り除く。
④温裏法：臓腑を温める方法で，陽虚体質・気鬱体質・血瘀体質による体の冷え・疼痛を改善する。
⑤消食法：消化を促進する方法で，食欲不振・吐き気・嘔吐・腹脹などを改善する。気虚体質・陽虚体質・痰湿体質・気鬱体質などの消化不良を改善する。

3）調和

体の不調を調節して健常な状態に戻すことである。ストレスによる気機阻滞，血流の渋滞，水の停留の改善に対しては調和することが必要であり，気鬱体質・血瘀体質・痰湿体質に用いられる改善原則である。常用される改善方法には下記のものがある。

①理気法：気のめぐりを促進する方法。げっぷ・しゃっくり・咳のような上逆した気を抑える降気法と，ため息・胃もたれ・腹脹のような停滞した気をめぐらせる行気法がある。気鬱体質・痰湿体質・血瘀体質，気虚体質や陽虚体質による脹れを中心とした症状を改善する。

②理血法：おもなものに血流を促進する活血化瘀法がある。血瘀体質・気鬱体質を改善する。

③化痰法：気鬱による津液代謝の異常で生じる痰湿を取り除く方法。痰湿体質を改善する際に用いる。

8 体質の応用

体質の違いによって，強壮な体と虚弱な体という違いが現れ，生活の質（QOL）・ストレスに対する感受性，病気に対する抵抗力，病気の経過や予測などに影響を与える。そのため，体質を応用することにより下記のような効用が得られる。

1）養生を指導できる

健康を保つうえでは，病気になってから治療するよりも日々の養生が大切である。体質を知って自分の健康を管理し，体質に合わせて食薬を選択して気虚・陽虚・血虚・陰虚などの虚弱体質を補い，陽盛・気鬱・血瘀・痰湿などの過剰な体質を抑えてコントロールすれば，体の陰陽バランスが取れ，健康的で明るい人生を送ることができる。

2）病因に対する感受性と耐性を説明できる

体質によって病因に対する感受性と耐性に違いが現れ，病気の進行に影響が及ぶ。陰虚体質・陽盛体質・血虚体質の場合，風邪・暑邪・燥邪など熱邪を感受しやすく，病気は陽証の方向へ偏る。気虚体質と陽虚体質および痰湿体質・血瘀体質の場合は，寒邪・湿邪の影響を受けやすく，病気は陰証の方向へ偏る。こうしたことを理解したうえで偏った体質を調節して，病気の予防をはかることができる。

3）弁証論治施膳を指導できる

体質にかかわりやすい症状・病気を弁明し，病因・病機を解明し，治療原則を立てる。これによって治療方法を決定し，食材や中薬を選択し，薬の処方または薬膳のメニューを提案できる。

第2章

体質の形成と分類

　質のよい体は、人体の構造に奇形がなく、生理機能が順調で、心理活動が健康的で、安定した精神状態によって環境に耐え、病気に抵抗し、加齢に応じてバランスを取りながら元気に生きるという特徴を有する。良好な体質に対して偏ったアンバランスな体質もあり、この場合は、体に不調がよく現れ、病気に罹りやすくなる。このような体質の違いはどうして起こるのか。ここでは、体質がどのように形成されるのかを解説し、さらに体質をどのように分類するのかについて述べる。

体質に影響する素因

　現代人の生活スタイルは、昔と比べると大きく変化してきている。

◆ストレスが多い

　仕事での昇進・降格・失業などの人間関係から生じるストレス、健康不安から生じるストレス、結婚・育児・家庭内の問題や金銭からくるストレス、引っ越し・入学・入社・転勤など環境変化から生じるストレスなど、さまざまなストレスが長期に及んで緩和できない場合、体質に影響し、気鬱体質・気虚体質・血虚体質などを形成するようになる。

◆座る仕事・目を使う仕事

　IT産業の勃興やテレビ・スマートフォンなどの普及、パソコンを使った業務の増加によって、毎日長時間にわたって画面上の文字や映像を見ることで目を営養する血と気が消耗される。また、車の運伝・パソコンの操作・体を動かさないデスクワークが増えたため、気のめぐりがスムーズにいかず、水の排泄にも影響する。

　また、室内の温度が年間を通じて一定に保たれていたり、暖房・冷房が効きすぎていたりする環境は、人の生・長・化・収・蔵という新陳代謝に悪影響を与え、血虚体質・気鬱体質・痰湿体質・気虚体質・陽虚体質・陰虚体質などを形成するようになる。

◆過労の影響

　肉体労働者やスポーツ選手の場合、激しく運動するため、筋肉・靭帯・関節・骨が疲労状態になり、気を大いに消耗して気虚体質や陽虚体質につながる。健康志向の高まりのなか、ジムに通う人も増えているが、仕事帰りに無理に筋肉を鍛えることは、体にマイナスの影響を与え、健康的でない体質につながってしまう。また、残業が多く、体を休めることができないと、過労によって血虚体質・陰虚体質・気虚体質に悪い変化が生じる。

◆健康食品に偏る

手料理は，作り手の思いが込められているため食事に感情があり，五気六味と帰経によって体を養い，健康のもとになるが，市販の健康食品は工場で大量生産されているため感情が込められることはない。健康食品産業の拡大に伴って，一般の食卓に健康食品が溢れるようになり，食事よりも「薬」のような健康食品で体を支える人が増えてきた。食事におけるにおい・色・味と関わる視覚・嗅覚・味覚などによる「美味しさ」「美しさ」がなくなり，食事による体づくりができなくなる。こうした食生活が体質の偏りにつながる。

◆性の開放と性生活の早熟化

性徴の発育について古典では，女性は14歳で初潮を迎え，男性は16歳で精通を迎えると書かれており，体ができあがる年齢は女性が21歳，男性が24歳で，これは腎気の腎陰と腎陽のバランスが取れる年である。しかし現代では，西洋諸国の性の開放の影響で，小学生の年齢から性に触れ，10代から性経験をもつものが増えており，このことは性機能とかかわる腎を傷め，虚性の気虚体質・陽虚体質・血虚体質・陰虚体質につながる。

◆飲食の変化

昔の人びとは太陽の運行に合わせて，起床し，食べ，寝るというリズムで生活をしていたが，現代では遅くまで仕事・勉強・遊びなどをして夕食の時間が遅くなっている。そのため，早食い・飲酒によって脾と胃に負担がかかるだけでなく，消化し終わらないうちに就寝することで，気虚体質・陽虚体質・痰湿体質になりやすくなる。

現代は飽食の時代であり，豊富な食材・美味しい料理によっていつも満腹で栄養過剰となっている。そのため体内に湿が溜まりやすく，熱がこもり，痰湿体質・湿熱体質になりやすい。そのうえ，脾と胃に負担がかかることから気虚体質にもつながる。

また一方では，過剰なダイエットによって栄養バランスが崩れ，栄養不良となり，気虚体質・陽虚体質・血虚体質に結びつく。

これら食事量や栄養以外に，食事の温度や味付けも体質に影響を与える。いつも冷たいものや生ものを食べていると陽気を傷め，気血の運行が低下し，陽虚体質・血瘀体質になりやすい。また，辛いもの・熱いもの・過度の飲酒は陽盛体質・湿熱体質・陰虚体質になりやすく，塩辛いものを摂りすぎると水が停留して痰湿体質・陽虚体質・血瘀体質になりやすくなる。

以上のように，体質は日常の生活スタイルによって形成されるほか，家系による遺伝や住む場所・気候などによっても影響され，それぞれに体質の違いが生じると考えられている。

  体質形成の原因

1 遺伝的素因

生まれた時点で，両親の健康状態によって子どもに良い体質を与えるかどうかがわかる。『婦人大全良方』には「男雖十六而精通，必三十而娶；女雖十四而天癸至，必二十而嫁。

皆欲陰陽完実，然後交合，則交而孕，孕而育，育而為子，堅壮強寿」と記されている。男性と女性の結婚は，陰気と陽気が充実し，成熟した頑丈な体の時期に行えば，生まれてくる子どもに健康的な体質を与えることができる。また，妊娠期間中に病気や怪我をせず，服薬に注意して養生すれば，生まれた子どもは生涯にわたって壮健で長寿になるという。

生まれつき虚弱であったり，育て方が不適切であったりすると，子ども時代から弱い体質になってしまう。そのほか，両親の体質が子どもに移ることもある。

2 地理環境

人の住む地理環境の違いによって，風水・気候・農作物・食生活・日常の生活習慣も異なるため，これらの要素が体に大きく影響し，体質の形成を促進する。

『素問』異法方宜論には，次のように記されている。「東方の域，天地の始めて生ずる所なり。魚塩の地，海浜にして水に傍う。その民は魚を食して鹹を嗜む。皆その処に安んじ，その食を美とす。魚なるものは人をして熱中たらしめ，塩なるものは血に勝つ。故にその民は皆黒色にて疏理なり。その病は皆癰瘍となす。その治は砭石に宜し。……西方なるものは，金玉の域，沙石の処，天地の収引する所なり。その民は陵に居して風多く，水土は剛強なり。その民は衣あらずして褐荐し，その民は華食して脂肥ゆ。故に邪はその形体を傷ること能わず。その病は内に生ず。その治は毒薬に宜し。……北方なるものは，天地の閉蔵する所の域なり。その地は高く，陵に居し，風寒氷冽たり。その民は野に処るを楽しみて乳食す。蔵は寒えて満病を生ず。その治は灸焫に宜し。……南方なるものは，天地の長養する所，陽の盛んに処る所なり。その地は下く，水土は弱く，霧露の聚る所なり。その民は酸を嗜みて胕を食す。故にその民は皆致理にして赤色なり。その病は攣痺す。その治は微鍼に宜し。……中央なるものは，その地は平にして以て湿，天地の万物を生ずること衆きゆえんなり。その民は雑を食して労せず。故にその病は痿厥・寒熱多し。その治は導引・按蹻に宜し。……」。

すなわち，中国大陸は，東は海に接して海岸線が長く，そこに住む人たちは魚をよく食べ，他の地域に住む人よりも塩分を多く摂っているため，皮膚の色が黒く，肌のきめが粗い。魚をよく食べることで体内に熱がこもり，陽盛体質になりやすい。塩分の鹹味は腎に属すため，鹹味を摂りすぎると五行の相克関係で腎水が心火を抑え，血脈を主る心の働きを阻害して血瘀体質になりやすい。血行の阻滞，熱の発生によって癰瘍の類の化膿性の病気が多発する。

中国の西は，山岳地帯で標高が高く，天山山脈・崑崙山脈・祁連山脈などの有名な山がたくさんあり，鉱石の産地でもある。砂漠地帯が広がり，風がよく吹く乾燥したところであるため，そこに住む人たちは肉類をよく食べ，風寒の厳しい気候に耐えるため，筋肉が充実して体は丈夫で陽盛体質になりやすい。外界から侵入する邪気による発病よりも，体内から生じる病気が多い。

中国の北は，高原地帯で標高が高いうえ，寒い気候で，そこに住む人たちは屋外の原野で過ごす遊牧生活を好み，乳製品をよく食べる。乳製品は性質が平性で涼性に近いため，

臓腑が冷えてしまい，胃もたれや，腹部が脹れる症状が生じやすく，痰湿体質になりやすい。

中国の南は，陽光が盛んで，雨がよく降るため湿気が多い。南方は火に属し，ここに住む人たちは発酵させた酸味の食べものを好むため，皮膚が赤く，肌のきめが細かい。酸味の食べものをよく摂るため筋を傷めやすく，関節・筋肉の病気が多発し，湿熱体質になりやすい。

中国の中央は，地形が平坦で，湿潤な気候のため万物を生長させやすい。ここに住む人たちは豊かな生活で安定しているため，体をあまり動かさず，筋肉が鍛えられておらず，四肢の気血の循環がよくない。そのため筋肉の力が弱く，痺れ・冷え・寒熱の病症が多発する。気虚体質・血虚体質・陽虚体質などになりやすい。

以上のように，地理環境の違いによって，そこに住む人たちは食事も生活習慣も異なるため，体格・体質に違いが生じる。魚・肉類・乳製品をよく食べる人たちは，筋肉が充実して体格が強壮で陽盛体質のものが多い。炎熱地域に住む人たちは痩せたものが多く，水気の多い野菜や果物をよく食べるため，湿の溜まりやすい体質になりやすい。体をあまり動かさないものなら虚弱体質が多い。

3 性別

性別が異なると，生理的特徴や解剖の違いによって体質に違いが現れる。

男性は，筋肉が発達し，力が強く，性格が明るく，食欲旺盛で，体が丈夫なため，陽盛体質・痰湿体質のものが多い。また，仕事のストレスなどによって気鬱体質になるものも多い。

女性は，月経・妊娠・出産などにより，「血常不足」という常に血が不足した状態になっているため，血虚体質になりやすい。また，「気血同行」の考えから，血の不足に伴う気虚体質・陽虚体質のものも多い。

4 年齢

生・長・壮・老・死のライフサイクルでは，加齢とともに体の組織機構・基礎代謝・生理機能などに変化が起こり，歳を重ねながら体質も変わっていく。成長期の子どもは，「純陽の体」という特徴から陽盛体質が基本となる。若者や元気な人たちは，臓腑・組織が強盛でよく働くため陽盛体質のものが多い。青年・中年は，学習・仕事・結婚・家庭などの事情によって気鬱体質・痰湿体質・気虚体質・陽虚体質のものが多い。更年期に入ると，のぼせ・ほてり・汗をかくといった陰虚体質に変化することがあったり，老化のために臓腑の働きが低下して気虚となり，血流を促進する力の不足あるいは気のめぐりの停滞によって血流が緩慢になって，血瘀体質が増えてくる。

5 精神活動

感情活動は，五臓と深くかかわっている。『素問』陰陽応象大論に「人に五臓ありて，五気を化し，以て喜怒悲憂恐を生ず」とあるように，五臓の精気にもとづいて五臓の気がつくられ，豊かな感情が生じる。怒・喜・思・憂・悲・恐・驚の7つの感情活動を七情と

いう。『素問』陰陽応象大論にはさらに「怒は肝を傷る」「喜は心を傷る」「思は脾を傷る」「憂は肺を傷る」「恐は腎を傷る」とあり，情緒が臓腑に影響を与えることを述べている。七情の変化によって五臓に影響を及ぼし，臓腑・気血・陰陽の失調を招き，気機の乱れが発生して疾病となる。これを中医学では内因という。いつも感謝の気持ちや寛容の心，精神的な余裕をもつものなら，喜びや愉快な心情で平和体質になりやすい。逆に，感情の起伏や思い込みが激しく不安定な精神状態で，物事に対する視野が狭く，また，あれこれと心配することが多いなど長期の抑うつ・悲しみ・思い込みといった不良なストレス素因があると，気血を消耗し，臓腑機能が失調し，臓腑を傷つけ，気虚体質・気鬱体質となる。

　また，妊娠期間中のうつ状態は胎児に影響し，気鬱体質の種を埋めることになる。学童期における家庭の不幸，学校でのいじめ，職場でのプレッシャー，欲望を満たせない状況，人間関係のストレスなどが原因で長期間に気分が落ち込むと，気鬱体質の形成につながる。

　気鬱になると，血流が渋滞しやすく，血瘀体質への変化も引き起こす。また，気鬱によって水分代謝が停滞し，痰湿体質にもなりやすい。さらに，気鬱を紛らわすために大酒を飲んだり，過食したり，タバコを吸いすぎたりすると，湿熱体質になりやすい。

6 飲食との関係

　『素問』生気通天論には，「飽食すれば，筋脈横解し，腸澼して痔となす。因りて大飲すれば，則ち気逆す」とあり，食べすぎによって脾胃を傷め，筋肉を主る働きが低下して腸の動きが鈍くなって，痔疾が発生すると述べている。飲みすぎると水が停留し，気のめぐりに影響するというように，体質の形成には飲食が密接に関係している。長期に及ぶ過食・飽食・過度の飲酒・刺激の強い飲食は，脾胃の運化機能を失調させ，そのために宿食が溜まり，異常に熱くなる陽盛体質・湿熱体質，宿食による痰湿体質になりやすい。少食・偏食などによって気血の生成が不足すると，気虚体質・血虚体質につながる。生もの・冷たいものなど寒涼性の食習慣は陽気を傷め，陽虚体質につながる。

7 労逸過度の影響

　「労」は過労，「逸」は安逸を意味する。過労には過度の労働や房事過多があり，これによって気・血および精を消耗し，気虚体質・血虚体質・陰虚体質・陽虚体質になりやすい。長期の安逸な生活は運動不足を招き，臓腑機能の失調を引き起こし，気のめぐりや血の流れが悪くなり，気鬱体質・血瘀体質・痰湿体質になりやすくなる。過剰な学習と仕事では脳を使いすぎ，パソコンやテレビの見すぎでは目を酷使し，肝血を消耗して血虚体質・陰虚体質になりやすい。

8 生活の起居の影響

　現代の生活リズムは昔とは異なっており，かつての早寝・早起きという健康的なライフスタイルから，夜遅くまで起きて仕事をしたり，テレビ・パソコンを見るなどの生活に変化してきた。こうした生活は陽気・陰血を消耗しやすく，気虚体質・血虚体質・陰虚体質

になりやすい。

また，過度の性生活によって精気が消耗され，虚弱体質となる。

長期の喫煙では，血・津液を消耗することによって熱がこもり，湿熱体質となり，陰虚体質にもなりやすい。また無理なダイエットをすると，食事量が減少し，気・血が生成不足になり，気虚体質・血虚体質になりやすい。

そのほか保温の不足，例えば寒い気候なのに肩・腰・足を露出して冷えるといった状態が長期化すると，陽虚体質になりやすい。

9 職場環境

明るく快適な職場環境であれば平和体質につながるが，厳しい職場の雰囲気だと気鬱体質・血瘀体質になりやすい。夏に職場の冷房が効きすぎる環境であれば，気虚体質・陽虚体質・気鬱体質・血瘀体質になりやすい。高温環境・高圧環境は陽盛体質になりやすく，長期間たくさんの汗をかけば陰虚体質につながる。

10 老化・慢性病の影響

加齢とともに体が老化し，各臓腑の働きが衰え，気血の生成が低下し，陰陽のバランスが崩れる。これによって体質は変化し，虚弱な体質が多くなる。

また，慢性病によって気血を消耗し，気虚体質・血虚体質となる。長期に及ぶ服薬によって肝に負担がかかると，血を貯蔵して血流を調節する肝の働きに影響し，血瘀体質になりやすい。ダイエット薬や清熱解毒薬の長期服用で陽気を傷めると，陽虚体質になる。

女性の場合は，月経期間に出血するため血虚体質・血瘀体質になりやすい。

11 ケガの影響

打撲・転倒・事故などによって出血が生じた場合，ひどい出血だと吸収・回復が遅くなり，瘀血が残りやすく，血瘀体質・血虚体質を誘発しやすい。

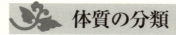
体質の分類

中医学では陰陽五行学説にもとづいて，人の体は，精・気・血・津液・神などの基本物質によって構成されていると考えている。中医体質学では，陰陽・気血・津液の充実や虧損によって現れる体の虚実，盛衰の状態から判断して体質を分類する。具体的には，平和体質（良好な体質）以外の体質を大きく気虚体質・血虚体質・陽虚体質・陰虚体質・陽盛体質・痰湿体質・気鬱体質・血瘀体質の8種類に分け，合計で9種類の体質がある。さらに，臓腑の働きの虚弱や偏りによりはっきりする特定の臓腑の虚弱体質，臓腑の働きの亢進の体質，いくつかの体質が同時に現れる混合体質も存在しており，体質の種類はさらに多くなる。

中医学の真髄は弁証論治にあり，体質学においても中医学の弁証にもとづいて体質を弁

別すべきである。以下に中医体質学の主要な9種類の体質における弁証方法を紹介する。

1 平和体質（良好な体質）

　平和体質とは，健康的な両親から元気な体質をもらい，地理環境に合った飲食習慣を身に付け，日常生活で自然の規則を守り，バランスのよい生活を過ごすことによって現れる特性で，自然環境と社会環境の変化に対する適応性が高く，病気に罹ることが少ない良好な体質を指す。また，加齢とともに臓腑の働きが低下していくが，体内の陰と陽がバランスを取りながら低下していく陰平陽秘によって良好な体質を保つことができる。

- 体型は中肉，元気で病気は少ない
- 性格は明るい
- 顔色がよい，気力があり，毛髪に艶がある
- 睡眠は良好，反応が早い，食欲は正常，大便・小便が順調
- 女性の場合は月経周期が順調，月経痛がない，出血量は約100ml，経血色が赤い
- 舌質淡紅，舌辺は滑らか（歯痕・凹みがない），舌苔薄白
- 脈は平脈で，緩和・平均でリズムがあり，不整脈はない

2 虚性体質

　虚性体質とは，精・気・血・津液の量の不足や働きの低下によって現れる体質である。

1）気虚体質

①定義：臓腑の働きの低下によって現れる体質

　『素問』生気通天論には，「陽気なるものは，天と日の若し，その所を失すれば，則ち寿を折りて彰かならず」と記載されている。人体内の陽気は天空に太陽があるようなもので，もし太陽に異常が起こると天と地が渾沌となって不明になる。同じように，人体の陽気が正常でなくなると寿命を早く終えてしまうという考えを述べ，気の重要性を強調している。

②気虚体質のおもな表現

- 性格は怯える
- 顔色は淡白・黄色
- 無気力，めまい，忘れっぽい，倦怠感，疲れやすい，声が小さい，息切れ，汗をかきやすい，カゼを引きやすい，筋肉がたるむ，食欲が少ない，腹脹，むくむ，軟便か下痢，頻尿，尿漏れ
- 女性の場合は月経が早く来る，出血量が多い，出血色が薄い，月経痛
- 舌質淡白，舌体胖，舌辺歯痕，舌苔白，脈虚・緩

分析：気の推動作用が低下したことによって気のエネルギーが少なくなり，疲れやすい・

無気力となる。水穀の精微の生成が足りず，顔色が悪くなり，消痩の症状が現れる。全身の気と呼吸を主る機能が低下し，息切れの症状が出る。防衛作用が低下すると汗をかきやすい・カゼを引きやすい。気の気化作用が低下すると，水穀・水湿を運化する働きが低下し，消化器官の症状がよくみられるようになり，水湿が四肢に溢れると，四肢の無力感・むくみがみられ，水湿が大腸に流れ込むと下痢しやすくなる。気虚によって統血作用も低下し，月経不順の症状がしばしばみられる。

③関連する臓腑のおもな表現

【肺気虚体質】 肺の働きが低下したことによる体質

症状：顔色が白い，疲れやすい，汗をかきやすい，カゼを引きやすい，咳声が出やすい，息切れ，声に力がない，舌質淡，舌苔白，脈虚。

分析：気の生成不足・慢性病・老化などが原因となって肺気虚弱となり，全身の気と呼吸を主る機能が低下し，ときどき咳，息切れ，無気力が現れ，さらに体を守る衛気が不足すると，汗をかきやすい，カゼを引きやすい，顔色が淡白となる。

【心気虚体質】 心の働きが低下したことによる体質

症状：顔色が蒼白，心悸，めまい，精神不振，汗をかきやすい，胸のつかえ，舌質淡，舌苔白，脈虚・不正脈。

分析：虚弱体質・気の生成不足・慢性病・老化・精神的な素因などが原因となって心気虚弱となり，血液を循環させる力が弱くなって，無理に動こうとするため，心悸，胸悶，息切れ，不整脈が現れる。心を養わなくなることで心血も不足し，顔面を滋養できず顔色が蒼白になる。

【脾気虚体質】 脾胃の働きが低下したことによる体質

症状：食欲が少ない，四肢の無力感，疲れやすい，めまい，腹部の膨満感があり食後に悪化する，下痢，浮腫あるは消痩，あざになりやすい，月経不順。

分析：虚弱体質・慢性病・老化・思い込みなどが原因となって脾気虚弱となり，水穀・水湿を運化する働きが低下して，食欲が少ない・腹部の膨満感があり食後に悪化するという症状がよくみられる。水湿が四肢に溢れると，四肢の無力感・むくみがみられ，水湿が大腸に流れ込むと下痢しやすくなる。脾気虚弱によって水穀の精微の生成が足りなくなり，疲れやすい・めまい・消痩の症状が現れる。気虚によって統血作用も悪くなり，あざになりやすい・月経不順の症状がしばしばみられるようになる。

【腎気虚体質】 腎の働きが低下したことによる体質

症状：体の成長が遅い，髪の毛が切れやすい，白髪・禿げ，記憶力・集中力の低下，足腰がだるくときどき痛む，息切れ，耳鳴り，めまい，耳が遠い，むくみ，尿漏れ，頻尿，遺尿，夜尿が多い，帯下が多い，性機能の低下，初潮が遅い，月経不順，流産しやすい，脈沈・弱。

分析：虚弱体質・老化・慢性病・房事過多などが原因となって，腎気虚の体質になりやすい。腎気虚によって気の固摂機能が低下し，尿漏れ・頻尿・遺尿・夜尿が多い・帯下が多いといった症状が現れる。腎気虚によって吸気を収める働きが低下し，息切

れとなる。腰は腎の府であるため足腰がだるくなる。腎気虚によって気血が体や耳を滋養できなくなり，体の成長が遅い・髪の毛が切れやすい，白髪・禿げ，記憶力・集中力の低下がみられるようになる。

2）陽虚体質

①定義：臓腑機能が低下したことにより気虚からさらに虚弱・体の冷え・痛みの症状が現れる体質

『素問』調経論に「陽虚は外寒を生じ，陰虚は内熱を生じる」とあるように，陽が虚すと外寒が生じ，陰が虚すと内熱が生じる。つまり，陽虚体質には日常的に冷えの症状が多くみられることを示している。気虚体質の場合は，臓腑には冷えのない虚弱症状が出現するが，気虚の症状に冷え症状が現れると陽虚体質へと変化したことになる。

②陽虚体質のおもな表現

- 性格はもの静か
- 顔色が㿠白，目の周囲の色が暗い
- 手足・体の冷え，筋肉のたるみ・むくみ，温かいものを好む，抜け毛が多い，胸・腹部の冷えと痛み，腰の痛み，関節・筋肉の冷えと痛み，下痢しやすい，朝方に下痢する，頻尿，尿漏れ
- 女性の場合は月経が早く来たり遅れたりする，出血量が多い，出血色が薄い，月経痛，不妊症
- 舌質淡白，舌体胖，舌辺歯痕，舌苔潤・滑，脈沈・遅・微細・不正脈

分析：気虚体質の症状があると同時に，さらに気の温煦作用が低下したことで体内に寒邪が生じて冷えの症状が顕著となる。体内に生じた寒邪は気血の巡行を阻滞するため，痛みの症状も出現する。また，気の固摂作用も低下し，排便・排尿を管理する力が弱くなり，下痢しやすい・頻尿・尿漏れの症状も多くみられる。陽気の本は腎にあることから，陽虚体質を改善するためには腎から考えることが基本となる。

③関連する臓腑のおもな表現

【心陽虚体質】心気虚体質によって心の働きがさらに低下したことによる陽虚の体質

症状：顔色が蒼白，四肢や背中の冷え，ときどき胸や背中が痛む，心悸，不安，息切れ，胸悶，汗をかきやすい，舌質淡，舌体胖，歯痕，舌苔白，脈微細・不正脈。

分析：虚弱体質・気の生成不足・精神的な素因・慢性病・老化などが原因となって，心気が虚弱になる。心気が虚弱になると心陽の温める働きが低下し，四肢や背中の冷えが現れ，体内で生じた寒邪の凝滞性・収引性によって，胸や背中にときどき痛みが現れる。また，血液を循環させる力が弱くなり，無理に動くため，心悸，不安，胸悶，息切れ，不整脈が現れる。さらに，心を養わなくなることで心血も不足し，顔面を滋養できず顔色が蒼白になる。

【脾陽虚体質】脾胃気虚体質によって脾胃の働きがさらに低下したことによる陽虚の体質

症状：顔色が淡白か黄色，四肢の冷え，腹部の冷え，腹痛，暖かくなると寛解する，むくみ，下痢しやすい，おりものが稀薄で量が多い，舌質淡，舌体胖，舌苔白滑，脈沈・遅

分析：虚弱体質・飲食失調・過労・慢性病などが原因となって，脾気虚弱の状態から陽虚となる。気虚体質による息切れ，無気力，汗をかきやすい，めまい，食欲が少ない，腹部の膨満感，消痩，下痢，疲れやすい，むくみなどの症状とともに，上腹部や腹部の冷えと痛み，四肢の冷え・痛み，水様性の下痢などの症状が現れる。

【腎陽虚体質】腎気虚体質によって腎の働きがさらに低下したことによる陽虚の体質

症状：顔色が㿠白，畏寒，四肢・腰・足の冷え，足腰がだるい・痛む，めまい，気力がない，性機能低下，心悸，むくみ，朝方の下痢，月経不順，不妊症，舌質淡，舌体胖，舌辺歯痕があり，舌苔白，脈沈・弱。

分析：腎陽は元陽・真陽ともいわれ，各臓腑の陽気の元であり，促進・温煦の働きをもつ。各臓腑を温める働きを促し，気化作用を高め，精・気・血・津液の生成を促進して，分散させて流れを促す。虚弱体質・飲食失調・過労・慢性病・老化・房事過多などが原因となって腎陽虚となる。陽虚のために，寒さに弱い，四肢・腰・足の冷えと痛み，月経痛といった内寒の症状が現れ，水を主る働きが低下することで水が溜まり，津液代謝の悪化，心悸，むくみ，胃腸への水の停留，水様性下痢，舌象の変化などの症状が現れる。成長・生殖を促進する働きが低下することで性機能が弱まり，インポテンツ，月経不順，不妊などの症状が現れる。

【子宮虚寒体質】腎の働きが低下したことによる陽虚の体質のために，子宮の働きが低下して現れる生殖器官の虚弱な体質

症状：顔色が㿠白，四肢・腰・足の冷え，足腰がだるい，性機能の低下，月経不順，月経痛，不妊症，舌質淡，舌苔白，脈沈・弱。

分析：腎は精気を貯蔵する働きをもち，体の成長・発育・生殖を促進することによって性器官と性機能を発達させる。この働きには腎陽の促進と温煦の働きが欠かせない。腎陽虚によって成長・生殖を促進する働きが低下して性機能が弱まり，子宮が虚弱になって，冷え，月経不順，月経痛，不妊などの症状が現れる。

3）血虚体質

①定義：血量の不足と血質の低下・不足によって現れる体質

　水穀の精微から生成された血は営養を豊富に含んでいるため，血が各臓腑・組織に流れていくことで，営養を供給し，臓腑を補養しながら組織を潤し，各機能のバランスを調節している。また，血には養神作用もあるため，血が供給されることによって精神を養い安定させることができる。したがって，血気充盛となれば精神が充実し，意識がはっきりし，反応がすばやく，肢体の動きも健常なものとなる。

②血虚体質のおもな表現

- 性格は内向的・静か
- 痩せる，顔色蒼白・黄色，唇色が淡白
- めまい，立ちくらみ，物忘れ，目や皮膚の乾燥，肢体の痺れ，爪色が薄い，睡眠が浅い，多夢，心悸，温かいものを好む，便秘しやすい，小便は順調
- 女性の場合は月経が遅く来る，出血量が少ない，出血色が薄い，月経不順，月経痛，不妊症
- 舌質淡白，舌体痩小，舌苔白，脈細・無力

分析：血量が少ない・血質が貧弱な体質である。血の補養作用と養神作用が悪化する。頭部・顔面を滋養できず，顔面や唇色が蒼白，耳鳴りとなる。心は血脈・神志を主り，肝は蔵血によって情緒を調節するが，血虚によって心と肝が養われなくなると，心悸，筋・爪・目を養えない症状が現れる。神も養われないため，不眠，多夢が現れ，脳を滋養できず，めまい，物忘れなどの症状が現れる。血が不足することによって女性の場合は，月経不順，無月経などの症状も現れる。

③関連する臓腑のおもな表現

【心血虚体質】心は血脈・神志を主るため心血虚の症状が現れやすい

症状：顔面や唇色が蒼白，心悸，不眠，多夢，めまい，物忘れ，舌質淡，舌苔白，脈細・無力。

分析：虚弱体質・出血・消化器官の疾病・慢性病・腸の寄生虫などが原因となって，血量の減少および血質の低下を招き，血虚証となる。心血が不足して心を養えないと，顔面の滋養不足のために顔面や唇色が蒼白，心悸といった症状が現れ，神を養えないと，不眠，多夢が現れ，脳を滋養できないと，めまい，物忘れが現れる。

【肝血虚体質】肝は蔵血を主るため肝血虚の症状が現れやすい

症状：顔色が蒼白，爪が淡色，めまい，耳鳴り，不眠，多夢，視力低下，四肢の痺れ，月経の出血量が少ない，無月経，舌質淡，舌苔白，脈弦・細・弱。

分析：虚弱体質・精神的な素因・出血・慢性病・腸の寄生虫などが原因となって，血量の減少および血質の低下を招き，血虚証となる。肝血が不足して臓腑の営養が不足すると，筋・爪・目を養えず，顔色が蒼白・唇や爪の色が蒼白，視力低下，四肢の痺れなどの症状が現れ，神を養えないと，不眠，多夢が現れる。肝と胆の経絡は頭部・耳の周囲をめぐるため，肝血虚により滋養できないとめまい，耳鳴りが現れ，性機能を調節する働きが低下すると，衝脈と任脈の失調，月経不順，無月経となる。

4）陰虚体質

①定義：血・津液・精の陰液が不足したことで現れる内熱の体質

陰虚体質は，体内の陰に属する血・津液・精の不足によって現れる虚弱性の熱をもつ体質である。

精微物質から生成された血は，営養を豊富に含んでいるため，血が各臓腑・組織に流れ

第2章　体質の形成と分類

ていき，営養を供給しながら組織を潤し，異常な発熱を冷し，各機能のバランスを調節している。また，血は養神作用ももっているため，血によって精神を養い安定させる。

　津液は，皮膚・毛髪・臓腑を滋養するとともに，関節・目・鼻・耳・咽喉を滑らかにしながら保護し，骨髄・脊髄・脳・関節の液体を補充するほか，血液の一部となる。また，汗・便・尿と一緒に代謝後の廃物を排出する働きももつ。

　精は，両親から受け継いだ精微物質と食事から摂った水穀の精微とが合わさってつくられたもので，生命において最も基本的・原始的な物質として，各臓腑の機能活動を維持している。精には脳髄・骨髄・精子・卵子などがあり，発育・成長・成熟に伴い妊娠・生育・繁殖の役割を果たす生殖の精と，臓腑の精，水穀の精，血・津液などの精もある。精から気と血を生成し，精力・精神に化生する基本物質にもなる。

　血・津液・精などは陰液ともいい，体にとって重要な物質が不足すると，体が乾燥し，熱っぽく，陰虚体質になる。

②陰虚体質のおもな表現

- 性格は急躁
- 痩せる，毛髪に艶がない，頬が赤くなる，熱感，のぼせ，暑がり，めまい，耳鳴り，冷たいものを好む，唾が少ない，咽が渇く，皮膚の乾燥，手足の裏が熱い，心煩，寝つきが悪い，寝汗をかく，大便が乾燥，尿量が少ない，尿の色が濃い
- 女性の場合は月経が早く来る，出血量が少ない，出血色が赤い，月経不順，無月経，不妊症
- 舌質紅，舌の乾燥・少津，舌苔少，舌苔剝脱，脈弦・細・数

分析：タバコや飲酒の嗜好・刺激性の強い飲食・慢性病・老化などが原因となって，陰液不足の状態となり，陰虚体質が現れる。陰に属する精・血・津液が不足すると，体を滋養しながら潤す働き，温度を調節する働き，精神を安定させる働きが低下し，虚弱の症状と同時に，陽気が制約される陰の不足によって相対的に熱が旺盛となって，頬が赤くなる，熱感，のぼせ，暑がり，手足の裏が熱いなどの虚弱性の熱症状が現れる。この熱は，体格が強壮で声が大きい・暑がり・冷たい水をよく飲む・食欲旺盛などの陽気が溢れる実熱の陽盛体質とは異なるので，区別する必要がある。

③関連する臓腑のおもな表現

【肺陰虚体質】陰液が不足したことによって現れる肺陰虚の体質
症状：消痩，咽の渇き，咳や痰がないあるいは少ない，声がかすれる，熱感，心煩，両手両足の裏の熱感，寝汗をかく，舌質紅，舌の乾燥，脈細・数。
分析：陰虚体質・タバコや飲酒の嗜好・刺激性の強い飲食・慢性病・老化などが原因となって，肺の陰液不足の状態が現れる。肺は潤されることを好むため，肺陰虚になると咽の渇き，咳が出やすい，痰がない，声がかすれるといった症状が現れる。陰虚により陽亢となって内熱を生じると，五心煩熱，潮熱，盗汗の症状が現れる。

【心陰虚体質】陰液が不足したことによって現れる心陰虚の体質

症状：頬が赤い，心悸，不眠，多夢，めまい，忘れっぽい，心煩，両手と両足の裏の熱感，寝汗，舌質紅，舌の乾燥，脈細・数

分析：陰虚体質・精神的な素因・慢性病・老化などが原因となって心陰不足の状態が現れる。心は心血によって神志を主り，心陰不足には心血不足も含まれるため，心陰不足になると心が神志を主ることができず，不眠，多夢，忘れっぽいという症状が現れる。また，心陰虚によって心陽が亢進すると，心煩，五心煩熱，潮熱，寝汗の症状が現れる。

【胃陰虚体質】陰液が不足したことによって現れる胃陰虚の体質

症状：消痩，頬が赤い，原因不明の歯の痛み，歯茎の出血，咽が渇く，空腹感はあるが食欲はない，胃脘がつかえる，げっぷ，しゃっくり，便秘，舌質紅，舌苔剥脱，脈細・数。

分析：滋潤を好む陰虚体質・精神的な素因・慢性病・慢性の胃の疾患・塩辛いものの嗜好によって，胃の陰液が不足する。胃が活動しても胃液が足りないため，空腹感は起こるが食欲はなく，胃脘がつかえ，ときどき軽い痛みが出る。陰虚のために胃熱が強くなり，経絡に沿って歯に上がるため，歯の痛み，歯茎の出血が現れる。胃陰虚で胃気が順調に降りなくなると上逆し，げっぷ，しゃっくりがよく現れる。

【肝陰虚体質】陰液が不足したことによって現れる肝陰虚の体質

症状：目のかすみ・乾燥，視力の低下，頬や目が赤くなる，熱感，のぼせ，咽の渇き，ときどき脇肋部の熱感・痛み，手足の裏が熱い，寝つきが悪い，寝汗をかく，手足の痺れ，舌質紅・少津，脈弦・細・数。

分析：陰虚体質・精神的な素因・慢性病・慢性的な失血によって肝陰不足となり，肝陰血が不足して養うことができず，目のかすみ・乾燥，視力の低下，手足の痺れが現れ，肝の経絡の流れも悪化して，脇肋部の熱感・痛みが現れ，肝陰虚に伴って熱が出て，手足の裏が熱い，寝つきが悪い，寝汗をかくといった症状が現れる。

【腎陰虚体質】陰液が不足したことによって現れる腎陰虚の体質

症状：発育遅緩あるいは老化が早い，消痩，足腰がだるい，めまい，耳鳴り，精神不振，眠け，物忘れ，脱毛または白髪，咽の渇き，手足の裏が熱い，寝つきが悪い，寝汗をかく，不眠，悪夢，性生活が活発，遺精，月経不順，無月経，不妊症，尿量が少ない，尿の色が濃い，便秘，舌質紅，脈細・数。

分析：先天不足・発育不良・虚弱体質・陰虚体質・慢性病・老化・房労過多などが原因となって，腎陰不足の状態が現れる。腎は蔵精を主り，腎精から腎陰を生じるため，成長・発育・生殖とかかわり，骨・髄を生じて脳に通じる。腎陰が不足すると腎精・腎陰の働きがうまくいかず，子どもなら発育が遅くなり，性機能が低下し，成人であれば老化が早まる。骨は弱くなり，腰膝がだるくなる。腎陰虚のため精が脳を充実させることができないと，忘れっぽい，不眠，多夢などの症状が現れ，腎陰虚のために心陽・肝陽が亢進して，心煩，五心煩熱，潮熱，寝汗をかくといった症状が現れる。

【大腸陰虚体質】陰液が不足したことによって現れる慢性的な便秘の体質

症状：長期の便秘，腹脹，暑がり，のぼせ，冷たいものを好む，唾が少ない，咽が渇く，皮膚の乾燥・にきび，手足の裏が熱い，舌質紅，舌の乾燥・少津，舌苔少，脈弦・細・数。

分析：大腸は，体中にある大河のように廃物を運んで排泄させ，体の健康を守っている。陰虚体質・タバコや飲酒の嗜好・塩辛いものを好む・刺激性の強い飲食・慢性病・老化などが原因となって，大腸の陰液が消耗され，大腸が乾燥し，河が枯れて廃物を運ぶことができなくなって，慢性的な便秘の体質が現れる。

3 実性体質

　実性体質とは，臓腑の働きが旺盛で，水の停留や気・血のめぐりの渋滞などによって現れる体質のことである。

1）陽盛体質

①定義：臓腑機能が強盛になることによって現れる体質

　「陽」は自然界の太陽を指す。太陽は明るく，暖かく，活き活きとしている。この太陽のイメージから，明るい，刺激性，興奮状態，活動的，生長と成長，上昇といったものは陽に属すと考えられ，体の臓腑の働きも陽に属すると認識されている。成長期の子どもや若者，元気な人は，臓腑・組織が強盛で，よく働くため，陽盛体質の場合が多い。このような陽盛体質は，過食，過労，精神的な刺激などが原因となって異常に熱くなることがあるため，対応が必要となる。

②陽盛体質のおもな表現

- 性格は急躁，興奮しやすい
- 体格が強壮・太い，暑がり，顔色が赤い，声が高い，冷たいものや脂っこいものを好む，呼吸があらい，汗をかきやすい，咽の渇き，食欲が旺盛，にきび，大便が臭い，便秘，排尿時に熱感，尿の色が濃い
- 女性の場合は月経が早く来る，出血量が多い，出血色が赤い
- 舌質紅，舌尖紅，舌苔黄，脈洪大・数

分析：臓腑組織が強盛でよく動くため，熱化する場合が多い。熱が心に影響すると，顔色が赤い，小便が黄色，にきびが出やすい，精神状態が興奮しやすい，不眠または夢を見るなどの症状が現れる。心火が通じている舌にも影響が現れ，口内炎が出やすい。熱が経絡に充満し，肝に影響すると，イライラする，怒りっぽい，めまい，頭痛などの症状が現れる。熱が胃に影響すると，咽の渇き，口が臭い，冷たいものを好む，食欲が旺盛，歯茎の出血・痛み，便秘といった症状が現れる。消化が早くなり，多食，多飲となる。腸内に火熱が旺盛となると，伝導が渋滞し，便秘・腹痛を引き起こし，濁気が上逆すると，めまい，口臭，咽の渇きを引き起こす。

③関連する臓腑のおもな表現

【心熱体質】心の働きが強盛

症状：顔色が赤い，にきび・口内炎が出やすい，興奮しやすい，汗をかきやすい，咽の渇き，不眠，鼻血が出やすい，小便が黄色，便秘，舌質紅，舌尖紅，舌苔黄，脈数。

分析：五行学説では心は火に属すため，熱化しやすい。精神的な素因・飲食不節によって心に熱がこもると，顔色が赤い，咽が渇く，小便が黄色，便秘などの症状が現れ，熱によってにきび・吹き出ものが出やすくなり，神志が乱されると，興奮しやすい，不眠といった症状が現れる。また，舌は心と通じているため，心火によって口内炎が出やすい。

【肝熱体質】 肝の働きが強盛

症状：顔色・目が赤くなりやすい，口の中が苦い，咽の渇き，胸脇部の痛み，胸やけ，イライラする，怒りっぽい，めまい，興奮すると頭痛が起こりやすい，不眠または夢を見る，中耳炎になりやすい，尿が黄色，便秘，舌質紅，舌苔黄，脈弦・数。

分析：肝は情緒を調節するため，ストレス・思い込み・神経質など精神的な素因によって，イライラする，怒りっぽい，めまい，頭痛などの症状が現れる。鬱が肝経の熱に変化して経絡に充満すると，頭・耳・目・脇に症状が現れる。熱によって精神状態が興奮しやすく，不眠または夢を見る。

【胃熱体質】 胃の働きが強盛

症状：咽の渇き，口が臭い，冷たいものを好む，食欲が旺盛，多食，多飲，胃がつかえる，歯茎の出血・痛み，尿量が少ない，尿の色が濃い，便秘，舌質紅，舌苔黄，脈滑・数。

分析：飲食不節・火熱邪気・ストレスなどが原因となって胃に熱がこもると，胃経が通るところの咽の渇き，口が臭い，冷たいものを好む，歯茎の出血・痛み，食欲が旺盛，尿量が少ない，尿の色が濃い，便秘といった症状が現れる。消化が早くなるので，多食，多飲となる。

【大腸実熱体質】 大腸に熱がこもる

症状：咽の渇き，口が臭い，にきび，便秘，排便困難，便が悪臭，排泄してもすっきりせずときに腹痛，尿量が少ない，尿の色が濃い，舌質紅，舌の乾燥，舌苔黄膩，脈滑・数。

分析：食べすぎや食欲旺盛などの飲食の不節・慢性病に伴う陰液不足などが原因となって，腸内で火熱が旺盛となり，伝導が渋滞して，便秘・腹痛が現れ，濁気が上逆するとめまい，口臭，咽の渇き，にきびを起こす。

2）痰湿体質

①定義：臓腑機能が失調して，体内に水が停留しやすい体質

　食べものの水分，あるいは体内で生じた水分は，肺・脾・腎・三焦の働きによって利用・循環・排泄される。これらの臓腑のいずれかで不調が生じると，水の代謝が停滞するなどうまくいかなくなって水湿が形成される。また，寒・熱・気・火などの邪気，ストレス，食べすぎ，運動不足などが原因となって，痰が生じ，気血の流れを阻滞して，さらに臓腑機能が乱される。

②痰湿体質のおもな表現

- 性格は温厚
- 肥満の体格，顔色が黄色っぽい，皮脂が多い，脂っこいものや甘いものを好む，多汗，体が重たい，胸がつかえる，痰が多い，口中が粘膩，めまい，眠い，たるむ，下痢しやすい，小便は順調か尿量が少ない，尿が混濁
- 女性の場合は月経が遅れる，月経痛，無月経，不妊症
- 舌質淡，舌体胖大，舌辺歯痕，舌苔白膩，脈濡・滑・緩

分析：飲食不節・タバコの嗜好・ストレスなどが原因となって臓腑機能が失調すると，水分の代謝が停滞し，痰湿の体質になりやすい。痰湿が脾胃の気機を阻滞するとめまい，眠い，胃脘部のつかえ，膨満感や食欲不振の症状が現れる。水の排泄が失調すると，むくみやすくなる。肺の呼吸機能が阻滞すると，咳，白い痰，胸がつかえるなど症状が現れる。

③関連する臓腑のおもな表現

【痰湿困脾体質】脾の働きが失調して水が停留したことによる体質

症状：胃腹部が冷えてときどき痛みが出る，胃脘部のつかえ・膨満感，めまい，眠い，体が重たい，下痢しやすい。長期化すると皮膚ににきびなどの症状がよく現れる。舌質淡，舌体胖，舌苔白膩，脈濡・緩。

分析：食べすぎ・冷たいものや生ものの過食・ストレス・運動不足・肥満などが原因となって，痰湿が溜まり，気のめぐりが阻滞される。湿は重濁の特徴があることから，多汗，体が重たいといった症状が現れ，湿が内盛すると脾陽を困阻するため，清陽の気が脳に上昇できず，めまい・眠い，運化失調に伴う胃脘部の膨満感，食欲がない，また肺の宣発・粛降が失調すると，胸がつかえる，咳・痰が多い，口中が粘膩，たるむなどの症状が現れる。水が停留することで下痢しやすくなる。痰湿が子宮に停留すると，月経不順や不妊症にかかわる。

『素問』には，「飲食自ら倍すれば，腸胃乃ち傷る」（「痺論」），「高梁の変は，大疔を生ずるに足り」（「生気通天論」）とあり，飲食過多や過度な美食をすると，熱がこもって胃腸を傷めたり，皮膚に各種の化膿症が発症する可能性があると述べている。

【痰湿束肺体質】脾の働きが失調して水が停留したことによって生じた痰湿が肺を犯しやすい体質

症状：痰が多く白くて粘稠，喀出しやすい，胸のつかえ，咳が出やすい，舌質淡，舌苔白膩，脈滑。

分析：タバコの嗜好・食べすぎ・肥満・運動不足などが原因となって，痰湿が溜まり，気のめぐりを阻滞し，肺の宣発・粛降作用が失調して，胸がつかえる，咳・痰が多い，口中が粘膩などの症状が現れる。「脾は生痰の源，肺は貯痰の器」といわれるように，痰湿束肺体質は脾気虚体質・痰湿困脾体質と密接な関係をもつ。

3）気鬱体質

①定義：長期にわたって日常的にストレスがかかりやすい・情緒の抑制・感情の憂うつ・嫌な気分などによって，気のめぐりが滞る体質

「鬱」とは通じないことをいい，草木が茂るという意味があり（風の通りが悪くなる），人の憂うつ状態を表現する。長期にわたって日常的に情緒の抑うつや嫌な気分があり，気のめぐりが滞ることによって現れる体質である。

『素問』陰陽応象大論には，「人に五臓ありて，五気を化し，以て喜怒悲憂恐を生ず」とあり，五臓の精気にもとづいて五臓の気がつくられ，喜・怒・悲・憂・恐といった豊かな感情が生じると述べている。この怒・喜・思・憂・悲・恐・驚の7つの感情活動を七情と呼ぶ。長期わたる七情の変化によって五臓に影響を与え，臓腑・気血・陰陽の失調が起こり，体内の昇・降・出・入である気の運行（気機）が乱れることが，気鬱体質となるおもな原因である。

②気鬱体質のおもな表現

- 人に不信感を抱く，神経質・敏感，怒りっぽい
- 体格が中肉か痩せぎみ，顔色が暗い，無表情，ため息をつく，胸がつかえる，不眠，忘れっぽい，げっぷ，しゃくり，腹脹，咽のつかえ感，排便は正常か便秘・下痢，小便は順調
- 女性の場合は月経が早くか遅く来る，月経前に乳房痛，月経痛，不妊症
- 舌質淡紅，舌苔薄白，脈弦・細

分析：人に不信感を抱き，神経質で敏感になりやすく，情緒を調節する肝の気機が停滞すると肝の疏泄機能が順調に行えなくなるため，ため息をつく，怒りっぽい，肝経が通る胸脇部や少腹部の脹痛・つかえ，ひどくなると痛みといった症状が出現する。肝気が鬱結すると，水の代謝調節がうまくいかず，水湿が停滞して痰が生じ，咽喉部の異物感である梅核気の症状が現れる。乳房付近を肝の経絡が通るため，肝気が鬱結すると月経前に乳房脹痛が起こる。気鬱によって生殖機能を調節する働きが順調とならず血流が悪くなると，月経不順・月経痛の症状が現れる。脾気上昇と胃気通降の動きは肝の疏泄によって調節される。肝気が鬱結して，水穀の精微を昇清させる脾気の働きが失調すると，脾気が大腸へ陥り，下痢しやすくなる。また，肝気が鬱結することにより，胃気の通降を調節する機能が低下し，胃気が上逆し，吐き気，嘔吐，げっぷ，しゃっくりの症状が現れる。

③関連する臓腑のおもな表現

【肝気鬱結体質】肝の気機が鬱結しやすい体質

症状：咽喉部の異物感，胸脇部や少腹部の脹痛・つかえ，躁うつ，ため息をつく，怒りっぽい，月経不順，月経痛，月経前や月経期間中に乳房の脹痛。

分析：精神・情緒の不安定や突然の精神的な素因によって，肝の気機の昇散が正常な状態で行えなくなると，気機の停滞によって，ため息をつく，躁うつ，怒りっぽい，胸脇部や少腹部の脹痛・つかえなどの症状が現れ，痰が生じると，咽喉部の異物感で

ある梅核気の症状が現れる。肝の経絡の気のめぐりが悪くなるため，乳房の脹痛，また血流が悪くなるため，月経不順・月経痛が起こる。

【肝脾不和体質】肝気の鬱結により消化機能が低下し，下痢しやすい体質

症状：うつになりやすい，精神不安，ため息をつく，腹部の脹れ，腹痛，下痢時の腹痛は排便後に緩和する，緊張不安になると下痢，舌苔薄白，左脈弦，右脈緩。

分析：脾虚肝旺によって，肝の気機の昇散が正常な状態で行えなくなる。気機が停滞すると，うつ，ため息をつく，精神不安などの症状が起こり，脾気が虚弱すると，腹部の脹れ・痛みの症状がときどき現れる。脾の運化作用が失調すると，下痢の症状が現れる。

【肝胃不和体質】肝気の鬱結により消化機能が低下し，胃のもたれ，吐き気，げっぷが出やすい体質

症状：うつになりやすい，情緒の変動によって怒りっぽい，ため息をつく，胃脇部の脹れ・痛み，胃のもたれ，吐き気，嘔吐，げっぷ，しゃっくり。

分析：精神・情緒の不安定や突然の精神的な素因によって，肝の気機の昇散が正常な状態で行えなくなる。気機が停滞すると，ため息をつく，躁うつ，怒りっぽい，胸脇部・少腹部の脹痛・つかえなどの症状が現れ，飲食の不節や胃の働きの低下などによって，胃気が停滞し，上腹部の脹れ・痛みの症状がときどき出る。胃の受納・腐熟の働きが失調すると，食欲不振，げっぷなどの症状が現れる。

【大腸気滞体質】大腸の気機が停滞しやすい体質

症状：腹部の脹れ，ガスが多い，腹痛，腹鳴，排便が不調・便秘。

分析：大腸の気機は肺気の粛降，胃気の通降，肝気の疏泄によって調節される。これらの臓腑の気機失調，飲食の不節などが原因となって，大腸の伝送する働きが停滞することにより，腹部の脹れ，ガスが多い，腹鳴，排便が不調・便秘といった症状が現れる。大腸の気機が停滞しすると，「通ぜざれば即ち痛む」ことから腹痛が起こる。

4）血瘀体質

①定義：血流がスムーズに流れず，滞りやすい体質

　血瘀は，血の流れが滞る状態である。体内の血流がよい状態は，五臓六腑の正常な働きを保障するものである。それに対し，臓腑機能の失調・怪我・邪気などが原因となって，血の流れが緩慢になることを血瘀状態といい，これは疾病の原因になる。血が濃くなり，臓腑・組織・経絡・血管内に滞ったり，あるいは詰まってしまう状態の塊を瘀血といい，瘀血は病的な産物であり，病因となる。

　血瘀が形成される原因は，体の老化や気虚によって血流を促進する力が不足するか，あるいは気のめぐりの停滞によって血流が緩慢になることによるものが最も多い。このほか，熱邪が血を犯し，血を煮詰めてしまう状態を血熱互結といい，その影響によって血流が乱れたり，寒邪による冷えの影響で血流が阻滞されたりして血瘀が形成されることもある。さらに，外傷によって生じる血瘀もある。血瘀の特徴は以下のとおりである。

- 疼痛：体のどこかに固定した痛みがあり，痛みは温めると寛解する。筋肉痛・関節痛・女性の月経痛のような症状がある。
- 紫紺：色が黒っぽいのが特徴。顔色が暗い，爪が青黒い，あざ，局所の青・黒色の斑点，舌表面の黒点・黒斑，舌裏の静脈が黒く脹る，月経血の色が黒っぽいといった症状がある。
- 腫塊：体のどこかに固まりがあること。月経血の固まり，体内の筋腫・腫瘤，血栓のような固まりなど。
- 出血：あざが出やすい，不正出血，月経不順などの出血症状がある。

血瘀が形成されると，気機のめぐりを阻滞し，血流が停滞して，臓腑の働きも悪化する。生活習慣病では，特に心血管の疾病が瘀血と深くかかわっている。

②血瘀体質のおもな表現

- 性格は内向的
- 体格が中肉か痩せている，忘れっぽい，顔色が暗い，目の周囲の色が黒い，あざが出やすい，しみがある，肌の乾燥，固定した痛みがある，体内の腫塊，小腹が硬満，大便は順調，小便は順調
- 女性の場合は月経が遅れる，出血量が少ない，出血色が黒い・固まりがある，月経痛，子宮筋腫，卵巣腫瘍，不妊症
- 舌質紫暗・瘀点・瘀斑，舌裏の血管が拡張・紫暗，脈細・渋・結代

分析：さまざまな原因によって瘀血が生じると，血流を阻滞する状態となるため血脈を主る心が養われなくなり，動悸，胸悶，胸痛，舌が紫紺色・瘀斑，脈細・渋・結代・沈滑といった症状が現れる。瘀血が経絡を阻滞すると，めまい，頭痛が現れる。

③関連する臓腑のおもな表現

【心血瘀阻体質】瘀血によって血脈が渋滞し，胸痛の症状が出やすい体質

症状：心悸，胸悶，心臓周辺および腕や背中に針で刺したような痛みがある，舌質紫紺・瘀斑，脈細・渋・結代，あるいは突然の痛み，暖めると寛解。

分析：肥満や加齢により心が位置する胸部の血流が弛緩・停滞する状態が原因となって，痛みの症状が現れる。暖めると血流の渋滞が緩和され，痛みが寛解する。

【瘀血頭痛体質】瘀血によって血脈が渋滞し，慢性の頭痛が出やすい体質

症状：慢性の頭痛，偏頭痛，いつも同じところが痛む，暖めると寛解する，めまい，髪が抜ける，顔色が青紫色，舌質紫紺・瘀斑，脈細・渋・弦。

分析：長期にわたる情緒の低下や睡眠不足などにより，偏頭痛がよく現れる。その原因は，頭部の血流の弛緩であり，瘀血が頭部の脈絡に停滞する状態によって「通ぜざれば則ち痛む」ことから頭痛が現れる。また，滋養不足でも痛みの症状が現れる。暖めると血流の渋滞が緩和され，痛みが寛解する。

【瘀滞胞宮体質】瘀血によって血脈が渋滞し，月経痛が現れやすい，または不妊症の体質

症状：月経が遅れる，出血量が少ない，出血色が青紫・固まりがある，腹部の冷え・疼痛，暖めると寛解する，不妊症，舌質淡白・瘀斑，舌苔白，脈沈・緊。

第2章　体質の形成と分類

分析：外寒の侵入・生ものや冷たいものの過食・臓腑機能の低下・房室不節（月経期間中の性生活）などが原因となって，寒邪が血脈に侵入し，血流が渋滞し，血海が充満できず，月経不順となる。血流が渋滞し，瘀血となると，胞脈を阻滞し，両精の結合ができなくなるため不妊症となる。

【瘀阻経脈体質】瘀血によって経絡・血脈が渋滞し，関節痛・筋肉痛が現れやすい体質

症状：筋肉・関節の痛み，腰痛，膝の痛み，肢体の冷え，重たい感じ，舌質淡白・瘀斑，舌苔白，脈沈・緊。

分析：外傷・運動しすぎ・老化・湿気のある生活環境などが原因となって，寒邪・湿邪が筋肉・関節に停留し，経絡・血脈に侵入し，血流が渋滞して瘀血となる。また，疾病による半身不随などの後遺症で長期間にわたって体の動きが不自由な状態になると，この体質に変わりやすい。

4 複合体質

人体は複雑なものであるため，単純な虚性体質や単純な実性体質よりも，複雑な複合体質のほうがよくみられる。複合体質の分類・特徴を下記に示すが，基本的な体質を理解したうえで応用してほしい。

1）気血両虚体質：気虚＋血虚の体質

症状：性格は内向的で静か，痩せる，顔色が淡白・黄色，爪色が薄い，無気力，疲れやすい，声が小さい，息切れ，汗をかきやすい，めまい，立ちくらみ，忘れっぽい，目や皮膚の乾燥，肢体が痺れる，睡眠が浅い，多夢，動悸，食欲が少ない，温かいものを好む，腹脹，筋肉がたるむ，むくみ，軟便・下痢・便秘しやすい，頻尿。女性の場合は月経が遅れることが多い，出血量が少ないか多い，出血色が薄い，月経痛，不妊症。舌質淡白，舌体胖，舌辺歯痕，舌苔白，脈虚・緩・細・無力。

分析：臓腑機能が低下すると血の生成が悪くなり，血の量と質が不足し，気虚体質と血虚体質が同時に現れる。

2）気陰両虚体質：気虚＋陰虚の体質

症状：のぼせ，暑がり，めまい，耳鳴り，忘れっぽい，無気力，疲れやすい，声が小さい，息切れ，汗をかきやすい，咽が渇く，唾が少ない，手足の裏が熱い，寝つきが悪い，食欲が少ない，腹脹，むくみ。

分析：臓腑機能が低下すると，津液・血・精の生成が不足し，気虚体質と陰虚体質が一緒に現れる。

3）気虚気鬱体質：気虚＋肝気鬱結の体質

症状：無気力，疲れやすい，食欲が少ない，腹脹，むくみ，神経質・敏感，忘れっぽい，無表情，うつになりやすい，精神不安，息切れ，ため息をつく，舌質淡，瘀点，舌

苔白，脈沈・細。

分析：臓腑機能の低下と気のめぐりの滞り，虚弱・加齢などが原因となって，肺と脾の働きが弱くなり，気の生成と運行する働きが低下するため，気虚体質と気鬱体質の症状が同時に現れる。

4）気虚血瘀体質：気虚＋血瘀の体質

症状：顔色が淡白・黄色，無気力，急躁，顔色が暗い，目の周囲の色が黒い，あざが出やすい，しみがある，肌の乾燥，めまい，疲れやすい，声が低い，息切れ，汗をかきやすい，筋肉がたるむ，食欲が少ない，腹脹，軟便か下痢，頻尿。女性の場合は月経不順，出血量が多い，出血色が薄い・血塊がある，月経痛，不妊症。舌質淡白・瘀点，舌体胖，舌辺歯痕，舌苔白，脈虚・緩・細・渋。

分析：気虚によって気の促進・防衛・気化の作用が低下し，血流を推動する力が弱くなって血流が滞り，血瘀症状が現れる。

5）気虚痰湿体質：気虚＋痰湿の体質

症状：脂っこいものや甘いものを好む，肥満の体格，めまい，忘れっぽい，眠い，声が小さい，息切れ，多汗，痰が多い，口中が粘膩，無気力，疲れやすい，食欲が少ない，腹脹，むくみ，体が重たい，たるむ，胸がつかえる，舌質淡，舌苔白膩，脈滑。

分析：気虚によって，水の運化・水を主る（水を調節する）働きが低下するため，水が停留して痰湿が生じる。気虚体質と痰湿体質の症状が同時に現れる。

6）陽虚痰湿体質：陽虚＋痰湿の体質

症状：顔色が㿠白，顔面の浮腫，目の周囲の色が暗い，四肢・腰・足の冷え，足腰がだるい・疼痛，めまい，気力がない，性機能の低下，体が重たい，胸がつかえる，痰が多い，口中が粘膩，眠い，下痢しやすい，頻尿。女性の場合は月経不順，出血量が多い，出血色が薄い，月経痛，不妊症。舌質淡，舌体胖大，舌辺歯痕，舌苔白膩，脈沈・遅・滑。

分析：陽虚によって気の温煦・気化作用が低下し，水の運化・水を主る（水を調節する）働きが低下するため，水が停留して痰湿が生じる。陽虚体質と痰湿体質の症状が同時に現れる。

7）血虚血瘀体質：血虚＋血瘀の体質

症状：性格は内向的・静か，痩せる，顔色が蒼白・黄色，唇色が淡白，顔色が暗い，目の周囲の色が黒い，あざが出やすい，めまい，立ちくらみ，目・皮膚の乾燥，四肢の痺れ，爪色が薄い，睡眠が浅い，多夢，動悸，温かいものを好む，便秘しやすい，小便は順調。女性の場合は月経が遅れる，出血量が少ない，出血色が薄い，血塊がある，月経痛，不妊症。舌質淡白・瘀点，舌裏の血管が拡張・紫暗，舌苔白，脈細・無力・渋。

分析：血の量と質が不足する血虚状態によって血の流れが滞り，血瘀症状が現れる。暖めると血流の渋滞が緩和され，痛みが寛解する。

8）陰虚血瘀体質：陰虚＋血瘀の体質

症状：性格はせっかち，体格は中肉か痩せている，目の周囲の色が黒い，あざが出やすい，しみがある，肌の乾燥，熱感，のぼせ，暑がり，めまい，耳鳴り，冷たいものを好む，唾が少ない，咽が渇く，手足の裏が熱い，寝つきが悪い，大便が乾燥，尿色黄・尿量少。女性の場合は月経不順，出血量が少ない，出血色が赤い・固まりがある，月経痛，不妊症。舌質紅・乾燥・瘀点，舌苔少，脈弦・細・数・渋。

分析：津液・血・精の不足によって陰液が虚弱となり，血の量が減少するため，血の流れが遅くなる。また，陰虚によって熱が生じ，熱によって血を消耗することから，さらに血量が虧損して血流が滞る。

9）陰陽両虚体質：陰虚＋陽虚の体質

症状：のぼせ，暑がり，めまい，耳鳴り，手足の裏が熱い，手足・体の冷え，目の周囲の色が暗い，抜け毛が多い，寝つきが悪い，寝汗，温かいものを好む，咽が渇く，唾が少ない，むくみ，足腰の痛み，腹痛，朝方の下痢。

分析：慢性病・老化，生れつき虚弱な体質などにより，腎と脾の機能が低下し虚弱となり，陽虚体質と陰虚体質が同時に現れる。

10）気鬱血瘀体質：気鬱＋血瘀の体質

症状：性格は神経質で敏感，せっかち，忘れっぽい，無表情，うつになりやすい，怒りっぽい，精神不安，ため息をつく，目の周囲の色が黒い，胸がつかえる，肌の乾燥，あざが出やすい，しみがある，痛み，腫塊がある，小腹が硬満。女性の場合は月経不順，乳房痛，月経痛，不妊症。舌質暗，舌色紫暗・瘀点，舌苔薄白，脈弦・細・渋。

分析：情緒が抑制されたり，気のめぐりが滞ると，血の流れが滞る。気鬱体質と血瘀体質の症状が同時に現れる。

11）気鬱痰湿体質：気鬱＋痰湿の体質

症状：性格は神経質・敏感，体格は肥満，無表情，ため息をつく，咽と胸がつかえる，多汗，口中が粘膩，痰が多い，腹脹，ガスが多い，下痢しやすい。女性の場合は月経が遅れる，月経痛，無月経，不妊症。舌質淡，舌体胖大，舌苔白膩，脈弦・滑。

分析：情緒が抑制されたり，気のめぐりが滞ると，臓腑機能が失調して水が停留する。気鬱体質と痰湿体質が同時に現れる。

12）陽盛痰湿体質（湿熱体質ともいう）：陽盛＋痰湿の体質

症状：体格は強壮・肥満，呼吸があらい，多汗，にきび，食欲旺盛，冷たいものや脂っこ

いものを好む，体が重たい，痰が多い，口中が粘膩，大便が臭い，排尿時の熱感，尿の色が濃い。女性の場合は月経不順，出血量が多い，出血色が赤い。舌質紅，舌体胖大，舌苔黄，脈洪・大・滑。

分析：臓腑機能の強盛によって臓腑機能が失調し，水の停留や宿食の停滞が起こる。

中華中医薬学会の体質分類

2009年4月，中国の中華中医薬学会は，北京中医薬大学の王琦氏の研究結果にもとづいて『中医体質分類与判定』を公布した。体質を，総体特性・形体特性・表現・心理・発病傾向・適応能力などの面から，平和質（A型），気虚質（B型），陽虚質（C型），陰虚質（D型），痰湿質（E型），湿熱質（F型），血瘀質（G型），気鬱質（H型），特稟質（I型）の9種類の体質に分類したものである。ただ，この分類には，女性に最も多い血虚体質が設けられておらず，今後改善の必要があると考えられる。

具体的な内容を以下に示す。

【北京中医薬大学教授の体質分類】

1978年，北京中医薬大学の王琦氏が共同で「略論祖国医学的体質学説」という論文を発表して，中医体質学説を提唱した。これ以降，体質をめぐる学術研究が進展した。

分類	特徴
平和質（A型）	体形は平均的で壮健，顔や皮膚に潤いがある，髪毛に光沢がある，目が輝く，嗅覚がきく，唇色は赤く潤いがある，精力充実，睡眠良好，食欲がある，大小便が正常，舌色淡紅，舌苔薄白，脈有力，明るい性格，病気が少ない，外界環境の適応力がある
気虚質（B型）	筋肉がやわらかい，声が低い，少気懶言，疲れやすい，精神不振，自汗，舌淡紅，舌体胖大で舌辺に歯痕がある，脈弱，内向的な性格，情緒不安定，臆病，カゼを引きやすい，内臓下垂症になりやすい，病後の回復が遅い，寒・風・暑邪に耐えられない
陽虚質（C型）	体は太っている，筋肉がやわらかい，顔色が白い，髪の毛が抜ける，畏寒，手足が温まらない，温かい飲食を好む，精神不振，嗜眠，舌淡胖嫩で舌辺に歯痕がある，脈沈・遅，内向的・もの静かな性格，下痢，小便が清長，痰飲・腫張・泄瀉・陽萎になりやすい，夏は耐えられるが冬は耐えられない，寒・湿邪に耐えられない
陰虚質（D型）	体形は痩せている，手足の心熱，口燥，咽乾，鼻の乾燥，冷たい飲食を好む，大便が乾燥，舌紅・少津，脈細・数，せっかち，外向的な性格，活発，夏は耐えられないが冬は耐えられる，暑・燥邪に耐えられない
痰湿質（E型）	体形は肥満，腹部が肥満，顔面部に油脂が多い，顔色が淡黄，目が腫れぼったい，粘汗が多い，胸悶，痰が多い，口が粘る，肉食や甘い食べものを好む，だるい，舌苔膩，脈滑，温和・寛容な性格，消渇・中風・胸痺になりやすい，湿邪に耐えられない

第2章　体質の形成と分類

湿熱質（F型）	体は肥満ぎみか痩せている，顔面部に油脂が多い，瘡癤に罹りやすい，口が苦い・口が乾く，体が重たくだるい，心煩，イライラする，目が赤い，大便が粘滞・燥結，小便が短黄，男性は陰嚢湿疹，女性は帯下，舌質紅，舌苔黄膩，脈滑・数，夏の終わりから秋の初めの湿熱気候・高い湿度・高い気温の環境に適応しがたい，怒りっぽい，黄疸・熱淋に罹りやすい
血瘀質（G型）	体形は痩せた人が多い，顔や皮膚の色が暗い，目の周囲に色素が沈着，口唇が暗い・舌斑点・瘀斑・青紫，舌下紫暗，脈渋，疼痛，髪の毛が抜ける，女性は月経痛・無月経，血塊がある，不正出血，悩みやすくイライラしやすい，忘れっぽい，出血・癥瘕・中風・胸痺になりやすい，寒・風邪に耐えられない
気鬱質（H型）	体形は痩せた人が多い，精神抑うつ，敏感，動悸，不眠，忘れっぽい，煩悶，胸脇が脹満で痛みは定まらない，嘆息，げっぷ，しゃっくり，食欲低下，梅核気，乳房が脹って痛む，痰が多い，舌淡紅，舌苔薄白，脈弦・細，内向的な性格，情緒不安，臓躁・百合病・梅核気を患いやすい，精神的刺激を受けやすい，曇りや雨の日が耐えられない
特稟質（I型）	奇形・障害をもつ，遺伝性，薬物過敏症・花粉症を患いやすい，発育が遅緩，適応能力に劣る，持病が再発しやすい

　王琦氏の体質分類のうち，生まれつきの奇形・障害をもつ，遺伝的に欠陥をもつ，発育が遅れる，適応能力が低いなどを特稟質に帰属することには検討が必要である。このような特徴は，体質とは別の問題だと考えるべきだろう。

上海中医薬大学教授の体質分類

最も早く中医体質の論文を発表したのは上海中医薬大学の匡調元氏で，匡氏は1977年に「体質病理学研究」という論文を発表し，正常質（常体）・倦㿠質（倦体）・遅冷質（寒体）・燥紅質（熱体）・膩滞質（湿体）・晦渋質（瘀体）という6つの体質を提起した。匡氏は1984年～85年に米国のBowman Gray医学院病理科で，白人と黒人の体質を研究し，この分類は黄色人だけでなく，白人や黒人にも適応すると主張した。

分類	正常質（常体）	倦㿠質（倦体）	遅冷質（寒体）	燥紅質（熱体）		膩滞質（湿体）		晦渋質（瘀体）
特徴	顔色紅潤	顔色㿠白	顔色蒼白	顔色紅赤		顔色萎黄		顔色晦暗
	食欲がある	疲労・めまい	冷え・畏寒	口燥・咽乾		胸悶・胃脹		唇目の周囲が暗い
	冷熱に耐えられる	手足の痺れ	温かい飲みものを好む	内熱便秘		口乾不飲		体内に塊りがある
	大便・小便が順調	月経淡少	夜尿が多い	尿黄短少		痰が多い・帯下		痛み
	舌質淡紅 舌苔薄白	舌質淡	舌質淡 歯痕	舌質紅 舌苔少		舌苔膩		舌質青紫
立法		寒者熱之		熱者寒之	燥者潤之	実者瀉之	湿者去之	実者瀉之
治療		金柑姜蜜・紫蘇姜紅糖茶	金柑姜蜜・紫蘇姜紅糖茶	薄荷・杞子・菊花茶	山いも・白きくらげ・蜂蜜	とうがん・大根	杏仁・陳皮・とうがん・はと麦・茯苓	山楂子・黒きくらげ
	陰陽・気血・臓腑の虚弱を弁明したうえで食材・中薬を選ぶ							

 ## 古典にみる体質

『霊枢』に，最も早く性格・体質について記録されている。

1 五態の人

『霊枢』通天篇では「黄帝は少師に問いて曰く，余は嘗て人に陰陽ありと聞けり。何をか陰人といい，何をか陽人という。……少師曰く，蓋し太陰の人，少陰の人，太陽の人，少陽の人，陰陽和平の人あり。すべて五人は，その態同じからず，その筋骨・気血各おの等しからず。……」と述べ，陰陽五類型の人について詳しく論じている。その内容を下記にまとめる。

第 2 章　体質の形成と分類

1）太陰の人

項目	特徴	意味
性格	貪りて仁ならず。下り斉え湛湛たり。内るを好みて出だすを悪む。心和して発せず。時に務めず，動きてこれに後る。	貪欲で情け深さがない。表面上は謙虚で気持ちを抑えているが，内心は陰険な心をもっている。得るものを好み，失うことを嫌う。心情を顔に出さず，自分の利益だけを考えて先には行動しない。
形体	黮黮然と黒色，念然と意を下し，臨臨然と長大なり，膕然たるも未だ僂まず。	顔色は黒くて表情が暗く，外見は謙虚で控えめ。もともと身長は高いが，わざと卑下して身を屈め，思わせぶりな態度をとる。
原因対応	陰多くして陽なし。その陰血濁り，その衛気澀れば，陰陽和せず，緩き筋にして厚き皮なり。これを疾く瀉せざれば，これを移すこと能わず。	陰気が多く陽気がない。陰気が多いため血が混濁しており，そのため衛気のめぐりが渋滞しているので，陰陽が調和できず，筋が弛緩し，皮膚が厚くなる。この体質の病人を治療するときは，ただちに陰分を瀉さなければ，不調を改善することができない。

2）少陰の人

項目	特徴	意味
性格	小しく貪りて賊心あり。人に亡うことあるを見て，常に得ることあるが若し。傷つくるを好み害するを好む。人に栄えあるを見れば，乃ち反って愠怒す。心に疾みて恩なし。	いつも小さな利益にこだわり，邪な心を隠している。他人の不幸を喜び，人を傷つけることを好む。他人の栄誉を見ると憤慨し，嫉妬心を抱き，同情心がない。
形体	その状清然たり窃然たり，もとより陰を以て賊い，立ちて躁嶮，行きて伏するに似たり。	外見は清廉高潔であるかのようであるが，実際には陰険で他人を害しようとする邪心を抱いている。立っているときはイライラと動き回り，歩いているときは身を伏すようにして進む。
原因対応	陰多く陽少なし。小さき胃にして大いなる腸なれば，六腑調わず。その陽明の脈小にして，太陽の脈大なり。必ず審らかにしてこれを調えよ。その血脱し易く，その気敗れ易ければなり。	陰気が多くて陽気が少ない。胃が小さいため受納する水穀が少なく，腸が大きいため小腸・大腸の伝送する水穀が早く，六腑が調和しない。胃が小さいために足の陽明胃経の脈気は小さく，腸が大きいために手の太陽小腸経の脈気が大きくなる。このような人は血が脱失しやすく，陽気が虚弱になりやすい。

3）太陽の人

項目	特徴	意味
性格	居処于于たり。大事を言うを好み，能なくして虚説す。志は四野に発し，挙措は是非を顧みず，事を為して常に自ら用い，事敗ると雖も常に悔ゆることなし。	至るところで自己満足しており，大口をたたくことを好むが，能力はないため，話は誇大で実際と合わない。志は高遠だが実質はなく，やり方はそそっかしく，結果を考えずに行動し，いつも感情的に物事を処理して自分が正しいと思っている。自信過剰でしばしば失敗するが，反省することはない。
形体	その状軒軒たり儲儲たり，身を反らして膕を折る。	驕り高ぶり自己満足し，腰を伸ばすと体が反り返り，膝が折れ曲がるような姿勢になる（尊大に振る舞う様子）。
原因対応	陽多くして陰少なし。必ず謹みてこれを調えよ。その陰を脱することなく，而してその陽を瀉せ。陽重ねて脱するものは狂い易し。陰陽皆脱するものは，暴かに死して人を知らざるなり。	陽気が多く陰気が少ないため，慎重に陰陽を調えなければならない。治療の際には陰気を消耗しないようにして，陽気だけを瀉す。ただし，陽気を過度に瀉すと消耗し，神志を養うことができなくなり，発狂の症状を招いてしまう。もし，陰陽がともに失われると，突然の死亡あるいは意識不明に陥る。

4）少陽の人

項目	特徴	意味
性格	諟諦し自ら貴しとするを好み，小小の官あれば，則ち高ぶり自ら宣なりとし，外交を為すを好みて内附せず。	注意深くて，自尊心が強い。ちょっとした地位につくと，驕り高ぶって尊大になる。表に立ちたがり，世に知られない仕事をしたがらない。
形体	その状立てば則ち仰ぐを好み，行けば則ち揺らすを好み，その両臂両肘は，則ち常に背に出だす。	立っているときはいつも顔を仰向けにして，歩くときはいつももったいぶって体を左右に揺らし，よく両手を後ろに組んでいる。
原因対応	陽多く陰少なく，経小にして絡大なり。血中に在りて気外なり。陰を実して陽を虚せ。独りその絡脈を瀉すれば，則ち強いて気をして脱せしめ，而して中気の足らざるを疾み，病起たざるなり。	陽気が多くて陰気が少なく，経脈が小さくて絡脈が広い。血が体内の深部にあり，気が体表の浅いところにある。陽気が多くて陰気が少ないのであるから，治療の際は陰経を充実させ，陽絡を瀉さなければならない。しかし，絡脈のみ瀉すと，陽気が脱失し，中気不足の状態を招くので，病の治療が難しくなる。

5）陰陽和平の人

項目	特徴	意味
性格	居処安静たり，懼懼（く）を為すなく，欣欣（きんきん）を為すなく，婉然（えんぜん）として物に従い，或いは与に争わず，時と与に変化し，尊ければ則ち謙謙たり。譚ずるも治めず，これを至治という。	生活が安静で，名利を気に掛けず，心が穏やかなので恐れることもない。欲望が少なく，分を過ぎた喜びを求めない。一切の事物の発展の法則に従っているので，人と争うことがない。形勢の変化にも適応し，地位が高くても謙虚な態度をとる。力によって人を統治することなく，すばらしい統治能力を具えている。
形体	その状委委然（ようよう）たり，随随然たり，顒顒然（せんせん）たり，愉愉然たり，瞩瞩然たり，豆豆然たり。衆人皆君子という。	外見はゆったりと穏やかで，落ち着いていて，性格は穏やかで従順。よく環境に適応する。態度は厳粛で品行方正。人に対して和やかで親しみやすく，眼差しが慈悲深く優しく，公明正大でさっぱりしており，礼儀正しい。衆人はみな彼を徳行のある人と呼ぶ。
原因対応	その陰陽の気和し，血脈調う。謹みてその陰陽を診（み），その邪正を視，容儀を安じ，余りあると足ざるを審らかにし，盛んなれば則ちこれを瀉し，虚なれば則ちこれを補い，盛んならず虚ならざるは，経を以てこれを取る。	陰気と陽気が調和し，血脈が順調に流れる。治療する際には，陰陽の盛衰，邪正の虚実，患者の顔色や形体，臓腑・経脈・気血の有余と不足を診断して治療する。邪気が盛んなものに対しては瀉し，正気が虚しているものに対しては補い，虚実がはっきりしないものに対しては，その本経を取って治療する。

以上のように，表情，精神状態，行動などの面から，陰陽五類型の人を認識して判断する基準を記している。

2 重陽の人と陰陽和調の人

五態の人のほかに，『霊枢』行鍼篇では，鍼の治療に関する論述のなかで，重陽の人と陰陽和調の人について次のように記されている。

「黄帝曰く，何をか重陽の人という。岐伯曰く，重陽の人，熇熇（こうこう）高高と，言語善く疾（と）く，

項目	特徴	意味
重陽の人	熇熇（こうこう）高高と，言語善く疾（と）く，足を挙ぐること善く高く，心肺の臓気に余りあり，陽気滑盛にして揚がる，故に神動きて気先に行く。	情熱的で人に屈せず，喋り方は朗らかで流暢。歩き方はかかとを高く上げて伸びやかで，心と肺の2臓の気があり余っており，陽気がスムーズにめぐり気を発散させている。それゆえに精神が激動しやすく，刺鍼したときにすみやかに気を得る。
	陽多きものは，喜び多く，陰多きものは，怒り多く，数しば怒るものは解け易し。	陽気が多いものは性格的に明るくて喜びが多く，陰気が多いものは怒りの感情を抱くことが多く，しばしば怒るがすぐに機嫌を直す。
陰陽和調の人	血気淖沢（どう）として滑利なり	陰陽が平衡を保っているため，気のめぐりと血の流れがスムーズに行われている。

足を挙ぐること善く高く，心肺の臓気に余りあり，陽気滑盛にして揚がる，故に神動きて気先に行く。……陰陽和調し，而して血気淖沢として滑利なり，故に鍼入りて気出で，疾くして相逢うなり」

3 五行の人

また，『霊枢』陰陽二十五人篇には，地域性を重視した五行の人の記載がある。

「黄帝曰く，余は陰陽の人ありと聞く。いかに。伯高曰く，天地の間，六合の内，五を離れず，人も亦たこれに応ず。故に五五二十五人の政あり，而して陰陽の人はこれに与らず。その態又た衆に合わざるもの五あり。……岐伯曰く，先ず五形，金・木・水・火・土を立て，その五色を別け，その五形の人を異にすれば，而ち二十五人具わらん。黄帝曰く，願わくは卒くこれを聞かん」

1）木形の人

項目	特徴	意味
地域	東方	皮膚は青みを帯び，頭が小さく，顔は長く，肩と背が広く，体は真っ直ぐで，手足が小さい。才能があり，心を労し，体力は強くなく，よく心配する。春夏には耐えられるが秋冬には耐えられない。
形体	蒼色。小さき頭，長き面，大いなる肩背，直き身，小さき手足，好く才あり，心を労まし，力少なく，事に憂い労むこと多し。春夏に能え秋冬に能えず。	

2）火形の人

項目	特徴	意味
地域	南方	皮膚は赤みを帯び，背脊が広く，顔は痩せ，頭は小さく，肩背髀腹が発達し，手足が小さい。歩行はゆったりとし，思考は敏捷で，歩くときは肩を揺らす。背の肉づきがよく，気概があり，財を軽んじ，信心は薄く，憂慮することが多く，物事を分析することに長けている。愛らしく，せっかちで，長寿を全うできず，たいていは急死する。春夏には耐えられるが秋冬には耐えられない。
形体	赤色，広き䏚，鋭き面，小さき頭，好い肩背腹，小さき手足，行くに地に安んじ，疾き心，行くに肩を揺らし，背の肉満ち，気あり，財を軽んじ，信少なく，慮多く，事を見るに明らかにして，好顔，心を急がせ，寿からず暴かに死す。春夏に能え秋冬に能えず。	

3）土形の人

項目	特徴	意味
地域	中央	皮膚は黄色みを帯び，まる顔で，頭は大きく，肩背の筋肉が発達し，腹は大きく，下肢は大腿から足脛まで壮健で，手足は小さい。豊満で，スタイルがよく，歩行はゆったりとしている。もの静かで，よく人を助け，権力を好まず，人と友好的である。秋冬には耐えられるが春夏には耐えられない。
形体	黄色，円き面，大いなる頭，美しき肩背，大いなる腹，美しき股脛，小さき手足，肉多く，上下相称，行くに安んじ，足を挙ぐれば浮き，安らかなる心，好く人に利し，権勢を喜ばず，善く人に附するなり。秋冬に能（た）え春夏に能えず。	

4）金形の人

項目	特徴	意味
地域	西方	四角い顔だちで，皮膚の色が白く，頭が小さく，肩背が小さく，腹が小さく，手足が小さく，足首から下は堅く丈夫で，骨が踵から外へ出ているよう。行動は軽快で，性格は清潔であり，性急で，動と静を合わせもち，官吏に適している。秋冬には耐えられるが春夏には耐えられない。
形体	方の面，白色，小さき頭，小さき肩背，小さき腹，小さき手足，骨の踵外に発するが如く，骨軽く，身清廉（しゃく）にして，急心，静悍，善く吏と為る。秋冬に能え春夏に能えず。	

5）水形の人

項目	特徴	意味
地域	北方	皮膚の色が黒く，顔にはしわが多く，頭が大きく，頤（おとがい）が広く，肩幅が狭く，腹部は大きい。手足を動かすことを好み，道を歩くときは体を揺らす。尻骨が長く，背脊が長く，人に対する態度は丁重でなく，畏れる気持ちもない。よく人を欺き，罪を犯しやすい。秋冬には耐えられるが春夏には耐えられない。
形体	黒色，面は平らかならず，大いなる頭，廉頤（れんい），小さき肩，大いなる腹，手足を動かし，発行するに身を揺らし，下尻長く，背は延延然として，敬れ畏れず，善く人を欺紿（ぎたい）し，戮死（りくし）す。秋冬も能え春夏に能えず。	

　五行の人の分類では，地域性を重視している。地理環境によって顔色・体格・精神状態が変わり，適応する季節も変化することを示している。

4 衆人・脂者・膏者・肉者

　『霊枢』衛気失常篇には，体型を重視した衆人・脂者・膏者・肉者の記載がある。
　「黄帝が伯高に問いて曰く，人の肥痩，大小・寒温あり，老・壮・少・小あり，これを別つこといかん？　伯高対（こた）えて曰く，人は年五十已上（いじょう）を老と為し，二十已上を壮と為し，

古典にみる体質

十八已下を少と為し，六歳已下を小と為す。黄帝曰く，何を以てその肥痩を度り知るや。伯高曰く，人に肥あり，膏あり，肉あり。黄帝曰く，これを別つこといかん？　伯高曰く，䐃肉堅く，皮満なるものは肥。䐃肉堅からず，皮緩きものは膏。皮肉相離れざるものは肉。……黄帝曰く，衆人はいかん？　伯高曰く，衆人の皮肉脂膏は相加うる能わざるなり。血と気と相多かる能わず。故にその形，小ならず大ならず，各おの自ずからその身に称い，命づけて衆人という」

項目	特徴	意味
衆人	皮肉脂膏は相加うる能わざるなり。血と気と相多かる能わず。故にその形，小ならず大ならず，各おの自ずからその身に称う。	健常な人は，皮膚・筋肉・脂肪などがよい状態を保ち，気と血に偏りがないため，体型は大きくも小さくもなく，皮膚・筋肉・筋骨の均整が取れている。
脂者	䐃肉堅く，皮満なるものは肥。脂なるものは，その身収小なり。脂なるものはその肉堅く，細かき理なるものは熱く，粗き理なるものは寒し。脂なるものはその血清く，気滑にして少なく，故に大なる能わず。脂人なるものは脂と雖も大なる能わざるものなり。	脂者は，筋肉が堅く，皮下が豊満で，特に肩・太股・臀部の筋肉が丈夫。体型は小柄。このタイプの人は，筋肉が硬く，きめが細かいと体に熱が多く，きめが粗いと寒が多くなる。血は清らかで，気はなめらかで少ないので，体は大きくない。肥型の人は脂肪が多くても体型は大きくない。 ——肥満に注意する。
膏者	䐃肉堅からず，皮緩きものは膏。膏なるものは気多くして皮縦緩す。膏なるものはその肉淖にして，粗き理なるものは身寒く，細かき理なるものは身熱す。故に能く縦腹垂腴す。膏なるものは気多く，気多きものは熱く，熱きものは寒に耐う。膏人は縦腹垂腴す。	膏者は，筋肉が硬くなく，皮膚がたるんでいる。陽気が満ちて皮膚が弛緩しているので，腹の肌が弛んで肉が垂れ下がった体型になる。このタイプの人は膚が柔らかく艶があり，きめが粗いと寒が多く，きめが細かいと熱が多くなる。気は旺盛なので寒を耐えることができる。膏型の人は腹が弛んで肉が垂れ下がる。 ——これ以上の弛みを抑える。
肉者	皮肉相離れざるものは肉。肉なるものは身体容大なり。肉なるものは血多ければ則ち形を充たし，形を充たせば則ち平たり。肉人なるものは上下容大。	肉者は，皮肉が連なり，釣り合いが取れている。体型は体が大きい。このタイプの人は血が多いので，筋肉が養われ充実し，体質は偏差がなくおだやかになる。肉型の人は四肢が大きい。 ——肥満に注意する。

　このように，人の体型，皮膚・筋肉の様子から体質を判断し，その体質に注意することが記録されている。

　以上のように古典には，五態の人，五行の人，重陽の人と陰陽和調の人，衆人・脂者・膏者・肉者について記録されており，体形・体型・表情・性格・声・行動・人との付き合いなどから体質を判断することが多いことがわかる。現代においても参考にする価値があると考える。

第3章

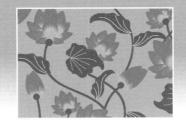

体質を判断する方法

体質を判断するには，中医診断学の四診が必要である。四診とは，望診・聞診・問診・切診の4つの診断方法である。

1　望診

目を使って相手の状況を観察する方法。鏡を使って自分の様子を確認することもできる。まず，相手と目線を合わせることから望診を始める。

1）体型・精神状態・髪を見る

体質を判断する際には，まず，その人の身長に合った体型，骨格・筋肉の状態であるかや，髪の毛の艶などの状態を見るが，その瞬間から診断が始まっている。さらに，話を聞きながら精神状態を把握する。

項目	症状と体調	体質
体型	骨格が丈夫，筋肉が充実	平和
	骨格が細く小さい，筋肉が痩せている	気虚・血虚・陰虚
	肥満	気虚・陽虚・痰湿・気鬱
精神状態	明るい，目が輝く	平和
	精神不振，声が低い，忘れっぽい，嗜眠，だるい	気虚・血虚
	精神不振，畏寒，声が低い，横になりたがる	陽虚
	興奮しやすい，煩熱，ほてり，声が細く高い	陰虚
	興奮状態，イライラする，怒りっぽい	陽盛
	神経質・敏感，うつっぽい，イライラする，忘れっぽい	気鬱・血瘀
	落ちつく，温厚，肥満	痰湿
髪の状態	艶がある	平和
	毛髪が少なくなった，艶がない，脱毛	気虚・血虚・陽虚・陰虚・陽盛
	円形脱毛	気鬱・血虚
	乾燥，枝毛	気虚・血虚・陰虚

2）各部位の色を見る

　色の観察は，中医学の診断における重要な項目である。皮膚の色・光沢，舌質・舌苔の色，目の白い部分の色の他にも，鼻水や痰などの分泌物，大便・小便・月経血などの排泄物などの色も観察し，体質を判断する際の証拠とする。

　皮膚は，肺の働きによって潤い，体を強固にして守っているため，肺の働きの善し悪しが現れるところである。皮膚の下には筋肉があり，筋肉を主る脾により水穀の精微が運ばれて営養されるため，皮膚は脾とも関係している。また，皮膚の営養には気血の運行も必要であるため，血脈を主る心とも関係している。そのため，皮膚の色，艶，潤いなどを観察することで，臓腑・気血の状況が判断できる。

　なお，女性の場合，色を観察する際には必ず化粧を落としてから行うべきである。

項目	内容	体質
顔色 皮膚の色 目の周りの色 唇の色	血色がよい，艶がある，潤っている	平和
	青色	陽虚・血瘀・気鬱
	赤色	陽盛・陰虚
	黄色	気虚・痰湿
	白色・淡白	血虚・気虚・陽虚
	黒色	血瘀・気鬱・陽虚
爪の色	ピンク色，光沢がある，適度な硬さでアーチ形	平和
	紅色	陽盛・陰虚
	黄色	陽盛・痰湿
	淡白色・真っ白，爪がへこむ	血虚・気虚・陽虚
	青色・黒色，爪が乾燥	陽虚・血瘀・気鬱

3）舌を見る

　舌は，触感・痛感などの感覚と味覚を感受し，食べものを混ぜ，呑み込みを助け，発音を補助するなどの働きをもつ器官である。

　舌の構造は，横紋筋である舌筋群と粘膜から構成されており，口のなかで動く自由な器官である。舌は，舌神経がつながり，血管も豊富に分布しているため，中医学では舌は心と関係すると考えており，心気が順調であれば舌も自由自在に動かすことができ，心に病が発生すると味覚を感じなくなったり，舌が曲がらなくなったりする。舌を構成する筋肉は脾と胃につながることから，食事を摂ることや食欲，食事の味覚は脾胃と関係する。また，血脈や経絡を通じて五臓六腑と関連している。

　舌表面の苔は，胃気が津液を舌の表面に蒸発させて現れるものである。したがって，舌苔から胃の働きを判断することができる。

　体質を判断する際に舌を観察することは最も重要であり，舌診・舌象ともいう。

　舌診では，舌質と舌苔の変化を観察して体質を判断する。舌質とは舌体のことであり，

筋肉と経絡と血脈が含まれる。

舌質は神・色・形・態から判断し，舌苔は色と質から判断する。

項目	内容	体質
正常な舌	潤沢，形がほどよい厚さと大きさ，動きが自由，舌質の色は薄い赤色，舌苔の色は薄い白色	平和
舌質の色	淡白	気虚・血虚・陽虚
	紅・絳紅	陽盛・陰虚
	青紫	気鬱・血瘀・陽虚
舌の形	舌体のきめが粗い，乾燥，光沢がない	陽盛
	舌体が肥大，きめが細かい	陽虚
	胖大（舌の幅と厚さが大きくなる）	痰湿・陽虚・気虚
	瘦薄（舌が薄くなり，小さくなる）	気虚・血虚・陰虚
	裂紋（淡白/絳紅）	血虚/陽盛
	歯痕（胖大，舌の周りに歯の痕がついている）	気虚・陽虚
	芒刺（舌の表面が棘状になっている）	陽盛
舌裏の色	血色がよい，艶がある，潤っている	平和
	青色	陽虚・血瘀・気鬱
舌苔の色	白	痰湿・陽虚・気虚
	黄	陽盛
	灰・黒	陽虚・陽盛
舌苔の質	薄い，潤	平和
	厚い，きめが細かい，粘っている	痰湿・気虚・陽虚
	滑（水分が多い状態）	痰湿・陽虚
	乾燥している状態	陰虚・陽盛
	部分的に剥がれているような状態	気鬱・陰虚
	苔が全部剥がれている状態	陰虚

4）分泌物・排泄物を見る

分泌物は細胞から排出される産物であり，鼻水・涙・涎・唾などがある。また，病的な痰の排出もある。排泄物には，消化・吸収された食べものの廃物である大便と小便がある。女性の場合は，周期どおりに月経があり，古い血を出すことも体調を整える仕組みである。月経血と帯下の観察は問診（54頁）を参照。

排出される分泌物や排泄される廃物の色を観察して，体質を判断する際の根拠とする。

項目	内容	体質
痰	黄色，濃く粘りがある	陽盛・陰虚
	白色，多量	痰湿・気虚
	血が混じる	陽盛・陰虚
尿	透明	平和
	水のように透明，多量	気虚・陽虚
	黄色，混濁	陽盛・陰虚
	濃い色，少量	陽盛・陰虚
大便	下痢，未消化物がある	気虚・陽虚・気鬱
	水様性の下痢	気虚・陽虚
	硬い便	陽盛・気鬱・血虚・陰虚

2　聞診

　口臭や体臭といった匂いや，発する声などから判断する方法。また，自分の話す声や匂いで確認することができる。

項目	症状と体調	体質
声	大きい	陽盛
	小さい，低い，短い	気虚・血虚・陽虚
	重濁	痰湿
	嗄れる	陰虚
	ため息をつく	気鬱
言語	沈黙，口数が少ない	気虚・血虚・陽虚
	口数が多い	陽盛・陰虚
	独りごとをいう	気虚
	微弱	気虚
	せわしない	陽盛
匂い	口臭・体臭	陽盛

3　問診

　問診は，相手または自分の体調を調べ，不調の症状を尋ねる診断方法である。
　問診の内容は，表から裏，頭から足，腑から臓，食べものから排泄物まで尋ねる。中医学では「十問」としてまとめられている。一問は悪寒と発熱，二問は発汗，三問は頭と躯体の不調，四問は大便と小便の様子，五問は飲食の状況，六問は胸の症状，七問は聴力な

ど耳の症状，八問は口渇の有無，九問は慢性病・持病の確認，十問は病因を尋ねる。

1）よくある症状を確認する

項目	症状と体調	体質
寒と熱	寒けを感じるが，温めるとよくなる	陽虚
	四肢の冷え，胸・背中の冷感，腹部・腰の冷感	陽虚
	午後あるいは夜になると熱感，盗汗，咽が渇く，五心煩熱，舌質紅，舌苔少または無苔，脈細・数	陰虚
	午後の慢性的な熱感，顔色が蒼白，めまい，不眠症，舌質淡，脈細・弱	血虚
	午前の微熱，自汗，力がない，食欲がない，下痢しやすい	気虚
	情緒の変化により熱感，胸脇脹満，イライラして怒りっぽい，食欲不振，口が苦い，舌質紅，舌苔黄，脈弦・数	気鬱
汗	常に汗をかく，動くと悪化する，疲れやすい，気力がない	気虚・陽虚
	寝汗をかく，潮熱，ほてり，のぼせ	陰虚
	多汗，特に頭部・顔面部・手足の裏に汗が多い，顔色が赤い，咽の渇き，冷たいものを好む，脈洪大	陽盛
疼痛	頭・体のどこかが重たい感じがして痛む	痰湿・気虚
	頭・体のどこかが脹れて痛む，疼痛部位が固定しない	気滞
	頭・体のどこかが針で刺されたように痛む	血瘀
	頭・体のどこかが軽く痛む，空虚感がある疼痛，押さえると楽になる，過労によって現れる	気虚，気血両虚
	頭・体のどこかが軽く痛む，押さえると楽になる，月経時に悪化する	血虚
	頭・体のどこかが冷えて痛む，温めると楽になる	陽虚
めまい	立ちくらみ，顔色が萎黄，息切れ，自汗，食欲不振	気虚・陽虚
	立ちくらみ，顔色が蒼白，瞼が腫れる，動悸，不眠	血虚
	立ちくらみ，顔色が萎黄・蒼白，息切れ，自汗，動悸，不眠	気血両虚
	めまい，頭の脹痛，顔色・目が赤い，耳鳴り，足腰がだるい	陰虚
	めまい，瞼が腫れる，胸がつかえる，吐き気，痰，舌苔膩	痰湿
動悸	汗，胸悶，不安，息切れ，動くと症状がひどくなる	気虚
	汗，胸悶，胸の冷え，疼痛，むくみ	陽虚
	不眠，多夢，めまい，忘れっぽい，顔色が蒼白	血虚
	胸悶，胸の刺痛	血瘀
	不安，痰が多い，胸の悶痛	痰湿

第3章 体質を判断する方法

胃腹脹満	食後に悪化する，食欲がない，疲れやすい，下痢しやすい	気虚
	ため息，げっぷ，しゃっくり，吐き気，腹痛，おなら	気滞
口渇	口渇はあるが飲みたくない，潮熱，盗汗	陰虚
	口渇はあるが飲み込めない，舌質青紫	血瘀
	口渇はあるが水を少し飲むだけ	痰湿
味覚	口苦（苦い味を感じる）	肝熱・胃熱
	口甘（甘い味を感じる）	胃熱・気陰両虚
	口鹹（塩味を感じる）	陰虚・陽虚
	口淡（味を感じない）	気虚
	口粘（口の中が粘る感じ，酸っぱい匂いがする）	痰湿
睡眠	寝つきが悪い，イライラする，多夢，潮熱，盗汗，腰膝がだるい	陰虚
	眠りが浅い，心悸，疲れやすい，食少	心脾両虚
	寝つきが悪い，胃のもたれ，腹脹，げっぷ	気滞
	体が重たい，嗜睡，めまい，胸悶	痰湿
	食後の嗜睡，疲れやすい，食少	気血両虚
	疲れやすい，嗜睡，冷え	陽虚
便秘	腹脹，便秘，舌質紅，舌苔黄	陽盛
	冷え，顔色が白い，温かいものを好む，便秘	陽虚
	腹脹，排便時間が長い	気虚
	腹脹，ガスが多い，便秘	気滞
下痢	食少，腹脹，腹痛，完穀不化（未消化便），肛門に下堕感がある	気虚
	夜明け前の下痢，完穀不化，腹痛，排便後に腹痛が緩和，冷え	陽虚
	緊張，躁うつにより腹痛，下痢，排便後に腹痛が緩和	気滞
小便	尿量が多い，回数が多い，尿に透明感がある	気虚
	尿量が多い，回数が多い，冷え，下痢	陽虚
	尿量が減少，咽の渇き，盗汗，消痩，五心煩熱	陰虚

2) 女性に対する確認

項目			症状と体調	体質
月経	周期		早い，出血量が多い，出血色が赤い	陽盛
			早い，出血量が多い，出血色が薄い	気虚・陽虚
			遅れる，出血量が過少，出血色が黒い，血塊がある	気滞・血瘀
			遅れる，出血量が過少，出血色が薄い	血虚
			周期が乱れる	気滞・陽虚
	痛み		胸が脹る，腹部脹満，腹痛	気滞・血瘀
			腹部鈍痛，足腰がだるい，顔色が蒼白	気血両虚
			月経痛は温めると緩和する	気虚・陽虚
帯下			帯下の量が多い，水様性，白色，無臭	気虚・陽虚
			帯下の色が赤色・白色，濃い，悪臭	陽盛

4 切診

手を使って相手の脈を診る脈診と，症状のある部位に触れて診断する按診からなる方法である。これらの切診によって体質を観察する。

1) 按診

按診とは，手で直接患部に触れ，診断する方法である。常用される手法には触・摸・按の3つがある。

①触診：指あるいは手掌を局所に軽く当てる。体が温かい場合は，平和体質か陽盛体質・陰虚体質，体が冷える場合は陽虚体質や気鬱体質・血瘀体質であり，体が乾燥する場合

部位	症状	説明	体質
皮膚	寒熱	寒：触ると皮膚が冷たい感じ	陽虚・気鬱・血瘀
		熱：触ると皮膚が熱い感じ	陽盛・陰虚
	潤燥	潤：皮膚が潤っている	平和・痰湿
		燥：皮膚が乾燥している	陰虚・血虚・血瘀
	腫れる	押すとへこみ，なかなか元に戻らない	気虚・陽虚
		押すとへこむが，すぐに元に戻る	気鬱
腹部	疼痛	押さえると楽になる（喜按）	気虚・陽虚・血虚
		押さえるとさらに痛くなる（拒按）	陽盛・血瘀
	塊	形があり，痛む部位が固定	血瘀
		形がなく，痛む部位が固定しない	気滞

第3章　体質を判断する方法

は血虚体質・血瘀体質・陰虚体質などを考える。
②摸診：手で局所をさする。腫れている部位に触り，その範囲・形体を判断する。
③按診：手で局所を圧迫し，深部の病変を判断する。

2）脈診

脈診とは，脈の形，脈数，脈の流れ方などから体質を判断する方法で，中医診断学のなかでは重要な位置を占めている。

血脈を主る心気の働きと宗気の補充によって血液循環が促進され，脈が形成される。さらに，肺の宣発と粛降の働きによっても血液循環が促進され，脾の統血の働きによって血液循環がコントロールされている。また，肝の蔵血の働きによって血液循環が調節され，腎も全身の気血の源であることから脈と関連している。したがって，脈から臓腑の状況を把握し，体質を診断することができる。

脈を診る部位は，手首の橈骨側（親指側・手掌）である。この部位は気血の集まるところで，「寸口診法」という。

脈を診るときは拍数だけでなく，脈の幅・脈の強さ・脈のリズムなどを診る。正常値の

寸口診法部位

左手首	三部（手首）		右手首
心・膻中	寸部	指側	肺・胸
肝・胆・膈膜	関部	中間	脾・胃
腎・膀胱・大腸・小腸	尺部	腕側	腎・命門・三焦・大腸・小腸
正常の脈象：脈の動きは緩和で有力，リズムよく流れている。心拍数は約70回/分			

脈	脈形	体質
洪脈	脈管が広い，血流が来るときは勢いが強く戻るときは緩やか，軽く脈が取れる	陽盛
濡脈	軽く脈が取れる，脈管の幅が細い，脈管が柔らかい	気虚・血虚・痰湿
遅脈	脈拍は緩慢で遅い，一息の間に脈は4回以下	陽虚
弱脈	脈拍の動きはきわめて柔らかい	気血両虚
緩脈	脈の拍動は緩やか	気虚
結脈	脈拍は緩慢で遅い，不整脈	気滞・血瘀・痰湿
数脈	脈拍が速い	陽盛・陰虚
促脈	脈拍が速い，不整脈	陽盛・気滞・血瘀・痰湿
細脈	脈が糸のように細くはっきりする	血虚・気虚・痰湿
滑脈	脈の往来は珠のように転がる	痰湿・陽盛
弦脈	脈管の弾力は琴の弦を押さえたような堅い感じ	気滞・痰湿

目安として，安静状態では成人の脈拍は1分間におよそ60〜80回程度だとされている。中医学では，正常な脈拍を「一息四至」（呼吸1回を一息といい，一息の間に脈は4回動くこと）と表現し，脈のリズムは緩和で，脈に力がある。また，手首の寸・関・尺である三部で脈を診て，正常の脈象であれば平脈または常脈という。

脈は血脈を主る心と直接かかわり，心の働きが正常なときには脈はリズムよく流れ，一息四至になっている。脈管に流れる血は，脾と胃の働きによってつくられる水穀の精微で補給され，脈は緩和に流れて力がある。また，脈が流れる力は腎気から受けるため，尺部の脈が診られれば腎気が強壮であることの現れである。

脈診では，年齢・性別・体格・季節などによって常に違いがあり，季節の変動や生理的変化によって調節されるため，常に変化していることに注意が必要である。

5　体質を判断する手順

以上の4つの方法によって相手の情報をつかんでから，分析して体質を判断する。その手順は下記のように行う。

第1歩：八綱弁証を用いて，相手の体質を虚証・実証，寒証・熱証などの体質に分類する。

第2歩：気血津液弁証を用いて，虚証体質なら気虚・血虚・陰虚・陽虚・気血両虚・気陰両虚・陰陽両虚などの体質に分け，実証体質なら陽盛・痰湿・気鬱・血瘀・陽盛痰湿（湿熱）・気鬱血瘀・気鬱痰湿などの体質に分ける。また，気虚気鬱・気虚血瘀・気虚痰湿・陽虚痰湿・血虚血瘀・陰虚血瘀などの虚実兼証の体質も多いので，複雑な体質も分析してどの体質に当たるかを明らかにする。

第3歩：臓腑弁証を用いて，体質と臓腑の関係を明らかにする。気虚体質なら肺気虚・心気虚・脾胃気虚・腎気虚，血虚なら心血虚・肝血虚，陽虚なら心陽虚・脾陽虚・腎陽虚，陰虚なら肺陰虚・心陰虚・胃陰虚・肝陰虚・腎陰虚というように，症状から臓腑の虚弱を判断する。

このように，八綱弁証から始まって，気血津液弁証と臓腑弁証を使って，相手の体質を明らかにして，改善方法を提案する。

後述するように，改善方法は薬膳によって行うが，その際，まず体質に該当する食薬分類を明らかにしてから，食薬の帰経にもとづいて適切なものを選択する。例えば，肺気虚体質の場合なら，補気類の食薬を選択し，そのなかではもち米・長いも・桃・サバ・蜂蜜が肺経に入りやすいため，これらの食材を優先的に選んで使う。腎陰虚なら，滋陰類の食薬を選択し，そのなかから腎経に入りやすいカキ・アワビ・ムール貝・ホタテ・黒ごまなどを選択する。

第3章 体質を判断する方法

■**体質を判断する手順**

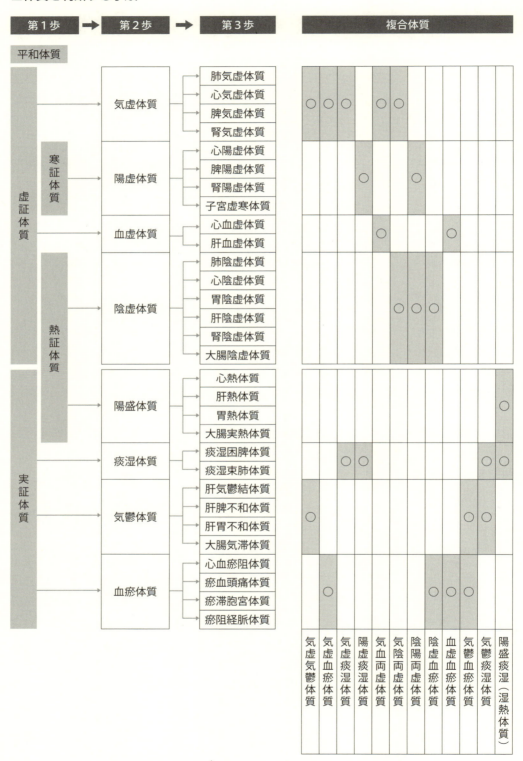

体質チェック表

　体質を判断する際には，以下の判断チェック表を使って行う。【必須項目】が重要であり，ついで【参考項目】を加えて，チェック項目の多い体質がその人の体質になる。
　ただし，体の構造は複雑であり，飽食の食生活，便利な交通事情，競争の激しい現代人のストレス，加齢など，体に不調をもたらす素因は多く，実際には単純な体質であることは少なく，複合した体質をもつものが多い。したがって，体質は良好な体質である平和体質を含めて9種類に分類されるが，チェックした他の体質を参考にして複合体質で考えるべきである。また，【参考項目】より【必須項目】のほうを重視する。

平和体質（良好な体質）の判断

平和体質	
臓腑機能が順調	
□体型は中肉	□元気で病気は少ない
□性格は明るい	□顔色がよい
□気力がある	□毛髪に艶がある
□睡眠は良好	□反応が早い
□食欲は正常	□大便は順調
□小便は順調	□月経周期は順調
□月経痛はない	□月経の出血量は約100ml
□月経の血色は赤い	□舌質淡紅
□舌辺は滑らか（歯痕・凹みがない）	□舌苔薄白
□脈は緩和・平均で，リズムがある	□不整脈はない

第3章 体質を判断する方法

虚性体質の判断

気虚体質	陽虚体質	血虚体質	陰虚体質
臓腑機能の低下	臓腑機能の虚弱	血の量と質の不足	津液・血・精の不足
【必須項目】 □顔色が淡白・黄色 □息切れ・声が小さい □気力がない，疲れやすい，倦怠感 □汗をかきやすい □めまい □食欲が少ない □かぜを引きやすい □軟便か下痢 □舌質淡白 □舌体胖，舌辺歯痕 □舌苔白 □脈虚弱	【必須項目】 □顔色が㿠白 □温かいものを好む □手足・体の冷え □腹部の冷えと痛み □腰の冷えと痛み □息切れ・声が小さい □動悸，気力がない，疲れやすい，倦怠感 □汗をかきやすい □舌質淡泊 □舌体胖，舌辺歯痕 □舌苔白・潤・滑 □脈沈・遅・微細	【必須項目】 □顔色が蒼白・黄色 □唇色・爪色が淡白 □痩せている □目・皮膚の乾燥 □めまい，立ちくらみ □心悸 □不眠，多夢 □肢体が痺れる □月経不順 □舌質淡白 □舌体痩小 □脈細・無力	【必須項目】 □頬部が赤い・熱感がある □痩せている □のぼせ，暑がり □手足の裏が熱い □心煩 □冷たいものを好む □寝汗・寝つきが悪い □唾が少ない，咽が渇く □舌質紅 □舌の乾燥・少津 □舌苔少，舌苔剥脱 □脈細・数
【参考項目】 □怯えた性格 □筋肉がたるむ □腹脹 □むくみ □忘れっぽい □頻尿，尿漏れ □月経が早く来る □出血量が多い □出血色が薄い □月経痛	【参考項目】 □もの静かな性格 □目の周囲の色が暗い □抜け毛が多い □筋肉がたるむ，むくみ □関節と筋肉の冷えと痛み □下痢しやすい □頻尿，尿漏れ □月経が早くか遅く来る □出血量が多い，出血色が薄い □月経痛 □不妊症	【参考項目】 □内向的・もの静かな性格 □温かいものを好む □便秘しやすい □月経が遅く来る □出血量が少ない，出血色が薄い □月経痛 □不妊症	【参考項目】 □せっかちな性格 □毛髪に艶がない □めまい □耳鳴り □皮膚の乾燥 □大便が乾燥 □尿量が少ない，尿色が濃い □月経が早く来る □出血量が少ない，出血色が赤い □月経不順 □無月経 □不妊症

実性体質の判断

陽盛体質	痰湿体質	気鬱体質	血瘀体質
臓腑機能の強盛	臓腑機能の失調，水の停留	気のめぐりが滞る	血の流れが滞る
【必須項目】 □顔色が赤い □体格が強壮・太い □声が高い □冷たいものや脂っこいものを好む □呼吸があらい □汗をかきやすい □咽が渇く □食欲旺盛 □大便が臭い，便秘 □舌質紅，舌尖紅 □舌苔黄 □脈洪大・数	【必須項目】 □顔色が黄色っぽい □皮脂が多い □体が重たい，倦怠感 □脂っこいものや甘いものを好む □多汗 □白痰が多い，喀出しやすい □胃脘部のつかえ □食欲不振 □口中が粘膩 □舌質淡，舌体胖大 □舌苔白膩 □脈濡・滑・緩	【必須項目】 □顔色が暗い，無表情 □神経質・敏感 □不信感を抱きやすい □ため息 □胸脇脹痛，ときどき発作 □腹部・胸の非固定性の脹痛 □咽のつかえ感 □げっぷ，しゃくり □腹痛・腹脹，ガスが出ると緩和する □舌質淡紅 □舌苔薄白 □脈弦	【必須項目】 □顔色が暗い □目の周囲の色が黒い □あざが出やすい □しみがある □肌の乾燥 □固定性の痛み・刺痛 □下肢に青筋が現れる □体に瘀斑・瘀点 □体内の腫塊 □舌色紫暗・瘀点・瘀斑 □舌の裏の血管が拡張・紫暗 □脈細・渋・結代
【参考項目】 □せっかちな性格 □にきび □排尿時の熱感，尿色が濃い □月経が早く来る □出血量が多い □出血色が赤い	【参考項目】 □温厚な性格 □体格は肥満 □胸がつかえる □めまい □眠い □たるむ □下痢しやすい □排尿順調か尿量が少ない □尿が混濁 □月経が遅く来る □月経痛 □無月経 □不妊症	【参考項目】 □体格が中肉か痩せ □不眠 □忘れっぽい □便秘，下痢 □小便は順調 □月経が早くか遅く来る □月経前に乳房痛 □月経痛 □不妊症	【参考項目】 □内向的な性格 □体格が中肉か痩せ □小腹が硬満 □大便は順調 □小便は順調 □月経が遅く来る □出血量が少ない □出血色が黒い・固まりがある □月経痛 □子宮筋腫，卵巣腫瘍 □不妊症

第4章

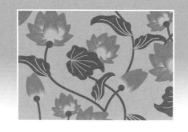

各体質に勧める季節に合わせた食薬

　食材には通年のものもあれば旬のものもあるが，中医薬膳学では，収穫時期よりも，食材がもっている性質・味・効能のほうを重視して利用している。しかし，中医体質学の考え方では，季節によって体内の陰陽の気が移り変わると考えているため，その変化に応じて，体に合った食材を選択して使うことが基本となる。

　『素問』四気調神大論には，以下のように記されている。

　「春三月，これを発陳と謂う。天地倶に生じ，万物以て栄える。夜に臥し早く起き，広く庭を歩み，髪を被き形を緩くし，以て志をして生ぜしむ。生かして殺すなかれ，予えて奪うなかれ，賞して罰するなかれ。これ春気の応，養生の道なり。これに逆えば則ち肝を傷り……。夏三月，これを蕃秀と謂う。天地の気の交わり，万物華さき実る。夜に臥し早く起き，日を厭うことなかれ。志をして怒ることなからしめ，華英をして成秀せしめ，気をして泄らすを得さしめ，愛する所をして外に在るがごとくせしむ。これ夏気の応，養長の道なり。これに逆えば則ち心を傷る……。秋三月，これを容平と謂う。天気は急を以てし，地気は明を以てす。早く臥し早く起き，雞と倶に興く。志をして安寧ならしめ，以て秋刑を緩やかにす。神気を収斂し，秋気をして平ならしめ，その志を外にすることなく，肺気をして清ならしむ。これ秋気の応，養収の道なり。これに逆えば則ち肺を傷る……。冬三月，これを閉蔵と謂う。水は氷り地は坼く，陽を擾すことなかれ。早く臥し晩く起き，必ず日光を待ち，志をして伏するがごとく匿るがごとく，私意あるがごとく，已に得ること有るがごとくせしむ。寒を去りて温に就き，皮膚を泄して，気をして亟しば奪せしむることなかれ。これ冬気の応，養蔵の道なり。これに逆えば則ち腎を傷る……。聖人の春夏に陽を養い，秋冬に陰を養う所以は，その根に従うを以てなり」

　つまり，体内の陽気は季節の陽気の発陳・蕃秀・容平・閉蔵に応じて，生・長・化・収・蔵と消長変化しており，それに応じた生活起居の法則と五臓の関係について述べている。

　春の3カ月間は，万物が生まれ，発散し，新緑で栄える季節である。陽気をのびやかに発散させ，肝を大事にする。夏の3カ月間は，万物が成長し茂る季節であり，心を大事にする。秋の3カ月間は，万物が成熟し，収穫のときを迎える季節で，陽気を収斂して，肺を大事にする。冬の3カ月間は，万物の機能が潜伏・閉蔵する季節で，陽気を収斂しながら貯蔵し，腎を大事にするというように，季節に応じた養生を教えている。

　季節と五臓，季節と体質を合わせると，春と夏は陽気が生まれ，上昇し，旺盛になるた

第4章　各体質に勧める季節に合わせた食薬

め，陽を養うことが重要であるので，気虚体質・陽虚体質を重点的に養生する。秋と冬は陽気が減り，陰気が旺盛になるため，陰を養うことが重要であるので，陰虚体質・血虚体質を重点的に養生すべきである。平和体質の場合は，季節に合わせて体質を調節して補う。このように養生すれば，健康を維持して長寿を全うすることができる。体質と季節の養生関係を下記で説明する。

平和体質（良好な体質）

　平和体質は，体には不調がなく，いつも健康な状態で過ごしている方たちの体質である。たまに疲れることもあるが，不調が出ても，ひと晩休めば元気をすぐに回復する。このような人たちには，季節に合わせた食材の選択に注意すれば穏やかに生活を楽しめる。

　春は，陽気が上昇するにつれて五臓では肝の働きが活発になるため，体内の陽気のめぐりが順調となる。平和体質の場合，春に合わせて陽気の発生を促進する補気類，気の成長に必要な営養の養血類，陽気のめぐりに必要な解表類の食薬を勧める。

　梅雨は，陽気の上昇が旺盛であるとともに雨がよく降って湿度が高くなるため，五臓では脾の働きに負担が多くかかるようになる。平和体質の場合，脾を助けるために陽気を補う補気類，湿が気機を阻滞しやすいので気のめぐりを促進する理気類，湿を取り除く祛湿類の食薬を勧める。

　夏は，陽気が旺盛なため，体は熱くなり，汗をたくさんかき，血流が早くなるため，五臓では心の働きが活発になり，消耗しやすくなる。平和体質の場合，暑い夏に合わせた清熱類，消耗した陽気を補う補気類，発汗によって消耗した津液を補給する滋陰類，過剰な発汗を抑える収渋類の食薬を勧める。

　秋は，陽気が低下するにつれて陰気が上昇し，自然界では乾燥した空気が漂い，収穫・貯蔵する季節となるため，五臓では肺の働きが活発になる。平和体質の場合，夏に消耗した陽気を補う補気類，消耗された津液，乾燥しやすい肺を潤す滋陰類，気・血・津液・精を漏れないようにする収渋類の食薬を勧める。

　冬は，陰気が旺盛となり，陽気が潜伏し，自然界では寒くなるため，五臓では腎の精気を蓄える働きが活発になる。平和体質の場合，体を温める温裏類，陰気と陽気を貯蔵する

四季ごとに勧める食材の分類と性質・味

季節	食材と中薬	
春	補気類・養血類・解表類	温性・平性，辛味・甘味の食材
梅雨	補気類・理気類・祛湿類	温性，甘味・辛味・苦味・淡味・香りのある食材
夏	清熱類・滋陰類・補気類・収渋類	平性・涼性，苦味・鹹味・甘味・酸味の食材
秋	滋陰類・補気類・収渋類	涼性・平性・温性，酸味・甘味・鹹味・辛味の食材
冬	補気類・助陽類・滋陰類・温裏類・収渋類	温性・平性，鹹味・酸味・甘味・辛味の食材

ために助陽類や滋陰類・収渋類の食薬を勧める。助陽類の食材は種類が少ないが、補気類の食材と温裏類の食材を組み合わせて助陽類の効果を得ることもできる。

虚性体質

1 気虚体質

春は自然界の気が生まれ、生長する季節であるので、各臓腑は春の上昇する陽気に乗り、陽気の力を借りて、低下した働きを補うため、気虚体質は多少緩和される。また、各臓腑には相応する季節があるので、春の補気以外にも、それぞれの季節に合った気を補う。夏は、陽気が旺盛になるので気虚体質のものには過ごしやすいように見えるが、基礎体温を超える気温・炎熱によって気を消耗することになり、気虚体質に悪影響を与える。

● 立法：補気昇陽

過ごしやすい季節	春		
過ごしにくい季節	梅雨・夏・秋・冬		
勧める食薬	解表類	食材	生姜・ねぎ・香菜・みつ葉・みょうが
		中薬	桂枝・紫蘇・香薷
	補気類	食材	うるち米・もち米・オートミール・長いも・じゃがいも・かぼちゃ・さつまいも・キャベツ・カリフラワー・いんげん豆・長ささげ・白豆・しいたけ・霊芝・栗・桃・牛肉・豚足・豚の胃袋・豚マメ・鶏肉・ガチョウ肉・鳩肉・ウズラ肉・ドジョウ・ウナギ・田ウナギ・サバ・タチウオ・カツオ・マナガツオ・スズキ・ナマズ・イシモチ・イワシ・タラ・サメ・ローヤルゼリー・蜂蜜・水飴
		中薬	吉林人参・党参・太子参・西洋参・紅景天・白朮・黄耆・山薬・扁豆・甘草・大棗

気虚体質のなかでも、日常生活の違いから臓腑によって現れる症状がそれぞれ異なる。

1）肺気虚体質（肺の働きが低下したことによる体質）

肺と密接に関係する季節は秋である。秋は1年のなかで空が高く、空気が澄んでいる季節である。肺はきれいな空気を好み、潤すことを好む臓であるため、秋に通じる。春に気を上昇させて補う補気類を使うが、できるだけ肺経に入りやすい食薬を用いるほか、肺を潤す滋陰類を用いる必要もある。

● 立法：補気潤肺

第4章 各体質に勧める季節に合わせた食薬

季節			食材と中薬
秋	肺経の補気類	食材	もち米・長いも・じゃがいも・さつまいも・霊芝・桃・ガチョウ肉・ウズラ肉・ドジョウ・サバ・サメ・ローヤルゼリー・蜂蜜・水飴
		中薬	吉林人参・党参・太子参・西洋参・紅景天・黄耆・山薬・甘草
	滋陰類	食材	こまつ菜・アスパラガス・白きくらげ・松の実・ひまわりの種・白ごま・鶏卵・鴨の卵・鴨肉・猪肉・兎肉・牛乳・チーズ・いちご
		中薬	麦門冬・沙参・玉竹・黄精・百合・枸杞子

2）心気虚体質（心の働きが低下したことによる体質）

　心と密接に関係する季節は夏である。夏は1年のなかで最も暑い季節であり，心は「熱を悪む」という特徴をもっている。夏の暑さで血流が早くなり，血脈を主る心気の働きを助ける一方，汗をたくさんかいて心気と心の液体を消耗する悪い面もあるため，春に気を上昇させて補う補気類を使うほか，心気を補い，心の液体を滋養し，清熱する必要もある。

●立法：補気養心

季節			食材と中薬
夏	心経の補気類	食材	霊芝　＊常用される心経に入りやすい補気類の食材は少ないため，補気類の食材を自由に選んで用いる
		中薬	西洋参・甘草
	食材	滋陰類	アスパラガス・鶏卵・ロバ肉・牛乳
		養血類	にんじん・リュウガン・豚ハツ
		清熱類	小麦・にがうり・緑豆・すいか・りんご・メロン・茶葉
	中薬	滋陰類	麦門冬・桑椹・百合・亀板
		養血類	当帰
		清熱類	竹葉・淡竹葉・山梔子・生地黄・牡丹皮・紫草・板藍根・連翹

3）脾気虚体質（脾と胃の働きが低下したことによる体質）

　脾と密接に関係する季節は，夏の終わりから秋の初めの長夏という時期と，湿度の高い梅雨の季節である。長夏は，中医学の発祥地である黄河流域で1年のうちで雨がよく降る季節であることから，六気の湿が主り，食糧となる農作物が実り，成熟する季節とされる。脾胃は体に営養を提供する臓であるため，この長夏に通じる。そのため，春に気を上昇させて補う補気類を使うほか，長夏には脾胃を補う必要もあるため，水の代謝とかかわる脾の働きを助ける食薬を使う必要がある。また，梅雨の季節は雨がよく降り，湿度が高くなるため，「湿を悪む」という特徴をもち，運化を主る脾の働きが低下し，食欲が落ち，四肢の無力感・重たい感じが現れる。そのため，長夏と同じ祛湿類を用いる必要があり，さらに水湿を運ぶ理気類も配合する。

●立法：補気健脾祛湿

季節			食材と中薬
長夏 梅雨	脾経の 補気類	食材	うるち米・もち米・オートミール・長いも・じゃがいも・かぼちゃ・さつまいも・キャベツ・いんげん豆・カリフラワー・長ささげ・白豆・しいたけ・栗・桃・牛肉・豚の胃袋・鶏肉・ガチョウ肉・鳩肉・ウズラ肉・ドジョウ・ウナギ・田ウナギ・サバ・タチウオ・カツオ・マナガツオ・スズキ・ナマズ・イシモチ・イワシ・タラ・サメ・ローヤルゼリー・蜂蜜・水飴
		中薬	吉林人参・党参・太子参・紅景天・白朮・黄耆・山薬・甘草・大棗
	食材	祛湿類	はと麦・萵苣（チシャ）・コイ・フナ・ハモ・シラウオ・フグ・ハマグリ・蛙肉・大豆・黒豆・そら豆・とうもろこし・さくらんぼ・酒
		理気類	たまねぎ・らっきょう・なた豆・えんどう豆・そば・オレンジ・ぶんたん・蜜柑・きんかん・ハマナス・梅の花
	中薬	祛湿類	藿香・佩蘭・菖蒲・砂仁・白豆蔲・草豆蔲・草果・木瓜・茯苓・通草・茵蔯蒿
		理気類	橘皮・青皮・枳実・枳殻・仏手・木香・大腹皮・荔枝核・柿蒂・檳榔子・甘松・烏薬・厚朴・香櫞・香附子

4）腎気虚体質（腎の働きが低下したことによる体質）

腎と密接に関係する季節は冬である。冬は1年のなかで最も寒い季節である。植物も動物も冬眠し，力を蓄える季節である。腎は精を蓄え，冬に通じる臓である。したがって，春に気を補う補気類を使うほかに，冬には腎を温める助陽類と潤す滋陰類を用いる必要があり，腎の蔵精機能を高める収渋類の使用も勧める。

●立法：補気益腎・滋補陰陽

季節			食材と中薬
冬	腎経の 補気類	食材	長いも・キャベツ・カリフラワー・長ささげ・白豆・霊芝・栗・鳩肉・豚マメ・ウナギ・田ウナギ・スズキ・ナマズ・イシモチ・カツオ・タラ
		中薬	西洋参・紅景天・山薬
	食材	助陽類	韮子・くるみ・羊肉・犬肉・鹿肉・熊肉・スズメ・エビ・ナマコ・イワナ・海馬
		滋陰類	アスパラガス・白きくらげ・黒ごま・鶏卵・ウズラの卵・家鴨肉・豚肉・烏骨鶏・亀肉・アワビ・カキ・マテ貝・ムール貝・ホタテ貝
		収渋類	ざくろ
	中薬	助陽類	冬虫夏草・鹿茸・肉蓯蓉・淫羊藿・杜仲・益智仁・菟絲子・蛤蚧・紫河車
		滋陰類	麦門冬・沙参・石斛・玉竹・黄精・女貞子・桑椹・百合・枸杞子・亀板・鼈甲
		収渋類	山茱萸・五味子・蓮実・芡実・烏賊骨

2 陽虚体質

春と夏は自然界の気が生まれ，生長し，盛んになる季節であるため，各臓腑は旺盛となる陽気の力を借りて，低下した働きを補い，気虚体質とともに陽虚体質も多少は緩和される。しかし，陽気が少なく湿気の強い梅雨の季節と，秋冬で次第に陽気が少なくなり陽気を傷める寒気が吹いてくる季節は，陽気のめぐりを阻滞するため，陽虚体質は過ごしにくい季節となる。また，心・脾・腎の陽虚体質には相応する季節があるため，その季節に合わせて陽気を補うようにする。種類が少ない助陽類には動物性のものや魚類が多いため，これらの食材にアレルギーをもつ場合には，補気類の食材と温裏類の食薬を合わせると助陽の働きを得ることができる。

● 立法：補気助陽

過ごしやすい季節	春・夏		
過ごしにくい季節	梅雨・秋・冬		
勧める食薬	助陽類	食材	くるみ・エビ・ナマコ・イワナ・羊肉・犬肉・鹿肉・熊肉・スズメ・海馬
		中薬	冬虫夏草・鹿茸・肉蓯蓉・淫羊藿・杜仲・益智仁・菟絲子・蛤蚧・紫河車
	温裏類	食材	にら・韮子・唐辛子・ピーマン・桂花・花椒・胡椒・黒砂糖・鱸魚・鯨魚・サケ・アジ・マス
		中薬	肉桂・乾姜・高良姜・丁香・小茴香・蓽撥

1）心陽虚体質（気虚体質によって心の働きが虚弱となる陽虚の体質）

心気虚と同じく，心陽虚と密接に関係する季節は夏である。心気虚体質よりいっそう夏でも体の冷えを強く感じる場合には，心陽虚体質の可能性が考えられる。心気を強く補い，助ける必要がある。

● 立法：補火通陽益心

季節			食材と中薬
夏	心経の助陽類	食材	ナマコ
		中薬	常用する心経に入りやすい助陽類の中薬は少ないため，助陽類の中薬を自由に選んで用いる
	補気類 温裏類	食材	霊芝／ピーマン・唐辛子・桂花
		中薬	西洋参・甘草／肉桂・乾姜

表に示したように，心経に入りやすい助陽類・補気類の食薬は少ないため，薬膳処方を考える際には帰経と関係なく，助陽類・補気類の食薬を選択して，引経として表のなかの食薬を使うことを勧める。

2）脾陽虚体質（気虚体質によって脾の働きが虚弱となる陽虚の体質）

　脾気虚体質と同じく，脾陽虚体質と密接に関係する季節も梅雨と長夏である。この２つの季節には，脾気を強く補い，脾の運化水湿の働きを助ける必要がある。

●立法：補気温陽健脾

季節			食材と中薬
長夏 梅雨	脾経の助陽類	食材	羊肉・犬肉・鹿肉・熊肉
		中薬	益智仁
	補気類 温裏類 祛湿類	食材	もち米・かぼちゃ・栗・桃・鶏肉・豚の胃袋・ウナギ・田ウナギ・タチウオ・スズキ・ナマズ・イワシ・タラ・水飴／唐辛子・ピーマン・桂花・花椒・胡椒・黒砂糖・鱧魚・鮠魚・サケ・アジ・マス／フグ・さくらんぼ・酒
		中薬	吉林人参・白朮・黄耆・炙甘草・大棗／肉桂・乾姜・高良姜・丁香・小茴香・蓽撥／藿香・菖蒲・砂仁・白豆蔲・草豆蔲・草果・木瓜

　脾胃経に入る補気類・祛湿類の食薬から，温性の食材を選んで使うことがポイントである。

3）腎陽虚体質（気虚体質によって腎の働きが虚弱となる陽虚の体質）

　腎気虚体質と同じく，腎陽虚体質と密接に関係する季節は冬である。冬には，腎気を強く補い，体を温める必要がある。また，腎陽は腎精から生成されるため，腎精を滋養し，腎陰を滋養することを心がける。女性の場合は，腎陽虚によって子宮虚寒の月経不順・月経痛・不妊症を引き起こしやすいため，冬に薬膳で対応することも重要である。

●立法：補腎助陽

季節			食材と中薬
冬	腎経の助陽類	食材	くるみ・エビ・ナマコ・イワナ・羊肉・犬肉・鹿肉・熊肉・スズメ・海馬
		中薬	冬虫夏草・鹿茸・肉蓯蓉・淫羊藿・杜仲・益智仁・菟絲子・蛤蚧・紫河車
	補気類 温裏類 滋陰類	食材	長いも・キャベツ・カリフラワー・長ささげ・白豆・霊芝・栗・鳩肉・豚マメ・ウナギ・田ウナギ・スズキ・ナマズ・イシモチ・カツオ・タラ／にら・韭子・花椒／アスパラガス・白きくらげ・黒ごま・鶏卵・ウズラの卵・烏骨鶏・家鴨肉・豚肉・亀肉・アワビ・カキ・マテ貝・ムール貝・ホタテ貝
		中薬	紅景天・山薬／肉桂・乾姜・丁香・小茴香／黄精・女貞子・桑椹・枸杞子・亀板

3 血虚体質

　春は，血から営養をもらい，陽気が上昇して血を消耗するため，血虚体質にとっては注意すべき季節である。

　夏は，その暑さのために汗をよくかく季節である。汗は血液からつくられるため「血汗同源」ともいわれ，汗をたくさんかくと脱水状態になりやすく，同じ液体である血も水分不足の影響で血量が少なくなるため，血虚体質にとって夏は辛い季節となる。また，夏バテによって食欲が落ちると，営養不足となり血質の低下を招き，血虚体質に悪影響を与える。

　秋は，乾燥する気候であり，血量とかかわる水分を消耗するため，血虚体質に影響が及ぶ。逆に，梅雨は湿気が高いため，体表が湿によって包まれているため血虚体質には影響が少ない。

　冬は，寒さのため皮膚・毛孔が縮まり，陽気の発散，汗の蒸発が沈静化するため，血・津液の消耗は少なく，血虚体質にとって過ごしやすい季節である。

　この体質を改善するためには，養血類の食薬を使うと同時に，補気類（気虚体質を参照）を加えると効果が高まる。滋陰類の食薬は陰血を滋養するため組み合わせに使える。

●立法：養血益津

過ごしやすい季節	梅雨・冬		
過ごしにくい季節	春・夏・秋		
勧める食薬	養血類	食材	にんじん・ほうれん草・落花生・リュウガン・ぶどう・ライチ・豚レバー・豚ハツ・豚足・イカ・タコ・赤貝
		中薬	当帰・熟地黄・何首烏・白芍薬・阿膠
	滋陰類	食材	いちご・こまつ菜・アスパラガス・白きくらげ・松の実・ひまわりの種・黒ごま・白ごま・鶏卵・鴨の卵・ウズラの卵・烏骨鶏・家鴨肉・豚肉・猪肉・馬肉・ロバ肉・兎肉・牛乳・チーズ・亀肉・スッポン・アワビ・カキ・マテ貝・ムール貝・ホタテ貝・いちご
		中薬	麦門冬・沙参・石斛・玉竹・黄精・女貞子・桑椹・百合・枸杞子・亀板・鼈甲

1) 心血虚体質（血量が少なく，血質が低下した体質。特に血脈・神志を主る心は心血虚の症状が出やすい）

　心血虚体質と密接に関係する季節は夏である。夏には，心血を補い，心の液体を滋養する必要もあるため，滋陰類を組み合わせる。

●立法：養血安神

季節	食材と中薬		
夏	心経の養血類	食材	にんじん・リュウガン・豚ハツ
		中薬	当帰
	滋陰類	食材	アスパラガス・鶏卵・ロバ肉・牛乳
		中薬	麦門冬・桑椹・百合・亀板

2）肝血虚体質（血量が少なく，血質が低下した体質。特に蔵血を主る肝は肝血虚の症状が出やすい）

　肝血虚体質と密接に関係する季節は春である。春は，肝の疏泄の働きによって肝血を通じて営養を提供しているため，血が消耗されるので，補う必要がある。

●立法：養血柔肝

季節	食材と中薬		
春	肝経の養血類	食材	ライチ・豚レバー・イカ・タコ・赤貝
		中薬	当帰・熟地黄・何首烏・白芍薬・阿膠
	滋陰類	食材	こまつ菜・アスパラガス・松の実・黒ごま・鶏卵・ウズラの卵・馬肉・烏骨鶏・ロバ肉・チーズ・亀肉・スッポン・アワビ・カキ・マテ貝・ムール貝・ホタテ貝・いちご
		中薬	女貞子・桑椹・枸杞子・亀板・鼈甲

4 陰虚体質

　春と夏は陽気が上昇して盛んになる季節で，秋は乾燥する気候であることから，いずれも血と津液を消耗する季節である。これらの季節は，陰虚体質にとって熱を出しやすく，過ごしにくい季節である。また，各臓腑には相応する季節があるため，それらの季節に合わせて陰虚体質を改善させる。湿度が高い梅雨と，寒さの厳しい冬は陰盛の季節であるため，陰虚体質にとっては熱が出にくく，過ごしやすい季節である。陰虚体質を改善するためには滋陰類の食薬を使い，補佐として養血類の食薬を合わせる。また，陰虚による熱に対して清熱の食薬を加える。

第4章　各体質に勧める季節に合わせた食薬

●立法：滋陰清熱

過ごしやすい季節			梅雨・冬
過ごしにくい季節			春・夏・秋
勧める食薬	滋陰類	食材	こまつ菜・アスパラガス・白きくらげ・松の実・ひまわりの種・黒ごま・白ごま・鶏卵・鴨の卵・ウズラの卵・烏骨鶏・家鴨肉・豚肉・猪肉・馬肉・ロバ肉・兎肉・牛乳・チーズ・亀肉・スッポン・アワビ・カキ・マテ貝・ムール貝・ホタテ貝・いちご
		中薬	麦門冬・沙参・石斛・玉竹・黄精・女貞子・桑椹・百合・枸杞子・亀板・鼈甲
	養血類	食材	にんじん・ほうれん草・落花生・リュウガン・ぶどう・ライチ・豚レバー・豚ハツ・豚足・イカ・タコ・赤貝
		中薬	当帰・熟地黄・何首烏・白芍薬・阿膠
	清熱類	食材	あわ・きび・小麦・大麦・セロリ・白菜・山東菜・水菜・じゅん菜・ヒユ菜・馬歯莧・マコモ・にがうり・きゅうり・ズッキーニ・トマト・緑豆・豆腐・湯葉・こんにゃく・ヒシ・すいか・バナナ・りんご・キウイフルーツ・マンゴー・メロン・シジミ・カラス貝・タニシ・カニ
		中薬	芦根・竹葉・淡竹葉・荷葉・山梔子・穀精草・夏枯草・天花粉・生地黄・牡丹皮・紫草・地骨皮

1）肺陰虚体質（血・津液・精といった陰液の不足によって現れる肺陰虚の体質）

　肺気虚体質と同じく，肺陰虚体質と密接に関係する季節は秋である。肺は潤いを好み，乾燥を嫌うという特徴をもち，乾燥する秋の気候により肺の陰液が消耗するため，秋には肺を潤す必要がある。

●立法：滋陰清熱潤肺

季節			食材と中薬
秋	肺経の滋陰類	食材	こまつ菜・アスパラガス・白きくらげ・松の実・ひまわりの種・白ごま・鶏卵・鴨の卵・家鴨肉・猪肉・兎肉・牛乳・チーズ
		中薬	麦門冬・沙参・玉竹・黄精・百合・枸杞子
	肺経の清熱類	食材	きび・セロリ・白菜・山東菜・馬歯莧・きゅうり・ズッキーニ・豆腐・湯葉・こんにゃく・ヒシ・茶葉・バナナ・さとうきび・マンゴー・メロン
		中薬	芦根・竹葉・山梔子・天花粉・地骨皮

2）心陰虚体質（血・津液・精といった陰液の不足によって現れる心陰虚の体質）

　心陰虚体質と密接に関係する季節は夏である。したがって，夏には心の陰液を滋養する必要がある。心は五行学説では火に属し，熱を発生しやすいため，清熱する必要もある。

●立法：滋陰清熱益心

季節			食材と中薬
夏	心経の滋陰類	食材	アスパラガス・鶏卵・ロバ肉・牛乳
		中薬	麦門冬・桑椹・百合・亀板
	心経の清熱類	食材	小麦・にがうり・緑豆・茶葉・すいか・りんご・メロン
		中薬	竹葉・淡竹葉・山梔子・生地黄・牡丹皮・紫草

3）胃陰虚体質（血・津液・精といった陰液の不足によって現れる胃陰虚の体質）

　胃は肺と同じく乾燥を嫌い，潤すことを好む特徴をもっている。乾燥する秋の気候により胃の陰液が消耗するため，秋には胃を潤し，胃陰虚体質を改善する。

●立法：滋陰清熱益胃

季節			食材と中薬
秋	胃経の滋陰類	食材	こまつ菜・白きくらげ・ひまわりの種・白ごま・鶏卵・鴨の卵・ウズラの卵・家鴨肉・豚肉・猪肉・馬肉・兎肉・牛乳・チーズ・ホタテ貝・いちご
		中薬	麦門冬・沙参・石斛・玉竹・黄精・女貞子
	胃経の清熱類	食材	あわ・きび・小麦・大麦・セロリ・白菜・山東菜・水菜・じゅん菜・ヒユ菜・馬歯莧・タンポポ・マコモ・にがうり・きゅうり・ズッキーニ・トマト・緑豆・豆腐・湯葉・こんにゃく・ヒシ・すいか・バナナ・りんご・キウイフルーツ・マンゴー・メロン
		中薬	芦根・竹葉・淡竹葉・荷葉・山梔子・穀精草・天花粉

4）肝陰虚体質（血・津液・精といった陰液の不足によって現れる肝陰虚の体質）

　肝陰虚体質と密接に関係する季節は春である。もともと春は，肝が疏泄し，肝に貯蔵されている血が血流を調節して提供されるため，血が消耗され，血虚・陰虚を招く。肝陰虚体質の場合，さらに苦しくなるため，春には肝陰を補う必要がある。また，肝は熱を生じやすいため，清熱する必要もある。

●立法：滋陰清熱柔肝

季節			食材と中薬
春	肝経の滋陰類	食材	こまつ菜・アスパラガス・松の実・黒ごま・鶏卵・ウズラの卵・馬肉・烏骨鶏・ロバ肉・チーズ・亀肉・スッポン・アワビ・カキ・マテ貝・ムール貝・ホタテ貝・いちご
		中薬	女貞子・桑椹・枸杞子・亀板・鼈甲
	肝経の清熱類	食材	じゅん菜・馬歯莧・タンポポ・マコモ・トマト・シジミ・カラス貝・カニ
		中薬	荷葉・山梔子・穀精草・夏枯草・生地黄・牡丹皮・紫草・青蒿

5）腎陰虚体質（血・津液・精といった陰液の不足によって現れる腎陰虚の体質）

腎と関係する季節は冬である。腎は水に属し，蔵精を主るため，特に腎陰を滋養することが重要である。「孤陰不生，独陽不長」（陰ばかりでも，陽ばかりでも，陰陽は成長できない）の考えがあり，腎陰のみを滋養するよりも，同時に腎陽も温補すれば効果が高められる。

●立法：滋陰清熱補腎

季節			食材と中薬
冬	腎経の滋陰類	食材	アスパラガス・白きくらげ・黒ごま・鶏卵・ウズラの卵・烏骨鶏・家鴨肉・豚肉・亀肉・アワビ・カキ・マテ貝・ムール貝・ホタテ貝
		中薬	黄精・女貞子・桑椹・枸杞子・亀板
	腎経の清熱類	食材	あわ・小麦・茶葉・ズッキーニ・キウイフルーツ・カラス貝・タニシ・カニ
		中薬	生地黄・牡丹皮・青蒿・地骨皮
	助陽類	食材	くるみ・エビ・ナマコ・イワナ・羊肉・犬肉・鹿肉・熊肉・スズメ・海馬
		中薬	冬虫夏草・鹿茸・肉蓯蓉・淫羊藿・杜仲・益智仁・菟絲子・蛤蚧・紫河車

実性体質

1 陽盛体質

1年のなかで陽気が最も強い季節は夏であるため，陽気が溢れる陽盛体質にとって夏は過ごしにくい季節となる。熱が強く，汗をよくかくため，皮膚のトラブルが出やすい季節でもある。清熱類の食薬を勧める。

●立法：清熱瀉火

過ごしやすい季節	梅雨・冬		
過ごしにくい季節	春・夏・秋		
勧める食材	清熱類	食材	あわ・きび・小麦・大麦・セロリ・白菜・山東菜・水菜・じゅん菜・ヒユ菜・馬歯莧・マコモ・にがうり・きゅうり・ズッキーニ・トマト・緑豆・豆腐・湯葉・こんにゃく・ヒシ・すいか・バナナ・りんご・キウイフルーツ・マンゴー・メロン・シジミ・カラス貝・タニシ・カニ
		中薬	芦根・竹葉・淡竹葉・荷葉・山梔子・穀精草・夏枯草・天花粉・生地黄・牡丹皮・紫草・金銀花・連翹・馬歯莧・板藍根・魚腥草・敗醬草・蒲公英・青果・地骨皮・青蒿

1）心熱体質（心の働きが強盛な体質）

　心は，五行学説では火に属し，夏に通じている。そのため，心熱体質の場合，夏の暑さに耐えにくい。

●立法：清心瀉火

季節	食材と中薬		
夏	心経の清熱類	食材	小麦・にがうり・緑豆・茶葉・すいか・りんご・メロン
		中薬	竹葉・淡竹葉・山梔子・生地黄・牡丹皮・紫草

2）肝熱体質（肝の働きが強盛な体質）

　肝は，五行学説では木に属し，火を生じる母である。また，肝は春に通じており，肝陽を亢進しやすい特徴をもつ。そのため，肝熱体質の場合は，陽気上昇の春と陽気旺盛の夏に異常に熱を発生しやすいため，肝熱を抑える必要がある。

●立法：清肝瀉火

季節	食材と中薬		
春・夏	肝経の清熱類	食材	じゅん菜・馬歯莧・タンポポ・マコモ・トマト・シジミ・カラス貝・カニ
		中薬	荷葉・山梔子・穀精草・夏枯草・生地黄・牡丹皮・紫草・青蒿

3）胃熱体質（胃の働きが強盛な体質）

　胃は，脾と関連し，五行学説では土に属し，万物が生存のために依存する基盤である土壌と同じく，体に営養を提供する臓腑である。胃熱体質は，季節と関係なく，食欲旺盛・食べすぎなどの飲食の不節とかかわることが多く，口が臭い・歯が痛む・咽が渇くなどの症状が現れた場合に対応する。

●立法：清胃瀉火

季節	食材と中薬		
四季	胃経の清熱類	食材	あわ・きび・小麦・大麦・セロリ・白菜・山東菜・水菜・じゅん菜・ヒユ菜・馬歯莧・タンポポ・マコモ・にがうり・きゅうり・ズッキーニ・トマト・緑豆・豆腐・湯葉・こんにゃく・ヒシ・すいか・バナナ・りんご・キウイフルーツ・マンゴー・メロン
		中薬	芦根・竹葉・淡竹葉・荷葉・山梔子・穀精草・天花粉

4）大腸実熱体質（大腸に熱がこもった体質）

　大腸は，肺と密接に関係するため，乾燥する秋に肺と大腸の陰液が消耗して便秘になりやすい。そのため，秋には大腸を潤し，排便を促進する必要がある。また，同じ腑に属する胃は，構造上，大腸とつながっており，胃熱は大腸の実熱体質と結びつきやすい。

第4章　各体質に勧める季節に合わせた食薬

● 立法：清熱潤腸通便

季節			食材と中薬
秋	肺・大腸・胃経の清熱類	食材	きび・セロリ・白菜・山東菜・馬歯莧・きゅうり・ズッキーニ・豆腐・湯葉・こんにゃく・ヒシ・茶葉・バナナ・さとうきび・マンゴー・メロン
		中薬	芦根・竹葉・山梔子・天花粉・地骨皮・金銀花・敗醬草・青果
	瀉下類	食材	パイナップル・いちじく
		中薬	番瀉葉・芦薈・大黄・麻子仁・郁李仁

2 痰湿体質

　春や夏は，自然界の陽気が上昇し，旺盛となる季節であるため，陽気の働きがスムーズになり，水の流れがよくなる。それによって痰湿体質が自然によくなることもある。また，秋の乾燥した気候によって湿が乾かされるため，秋は痰湿体質にとって過ごしやすい季節となる。

　梅雨の季節は，湿度が高くなり，湿によって陽気のめぐりが阻滞されるため，痰湿困脾体質にとっては過ごしにくい季節である。また，冬は，寒気によって陽気の動きが凝固させられ，気化機能が遅れるため，水が停留しやすくなる。そのため，痰湿体質にとって過ごしにくい季節となる。特に，肺は暖かい温度を好み，冬の寒気に弱いため，痰湿阻肺体質の場合，冬が過ごしにくい。理気類・祛湿類・化痰止咳平喘類のなかから温性・平性の食薬を選択する。

● 立法：理気祛湿化痰

過ごしやすい季節			春・夏・秋
過ごしにくい季節			梅雨・冬
勧める食材	理気類	食材	たまねぎ・らっきょう・なた豆・えんどう豆・蜜柑・きんかん・ハマナス・梅の花・ジャスミン
		中薬	橘皮・青皮・枳実・枳殻・仏手・木香・大腹皮・荔枝核・柿蒂・檳榔子・甘松・烏薬・厚朴・香櫞・香附子
	祛湿類	食材	うど・コイ・フナ・シラウオ・フグ・あずき・大豆・黒豆・そら豆・とうもろこし・さくらんぼ・酒
		中薬	砂仁・白豆蔻・草豆蔻・草果・五加皮・白花蛇・木瓜・茯苓・玉蜀黍・金銭草
	化痰止咳類	食材	クラゲ・里いも・春菊・からし菜・豆乳・桔梗・甜杏仁
		中薬	白芥子・蘇子・瓦楞子・旋覆花・杏仁・枇杷葉

3 気鬱体質

　精神状態とかかわる肝脾不和体質・肝胃不和体質・肝気鬱結体質を含む気鬱体質は，気

のめぐりが渋滞することが主要な問題である。暖かい春や炎熱の夏と爽やかな秋は，気のめぐりがスムーズになり，気鬱体質にとっては過ごしやすい季節である。しかし，梅雨と冬の季節は，湿気や寒さによって気機のめぐりが阻滞されるため，次第に寒くなってくる落葉の秋とともに気滞体質にとって過ごしにくい季節となる。

●立法：理気解鬱

過ごしやすい季節	春・夏・秋		
過ごしにくい季節	梅雨・冬・晩秋		
勧める食材	肝経の理気類／理気類	食材	きんかん・ハマナス・梅の花・ジャスミン／たまねぎ・らっきょう・なた豆・えんどう豆・そば・オレンジ・ぶんたん・蜜柑
		中薬	青皮・仏手・枳実・枳殻・荔枝核／橘皮・木香・大腹皮・柿蒂・檳榔子・甘松・烏薬・厚朴・香櫞・香附子

4 血瘀体質

瘀血のある部位によって，心血瘀阻・瘀阻脳絡・寒凝血瘀・瘀阻経脈など体質が異なる。しかし，どの種類の血瘀体質も，気鬱体質と同じく，温かくなると血流が順調になるため，温熱の春・夏は血瘀体質にとって過ごしやすい季節である。しかし，梅雨と冬の季節は，湿気や寒さによって血流が阻滞されるため，次第に寒くなる秋とともに血瘀体質にとって過ごしにくい季節となる。

血は気の推動作用により流れるため，血瘀体質を改善するには，理気類の食薬を加える必要がある。さらに，血瘀体質によって経絡の通りも阻滞し，めまいや痺れの症状が現れるため，それらを改善するために温通経脈の祛湿類の食薬を勧める。

●立法：活血化瘀

過ごしやすい季節	春・夏		
過ごしにくい季節	梅雨・秋・冬		
勧める食材	理血類	食材	れんこん・なす・空心菜・馬蘭頭・槐花・黒きくらげ・おから・チンゲン菜・甜菜・くわい・桃仁・酢
		中薬	三七・川芎・鬱金・姜黄・莪朮・丹参・益母草・紅花・月季花・凌霄花・小薊・大薊・地楡・側柏葉・白茅根・艾葉
	理気類	食材	たまねぎ・らっきょう・なた豆・えんどう豆・そば・オレンジ・ぶんたん・蜜柑・きんかん・ハマナス・梅の花・ジャスミン
		中薬	橘皮・青皮・仏手・枳実・枳殻・木香・大腹皮・荔枝核・柿蒂・檳榔子・甘松・烏薬・厚朴・香櫞・香附子
	祛湿類	食材	さくらんぼ・五加皮・かりん・うど・酒
		中薬	独活・羌活・威霊仙・桑寄生・白花蛇・烏梢蛇

第5章

体質を改善する薬膳

　体質を判断する目的は，偏った体質を改善し，病気を予防することにある。健康的な平和体質に対しては，年齢・性別・地理環境・季節の変化に合わせて食材を選択し，薬膳の食生活にすれば，健やかに過ごすことができる。ここでは虚性体質，実性体質，複合体質について，それぞれの体質を改善する薬膳を示す。最初から体質に合う薬膳処方を作ることは，初心者には難しいので，方剤学を学び，その主旨に従って真似をすれば上手に作れる。

虚性体質

1 気虚体質

症状：怯えた性格，顔色は淡白・黄色，無気力，倦怠感，めまい，忘れっぽい，疲れやすい，声が小さい，息切れ，汗をかきやすい，カゼを引きやすい，筋肉がたるむ，食欲が少ない，腹脹，むくみ，大便は軟便か下痢，小便は頻尿・尿の漏れ。［女性の場合］月経が早く来る，出血量が多い，出血色が薄い，月経痛。［舌・脈］舌質淡白，舌体胖，舌辺歯痕，舌苔白，脈虚・緩

立法：補気

方剤：四君子湯（『太平恵民和剤局方』）人参9g，茯苓9g，白朮9g，炙甘草6g

解説：四君子湯の人参は，脾・肺経に入って脾気を補養するとともに肺気の不足を補う。白朮は，脾・胃経に入って益気健脾すると同時に燥湿利水の働きもあり，脾気虚による食少・無気力・腹脹・下痢・自汗・むくみを改善する。茯苓は脾に入って利水滲湿・健脾安神し，炙甘草は脾・肺・胃経に入って補脾益気をする。

食材：うるち米・もち米・オートミール・長いも・じゃがいも・かぼちゃ・さつまいも・カリフラワー・キャベツ・いんげん豆・長ささげ・白豆・しいたけ・霊芝・栗・桃・牛肉・豚足・豚の胃袋・豚マメ・鶏肉・ガチョウ肉・鳩肉・ウズラ肉・ドジョウ・ウナギ・田ウナギ・サバ・タチウオ・カツオ・マナガツオ・スズキ・ナマズ・イシモチ・イワシ・タラ・サメ・ローヤルゼリー・蜂蜜・水飴

中薬：吉林人参・党参・太子参・西洋参・紅景天・白朮・黄耆・山薬・白扁豆・甘草・大棗

薬膳処方：鶏肉と山いもの粥

材料：うるち米80g，山いも20g，鶏のひき肉50g，とうもろこしの粒15g，いんげん2本，醤油小さじ1，塩・胡椒各少々

第5章　体質を改善する薬膳

作り方：①米を洗い，鍋に入れて適量の水を加えて粥を作る。
　　　　②鶏のひき肉に醬油・胡椒を加えてよく混ぜる。山いもの皮をむいて1cm角のさいの目に切る。いんげんの筋を取り除き，輪切りにする。
　　　　③粥ができあがる10分ほど前に，②の全部を加えて火を通し，塩で味を調える。
説明：うるち米・山いも・鶏肉は，四君子湯の人参・白朮・甘草の代わりに補気の目的で使う。とうもろこしの粒は茯苓の利尿健脾，いんげんは白朮の補気健運の代わりに補気の目的で使う。

[薬膳処方の考え方]

　気虚体質を改善する食薬を選ぶ際には，まず補気類の食薬を選ぶ。できるだけ，そのなかから温性・平性で，甘味の食薬を選ぶ。さらに，気虚になった臓腑に合わせて帰経にもとづいて食薬を選択するが，臓に合う食薬が少ない場合は，帰経とは関係なく補気類の食薬を使う。補気と同時に理気の食薬を少し加えると，補気の効果が高められる。
　調理方法としては，温かい料理で，粥・スープ・蒸しもの・煮ものを勧める。

[臓腑との関連で現れる気虚体質]

①肺気虚体質（肺の働きが低下したことによる体質）

症状：顔色が白い，疲れやすい，汗をかきやすい，カゼを引きやすい，息切れ，声に力がない，舌質淡，舌苔白，脈虚
立法：補気益肺
方剤：保元湯（『博愛心鑑』）黄耆9g，人参3g，炙甘草3g，肉桂1.5g，生姜1片
解説：黄耆・人参・炙甘草は，補気薬として，気虚に対してよく使われる生薬である。黄耆・人参は，脾・肺経に入って，おもに脾気虚・肺気虚の症状を改善する。肉桂と生姜は，肺の「喜温悪寒」の特徴に合わせて，肺を温め，肺気の宣発と粛降の動きを促進する。
食材：もち米・長いも・じゃがいも・さつまいも・霊芝・桃・ガチョウ肉・ウズラ肉・ドジョウ・サバ・サメ・蜂蜜・水飴・ローヤルゼリー
中薬：吉林人参・党参・太子参・西洋参・紅景天・黄耆・山薬・甘草
薬膳処方：党参と長いもとさつまいものご飯
材料：もち米100g，党参（刻み）15g，さつまいも80g，長いも60g，生姜の薄切り1片，肉桂粉末少々
作り方：①党参は水200mlに1時間浸け，長いもは皮をむき，さつまいもと一緒にさいの目に切る。もち米を洗う。
　　　　②鍋に①を入れて，水を加減し，ご飯を炊く。
　　　　③できあがったご飯に，みじん切りにした生姜・肉桂粉末を入れて混ぜる。
説明：肺経に入る党参・もち米・さつまいも・長いもは，黄耆・人参・甘草の代わりに肺気を補う。生姜と肉桂は，肺を温め，肺気の宣発と粛降の動きを促進する。

②**心気虚体質（心の働きが低下したことによる体質）**
症状：顔色蒼白，心悸，めまい，精神不振，汗をかきやすい，胸のつかえ，舌質淡，舌苔白，脈虚・不正脈
立法：補気益心
方剤：生脈散（『医学啓源』）人参9ｇ，麦門冬9ｇ，五味子6ｇ
解説：人参は，大補元気の働きをもちながら，安神増智の働きがあるため，神志を主る心気の働きも補う。麦門冬・五味子は，心経に入り，心気虚による心悸・精神不振・心煩・不眠・多夢の症状を改善する。
食材：霊芝
中薬：西洋参・甘草
薬膳処方：霊芝茶
材料：霊芝片10ｇ，西洋参10ｇ，炙甘草6ｇ，五味子3ｇ，水適量
作り方：材料を水400mlに1時間浸けてから，弱火で1時間煎じた後で濾す。材料に再び水を加えて煎じる。1回目と2回目の煎じ液を混ぜ合わせて，茶代わりにして飲む。
説明：心経に入る霊芝・炙甘草は，人参の代わりに使う。西洋参は，補気滋陰の効果があるため，麦門冬の代わりに使う。韓国産の五味子の色はきれいで，中国産の五味子は茶色であるが，効能に違いはない。

③**脾気虚体質（脾と胃の働きが低下したことによる体質）**
症状：食欲が少ない，四肢の無力感，疲れやすい，腹部の膨満感があり食後にひどくなる，下痢，浮腫あるいは消痩，あざになりやすい，月経不順
立法：補気健脾
方剤：補中益気湯（『内外傷弁惑論』）黄耆1.5〜3ｇ，人参0.9ｇ，白朮0.9ｇ，炙甘草1.5ｇ，当帰0.6ｇ，橘皮0.9ｇ，升麻0.9ｇ，柴胡0.9ｇ
解説：補中益気湯の人参は，脾・肺経に入り，脾気の補養と肺気の不足を補う。補気昇陽の働きのある黄耆は多めに使う。白朮は，脾・胃経に入り，益気健脾するとともに燥湿利水の働きもあり，脾気虚による食少，無気力，腹脹，下痢，自汗，むくみを改善する。炙甘草は，脾・肺・胃経に入り，補脾益気する。昇気行気の升麻・柴胡・橘皮を使って，脾気虚による中気下陥の疲れ，腹部の膨満感があり食後にひどくなる，下痢といった症状を改善する。
食材：うるち米・もち米・オートミール・長いも・じゃがいも・かぼちゃ・さつまいも・キャベツ・いんげん豆・カリフラワー・長ささげ・白豆・しいたけ・栗・桃・牛肉・豚の胃袋・鶏肉・ガチョウ肉・鳩肉・ウズラ肉・ドジョウ・ウナギ・田ウナギ・サバ・タチウオ・カツオ・マナガツオ・スズキ・ナマズ・イシモチ・イワシ・タラ・サメ・蜂蜜・水飴・ローヤルゼリー
中薬：吉林人参・党参・太子参・紅景天・白朮・黄耆・山薬・甘草・大棗
薬膳処方：鶏肉とかぼちゃの煮もの

第 5 章　体質を改善する薬膳

材料：鶏もも肉 1 枚，かぼちゃ 80 g，ブロッコリー 80 g，大棗 6 個，蜜柑の皮 5 g，生姜の薄切り 5 枚，長ねぎのぶつ切り 2 個，みょうが 1 / 2 個，醬油小さじ 1，酒大さじ 1，塩・胡椒各少々，サラダ油大さじ 1

作り方：①ブロッコリーは小房に切り，塩茹でにする。かぼちゃは四角に切る。みょうがは細切りにする。大棗は水で戻す。鶏もも肉は一口大に切り，醬油・酒・胡椒で下味をつける。

②鍋を熱し，サラダ油を入れて，鶏肉を焼く。

③鶏肉に火が通ったら，かぼちゃ・大棗・生姜・長ねぎと適量の水を加え，蓋をして煮る。最後に塩で味を調え，みょうがを加える。

説明：脾経に入るかぼちゃ・ブロッコリー・鶏肉・大棗を合わせて脾気を補い，辛味で温性の生姜と長ねぎ・みょうがで陽気を上昇させる。蜜柑の皮は理気調中で脾の運化を促進する。

④腎気虚体質（腎の働きが低下したことによる体質）

症状：体の成長が遅い，髪の毛が切れやすい，白髪，禿げる，記憶力・集中力が足りない，足腰がだるくてときどき痛みが出る，息切れ，耳鳴り，耳が遠い，むくみ，尿漏れ，頻尿，遺尿，夜尿が多い，帯下が多い，性機能の低下，初潮が遅い，月経不順，流産しやすい，脈沈・弱

立法：補気益腎固渋

方剤：菟絲子丸（『済生方』）菟絲子 60 g，肉蓯蓉 60 g，鹿茸 30 g，益智仁 30 g，山薬 30 g，煅牡蠣 60 g，五味子 30 g，桑螵蛸 30 g，製附子 30 g，烏薬 30 g，鶏内金 15 g

解説：菟絲子・肉蓯蓉・益智仁・鹿茸・山薬は，腎経に入り，温腎助陽補気の働きがあり，腎陽虚によく使う。附子・烏薬の温裏散寒，五味子・煅牡蠣・桑螵蛸の収斂固渋により，腎気不固による尿の症状を改善する。

食材：長いも・キャベツ・カリフラワー・長ささげ・白豆・霊芝・栗・鳩肉・豚マメ・ウナギ・田ウナギ・スズキ・ナマズ・イシモチ・カツオ・タラ

中薬：西洋参・紅景天・山薬

薬膳処方：カツオの角煮

材料：カツオの切り身 200 g，茹でた白豆 50 g，キャベツ 1 枚，くるみ 30 g，生姜の薄切り 3 枚，醬油大さじ 2，酒大さじ 2，塩少々，梅干 1 個，水適量

作り方：①キャベツは塩茹でにし，四角に切る。カツオを一口大の四角に切る。梅干を潰す。

②鍋に醬油・酒・水を入れ，沸騰させてからカツオを入れて，落し蓋をして中火で 3〜4 分煮る。火を止めて，冷まし，カツオを取り出す。

③煮汁を煮つめて，②を戻し，くるみを加えて煮つめる。

④キャベツ，白豆，③，梅干，せん切りにした生姜を混ぜ合わせる。

説明：カツオは腎・脾経に入り，先天の本の腎と後天の本の脾を補い，腎精を益する。同じ腎経に入る白豆・キャベツ・くるみを合わせて腎気を補う。生姜で体を温め，梅

干の酸味で気を収める。

2　陽虚体質

症状：性格はもの静か，顔色が㿠白，目の周囲の色が暗い，手足・体の冷え，筋肉がたるむ，むくむ，温かいものを好む，抜け毛が多い，腹部の冷えと痛み，腰の痛み，関節と筋肉の冷えと痛み，下痢しやすい，朝方の下痢，頻尿，尿漏れ。[女性の場合]月経が早く来るか遅れる，出血量が多い，出血色が薄い，月経痛，不妊症。[舌・脈]舌質淡，舌体胖，舌辺歯痕，舌苔潤・白，脈沈・遅・微細・不正脈。

立法：助陽補虚

方剤：腎気丸（『金匱要略』）乾地黄240ｇ，山薬・山茱萸各120ｇ，沢瀉・茯苓・牡丹皮各60ｇ，桂枝・附子各30ｇ

解説：附子は，大辛大熱で，温陽の主薬である。桂枝は温通経脈する。この２つを合わせると，腎陽を温めて腎の働きを回復させる。乾地黄・山薬・山茱萸は滋陰補腎・益肝補脾。沢瀉・茯苓は利水滲湿。牡丹皮は，桂枝と合わせると活血作用を活かせる。

食材：くるみ・エビ・ナマコ・イワナ・羊肉・犬肉・鹿肉・熊肉・スズメ・海馬

中薬：冬虫夏草・鹿茸・肉蓯蓉・淫羊藿・杜仲・益智仁・菟絲子・蛤蚧・紫河車

薬膳処方：エビとピーマンの炒めもの

材料：エビ200ｇ，ピーマン１個，甘栗（瓶詰）４個，ぎんなん（茹でたもの）６個，ねぎ５cm，生姜の薄切り５枚，にんにく１かけ，紹興酒大さじ１，片栗粉大さじ２，サラダ油大さじ１，ごま油小さじ１，塩少々

作り方：①ピーマンは乱切り，ねぎ・にんにくはみじん切りにする。甘栗を洗い，半分に切る。

　　　　②エビは殻と背わたを除き，塩・紹興酒・片栗粉で下味をつけ，サラダ油で炒めておく。

　　　　③鍋を熱してサラダ油を入れ，生姜・にんにく・ピーマン・甘栗・ぎんなんを炒め，塩を加えて味を調える。

　　　　④エビを加えて，水溶き片栗粉でとろみをつけ，仕上げにごま油とねぎを散らして皿に盛る。

説明：助陽類のエビは人気のある食材で，陽虚に最も勧めたい食材である。栗は温性で腎・脾を補う。ピーマン・ねぎ・生姜・にんにく・紹興酒は体を温め，陽虚による冷えと痛みの改善に使う。収渋類のぎんなんは陽気を収める。

[薬膳処方の考え方]

　陽虚体質を改善する食薬を選ぶ際には，助陽類を選ぶ。助陽類のなかでも，植物性のものより動物性のもののほうが補う力が強いため，特に優先して勧めたい。さらに，助陽類の食薬のなかから，陽虚になった臓腑に帰経するものを選択する。調理する際は，温裏類

の香辛料を加えたほうがより効果が高まる。また，助陽類には動物性や魚類のものが多いので，これらの食材にアレルギーをもつ場合には，補気類の食材と温裏類の食薬を合わせると助陽の働きを活かせる。

調理方法としては，温かい料理で，粥・スープ・蒸しもの・揚げもの・煮ものを勧める。

[臓腑との関連で現れる陽虚体質]

①心陽虚体質（気虚体質によって心の働きが虚弱となる陽虚の体質）

症状：顔色が晄白，四肢・背中の冷え，ときどき胸・背中が痛む，心悸，不安，息切れ，胸悶，汗をかきやすい，舌質淡，舌体胖，舌苔白，脈微細・不正脈

立法：助陽補心

方剤：桂枝甘草竜骨牡蛎湯（『金匱要略』）桂枝1両（去皮），炙甘草2両，煅竜骨・煅牡蛎各2両

解説：桂枝・炙甘草は，ともに心経に入り，心気を補いながら血脈の流れを通じさせる。竜骨も，心経に入り，安定させる。牡蛎は，心陽の虚弱による心悸・不安・不整脈を治める。

食材：ナマコ

中薬：心経に入りやすい助陽類の中薬で常用されるものはないため，助陽類の中薬を自由に選んで用いる。

薬膳処方：ナマコ粥

材料：戻したナマコ1本，もち米80g，ピーマン（赤・緑）各1/8個，桂花少々，紹興酒小さじ1，塩・胡椒各少々

作り方：①ナマコは大きめの四角に切る。ピーマンはさいの目に切る。もち米を洗う。
②鍋にもち米を入れて，水を加減し，粥を炊く。できあがる前に①を加える。紹興酒・塩・胡椒で味を調え，桂花を加える。

説明：ナマコは，心経に入り，心陽を温めて補う。温性のもち米によって気を補い，温裏のピーマン・桂花・紹興酒・胡椒で冷えを改善する。

②脾陽虚体質（気虚体質によって脾の働きが虚弱となる陽虚の体質）

症状：顔色が晄白，四肢の冷え，腹部の冷え，腹痛，暖かくなるとよくなる，下痢しやすい，帯下が稀薄で量が多い，舌質淡，舌体胖，舌苔白・滑，脈沈・遅

立法：助陽健脾

方剤：理中湯（『傷寒論』）人参9g，白朮9g，乾姜9g，炙甘草6g

解説：人参は，脾胃経に入り，脾気を強く補う。白朮は，脾気を補いながら脾の運化を促し，消化を助ける。乾姜は，臓腑を温め，冷えを取り除く。炙甘草は，気を補いながら薬効を調和する。

食材：羊肉・犬肉・鹿肉・熊肉

中薬：益智仁

薬膳処方：人参羊肉生姜当帰湯

材料：羊肉の薄切り100ｇ，かぼちゃ80ｇ，干ししいたけ2個，しし唐2本，唐辛子1本，たまねぎ1／2個，大棗5個，香菜少々，紹興酒大さじ1，醬油大さじ1，塩・胡椒各少々。食薬（吉林人参30ｇ，当帰9ｇ，生姜20ｇ，肉桂6ｇ，大茴香・小茴香1ｇ）

作り方：①食薬を600mlの水に30分浸けたあと，40分煎じて薬液約400mlを取る。干ししいたけを水で戻し（戻汁を残す），細切りにする。香菜をみじん切りにする。

②羊肉を食べやすい大きさに切る。玉ねぎをみじん切りにする。かぼちゃは薄切りにする。

③薬液に戻汁・たまねぎ・かぼちゃ・干ししいたけ・唐辛子・大棗を入れて煮る。野菜がやわらかくなったら羊肉，さいの目に切ったしし唐，醬油を加えて，仕上げに紹興酒・香菜を加えて塩で味を調える。

説明：人参は，微温の性質で，甘味・微苦の味がある。肺・脾経に入る主要な補気の食薬であり，脾胃の気を補い，肺の気を補益し，脾肺気虚の症状を改善する。人参羊肉生姜当帰湯は，寒疝・腹中痛を治療する『金匱要略』の当帰生姜羊肉湯からヒントを得て考案した薬膳処方である。脾経に入る人参・羊肉は脾陽を補って温め，当帰・生姜は体を温めて寒邪を取り除き，かぼちゃ・しいたけ・大棗は気を補い，たまねぎは気をめぐらせる。しし唐・唐辛子・肉桂・大茴香・小茴香は温裏類で，冷えの症状を緩和する。

③腎陽虚体質（気虚体質によって腎の働きが虚弱となる陽虚の体質）

症状：顔色が晄白，畏寒，四肢・腰・足の冷え，足腰がだるい，疼痛，めまい，気力がない，性機能の低下，心悸，むくみ，朝方の下痢，月経不順，不妊症，舌質淡，舌苔白，脈沈・弱

立法：助陽補腎

方剤：青娥丸（『太平恵民和剤局方』）炒香破故紙120ｇ，姜汁炒杜仲240ｇ，胡桃肉300ｇ，作る際に大蒜120ｇと酒を加える

解説：破故紙・杜仲・胡桃肉は，腎経に入り，助陽補腎強腰の働きがあり，腎陽虚の腰痛によく用いる。

食材：くるみ・エビ・ナマコ・イワナ・羊肉・犬肉・鹿肉・熊肉・スズメ・海馬

中薬：冬虫夏草・鹿茸・肉蓯蓉・淫羊藿・杜仲・益智仁・菟絲子・蛤蚧・紫河車

薬膳処方：にらとくるみの炒めもの

材料：にら1束，くるみ50ｇ，カリフラワー50ｇ，山椒3ｇ，枸杞子6ｇ，サラダ油・ワイン適量，塩少々

作り方：①くるみを茹でてから渋皮を取り，焦げないように弱火でから煎りする。カリフラワーを茹でる。枸杞子はワインで戻す。にらを洗い，3ｃｍの長さに切る。

②鍋に山椒・サラダ油を入れて弱火で熱し，山椒の香りが出たら取り出して冷ます。

③②の鍋ににらを入れて炒め，カリフラワー・くるみを加えて，塩で味を調え，潰した山椒・枸杞子を散らす。

説明：腎経に入るくるみは腎を温めて補い，塩は味を調えるだけでなく腎の引経薬として使う。にらは，別名「壮陽草」といわれるように，陽を温めて腎を補う。補気類のカリフラワーは腎に入り，腎気を補い，健脳強筋の効能がある。山椒は，体の冷えを温めて，痛みを緩和する。陰陽を整えるために枸杞子を加える。

④子宮虚寒体質（気虚体質によって腎の働きが虚弱となる陽虚の体質で，そのために子宮の働きが低下して現れる生殖器官の虚弱な体質）

症状：顔色が晄白，四肢・腰・足の冷え，足腰がだるい，性機能の低下，月経不順，月経痛，不妊症，舌質淡，舌苔白，脈沈・弱

立法：補陽温経暖宮

方剤：当帰四逆湯（『傷寒論』）当帰9g，桂枝6～9g，芍薬9g，細辛4.5g，炙甘草3g，木通3～6g，大棗5～10個

解説：当帰四逆湯は，陽虚寒盛の四肢・腰・足の冷え，足腰がだるい，性機能の低下，月経不順，月経痛，不妊症といった症状を改善する方剤である。当帰は，辛味・甘味，温性で，経絡を温め，補血すると同時に活血止痛する。桂枝・細辛は，辛味，温性で，経絡を温め，陽気のめぐりを通暢させ，冷えを緩和する。芍薬と甘草を合わせて，養血滋陰・緩急止痛することによって月経痛を緩和する。

食材：にら・韮子・ピーマン・くるみ・羊肉・犬肉・鹿肉・熊肉・豚レバー・エビ・ナマコ・イワナ・イカ・タコ・赤貝・桂花・ぶどう・ライチ・黒砂糖・酢

中薬：冬虫夏草・鹿茸・肉蓯蓉・淫羊藿・杜仲・益智仁・菟絲子・紫河車・三七・当帰・熟地黄・何首烏・白芍薬・阿膠・川芎・姜黄・莪朮・紅花・月季花・艾葉・乾姜・肉桂・丁香・小茴香

薬膳処方：エビとウドにんにくの芽の炒めもの

材料：車エビ8尾，ウド1/4本，にんにくの芽1束，三七粉1g，生姜の薄切り5枚，山椒3g，唐辛子1本，紹興酒大さじ1，サラダ油大さじ1，ごま油小さじ2，片栗粉大さじ1，醬油小さじ2，塩少々

作り方：①車エビは皮・頭・背わたを取り，キッチンペーパーで水気を取って，縦半分に切り，三七粉・塩・紹興酒・醬油・片栗粉で下味をつける。

②ウドの皮を剥き，半分に切り，短冊に切る。にんにくの芽を3cmの長さに切る。生姜をせん切りにする。

③鍋に山椒・サラダ油を入れ，山椒の香りが出たら取り出し，①と生姜を入れて炒めて取り出す。取り出した山椒を潰す。

④同じ鍋に唐辛子・ごま油を入れて，にんにくの芽をやわらかくなるまで炒めてから③とウドを加え，塩で味を調える。潰した山椒を散らす。

説明：肝・腎経に入るえびは腎を温めて補い，塩は味を調えるだけでなく腎の引経薬とし

て使う。ウドは腎を温め，むくみと痛みを緩和する。にんにくの芽は，辛味・甘味，温性で，体を温め，冷えを改善する。山椒・生姜・唐辛子・山椒・紹興酒は，体の冷えを温めて，痛みを緩和する。

3 血虚体質

症状：性格は内向的・もの静か，痩せる，顔色が蒼白・黄色，唇色が淡白，めまい・立ちくらみ，目や皮膚の乾燥，肢体が痺れる，爪の色が薄い，睡眠が浅い，多夢，動悸，温かいものを好む，便秘しやすい，小便は順調。[女性の場合] 月経が遅れる，出血量が少ない，出血色が薄い，月経不順，月経痛，不妊症。[舌・脈] 舌質淡白，舌苔白，脈細・無力

立法：養血補虚

方剤：四物湯（『仙授理傷続断秘方』）酒炒当帰9g，川芎6g，熟・乾地黄各12g，白芍薬9g

解説：当帰は，肝・心経に入って，補血調経・活血化瘀の働きがある。熟地黄は，肝・腎経に入って，補血滋陰・補精益髄。乾地黄は生地黄ともいう。心・肝・腎に入り，清熱涼血とともに養陰出津に使える。四物湯に熟地黄と乾地黄を一緒に使う説もある。実際は熟地黄のみ使われている。白芍薬は，肝経に入って，肝血を滋養する。川芎は，活血の働きによって瘀血を取り除く。

食材：にんじん・ほうれん草・落花生・リュウガン・ぶどう・ライチ・豚レバー・豚ハツ・豚足・イカ・タコ・赤貝

中薬：当帰・熟地黄・何首烏・白芍薬・阿膠

薬膳処方：にんじん入りイカ飯

材料：もち米50g，イカ1杯，にんじん50g，生落花生15g，いんげん2本，うるち米50g，紅花1g，醬油・酒・砂糖各適量

作り方：①にんじんの皮をむき，さいの目に切る。いんげん豆の両端の筋を取って，輪切りにする。米を洗って，1時間水に浸けてから水切りにする。

②イカの足・わた・背骨を除き，胴体のみを使う。フライパンでから煎りにする。

③米とにんじん・落花生・いんげんを混ぜ合わせ，イカの胴のなかにゆるめに入れる。紅花・醬油・酒・砂糖とともに，イカがかぶる程度の水を加えて煮る。沸騰したら弱火で約50分煮る。イカを取り出し，煮汁を煮つめる。イカは食べる際に1cm幅の輪切りにする。

説明：養血のにんじんは肺・脾・心経に入り，イカは肝・腎経に入り，落花生は肺・脾経に入るので，これを合わせると五臓に入ることになるため，血虚を養い，五臓を補養することができる。補気のいんげんは，健脾作用もあり，血を作る気を強くできるので，血虚体質を改善する。

第5章 体質を改善する薬膳

［薬膳処方の考え方］

血虚体質を改善する食薬を選ぶ際には，養血類の食薬を勧める。心血虚体質と肝血虚体質の違いによって，心と肝それぞれの帰経から選択する。血の生成には気の働きが必要なため，養血類に少量の補気の食薬を加えると養血の効果が高められる。食薬の性質としては，平性・温性の食薬，甘味・鹹味・酸味の食薬を選ぶ。

調理方法としては，温かい料理で，粥・スープ・蒸しもの・炒めもの・煮ものを勧める。

［臓腑との関連で現れる血虚体質］

①心血虚体質（血脈を主る心の働きが低下する体質）

症状：顔・唇色が蒼白，心悸，不眠，多夢，めまい，忘れっぽい，舌質淡，舌苔白，脈細・無力

立法：養血安神

方剤：加減復脈湯（『温病条弁』）炙甘草18g，乾地黄18g，生白芍薬18g，麦門冬15g，阿膠9g，麻子仁9g

解説：甘草は，心経に入り，心気を補う。地黄・白芍薬・阿膠は，補血作用によって心血を養う。麦門冬・麻子仁は，陰血を滋養し，便通をよくする。

食材：にんじん・リュウガン・豚ハツ

中薬：当帰

薬膳処方：豚ハツの薬味煮込み・リュウガン添え

材料：豚ハツ250g，当帰5g，ほうれん草1/2束，小茴香1g，大茴香2かけ，肉桂2g，リュウガン30g，にんじん80g，紹興酒1000ml，醤油大さじ2，塩少々

作り方：①鍋に豚ハツ・当帰・小茴香・大茴香・肉桂・紹興酒・醤油・適量の水を入れて，蓋をして沸騰させてから中火で20分煮る。冷ましてから豚ハツを取り出し，薄切りにする。

②にんじんの皮をむき，薄切りにし，湯通しする。ほうれん草を洗って湯通しする。水気を絞り，3cmの長さに切る。それぞれ塩で調味する。リュウガンを戻す。

③皿に豚ハツとにんじん，ほうれん草を並べ，リュウガンをおく。

説明：補血の主薬の当帰は肝・心・脾経に入る。豚ハツ・リュウガンは，心経に入り，養血の働きによって心血を補い，精神を安定させる。にんじんとほうれん草を合わせると，血を補養する力が高くなる。紹興酒も心経に入り，小茴香・大茴香・肉桂は体を温め，ともに血流を促進し，心気の血脈を主る働きを助ける。

②肝血虚体質（蔵血を主る肝の働きが低下する体質）

症状：顔色が蒼白，爪が淡色，めまい，耳鳴り，不眠，多夢，視力低下，四肢の痺れ，月経の出血量が少ない，無月経，舌質淡，舌苔白，脈弦・細・弱

立法：養血柔肝

方剤：膠艾湯（『増広太平恵民和剤局方』）当帰 90 g，川芎 60 g，熟地黄 120 g，白芍薬 120 g，阿膠 60 g，炙甘草 60 g，艾葉 90 g

解説：四物湯の当帰は，肝・心経に入って補血調経・活血化瘀に働く。熟地黄は，心・肝経に入って補血滋陰。白芍薬は，肝経に入って肝血を滋養する。川芎は，活血の働きによって瘀血を取り除く。ロバの皮で作られた阿膠は，肝・腎経に入り，血を養いながら滋養する働きをもつ。温性の艾葉は，肝経に入って経絡を温め，血流を促進する。補気の炙甘草は養血の働きを高める。したがって本方は，肝の血を貯蔵しながら血流を調節する働きを助け，肝血虚体質を改善する。

食材：ライチ・豚レバー・イカ・タコ・赤貝

中薬：当帰・熟地黄・何首烏・白芍薬・阿膠

薬膳処方：鶏レバーのワイン煮込み・ほうれん草添え

材料：鶏レバー 250 g，赤ワイン 100ml，ほうれん草 1／2 本，干しぶどう 20 g，枸杞子 10 g，生姜薄切り 5 枚，醬油大さじ大さじ 2，塩少々，酢適量

作り方：①鍋に鶏レバー・生姜・赤ワイン・醬油を入れ，蓋をして沸騰させてから中火で 10 分煮る。
②干しぶどう・枸杞子を酢で戻す。
③ほうれん草を塩茹でして，冷ましてから水気を絞り，3 cm の長さに切って塩をまぶす。
④皿に③を敷いて，薄切りにした鶏レバーをおき，②を散らす。

説明：レバーは，心経に入り，養血の働きによって心血を補い，精神を安定させる。ほうれん草と合わせると，血を補養する力が強くなる。ワインも心経に入って，血流を促進し，心気の血脈を主る働きを助ける。干しぶどう・枸杞子は，陰液を滋養するため，養血作用をもつ。

4 陰虚体質

症状：性格はせっかち，痩せる，毛髪に艶がない，頬が赤くなる，熱感，のぼせ，暑がり，めまい，耳鳴り，冷たいものを好む，唾が少ない，咽が渇く，皮膚の乾燥，手足の裏が熱い，心煩，寝つきが悪い，寝汗，大便が乾燥，尿量が少ない，尿の色が濃い。[女性の場合] 月経が早く来る，出血量が少ない，出血色が赤い，月経不順，無月経，不妊症。[舌・脈] 舌質紅，舌の乾燥・少津，舌苔少，舌苔剥脱，脈弦・細・数

立法：滋陰清熱

方剤：三才封髄丹（『衛生宝鑑』）天門冬（去心）・熟地黄・人参各 150 g，黄柏 90 g，砂仁 45 g，炙甘草 30 g，酒肉蓯蓉 15 g の煎汁で服用する

解説：天門冬は滋陰補肺，熟地黄は滋陰補腎，人参は補気益脾の働きがある。この 3 薬の名前には天・地・人が付いているため，三才の方剤名となり，滋陰の基本方剤となっている。黄柏は寒性・苦味で，腎・膀胱・大腸経に入り，陰虚による熱を取る。肉

第5章　体質を改善する薬膳

　　　　　　蓯蓉は陰中補陽・滋陰の効果を高める。炙甘草は補気しながら薬味を調和する。
食材：こまつ菜・アスパラガス・松の実・黒ごま・白ごま・鶏卵・ウズラの卵・豚肉・豚足・
　　　鴨肉・烏骨鶏・亀肉・スッポン・アワビ・カキ・マテ貝・ムール貝・ホタテ貝・牛乳・
　　　白きくらげ・いちご
中薬：麦門冬・百合・沙参・玉竹・黄精・枸杞子・女貞子・桑椹・石斛・亀板・鼈甲
薬膳処方：枸杞子入りカキの煮込み
材料：枸杞子10ｇ，女貞子3ｇ，生カキ4個，ホタテ貝4個，トマト（中）1個，食用
　　　菊2個，たまねぎ（中）1／2個，小麦粉・片栗粉・オリーブ油各大さじ1，塩・胡椒・
　　　重曹各少々
作り方：①枸杞子・女貞子を200mlの水で戻す。
　　　　②生カキは，小麦粉をまぶし，もんでから洗う。ホタテ貝は片栗粉を両面につける。
　　　　③トマトをくし型に切り，たまねぎを細切りにする。食用菊の花びらを取り，沸
　　　　　騰した酢水で湯通しする。
　　　　④フライパンを熱し，オリーブ油を入れて，ホタテ貝の両面を軽く焼いてから取
　　　　　り出す。
　　　　⑤洗ったカキの水分を取り，片栗粉と重曹を混ぜたものをかけてから，④のフラ
　　　　　イパンで軽く焼いて取り出す。
　　　　⑥同じフライパンでたまねぎをやわらかくなるまで炒め，トマトを入れて少し炒
　　　　　めてから，④と⑤と①を加えて，蓋をして弱火で5分間ほど煮込む。途中，焦
　　　　　げないように注意する。塩・胡椒で味を調え，食用菊を飾る。
説明：滋陰類のカキとホタテ貝，枸杞子と女貞子は，肝・腎経に入り，陰虚による熱感の
　　　症状を冷まし，精神不安を安らげ，乾燥の症状を潤す。トマトと菊は，清熱の作用
　　　があり，熱の症状を改善する。たまねぎは，理気の作用によって消化を促す。温性
　　　であるので使う量に注意する。

［薬膳処方の考え方］

　陰虚体質を改善する食薬を選ぶ際には，滋陰類の食薬を勧める。病位のある臓腑の違いによって陰虚の体質も変わるため，それぞれの臓腑に合った帰経を参考に食薬を選択する。また，陰虚によって熱の症状も現れるため，清熱類の食薬を組み合わせる必要もある。同時に養血の食薬も使う。食薬の性質としては，平性・涼性の食薬，甘味・鹹味・酸味・苦味の食薬を選ぶ。

　調理方法としては，スープ・煮もの・鍋もののような水気の多い料理や，サラダなど冷やす料理を勧める。

［臓腑との関連で現れる陰虚体質］

①肺陰虚体質（陰虚によって肺を滋養できず，肺の働きが低下する体質）

症状：消痩，咽の渇き，咳，痰がないか少ない，声がかすれる，熱感，心煩，両手足の裏

の熱感，寝汗，舌質紅，舌の乾燥，脈細・数
立法：滋陰潤肺
方剤：百合固金湯（『慎斎遺書』）百合12ｇ，熟地黄・生地黄・当帰・麦門冬各9ｇ，白芍薬・桔梗・貝母6ｇ，玄参・生甘草各3ｇ
解説：百合は滋陰潤肺。熟地黄・生地黄は滋腎補水清熱。麦門冬・玄参は滋陰。当帰・白芍薬は補血滋陰。桔梗・貝母は肺陰虚による咳を化痰止咳。甘草は諸薬を調和する。
食材：白きくらげ・松の実・鶏卵・牛乳・豚足・豚肉・鴨肉・亀肉・スッポン・カキ・マテ貝・ムール貝・ホタテ貝
中薬：沙参・百合・麦門冬・玉竹・女貞子・石斛・亀板・鼈甲・枸杞子・桑椹・胡麻
薬膳処方：百合根と松の実の豆乳煮込み
材料：百合根1個，松の実10ｇ，白きくらげ3ｇ，枸杞子6ｇ，バナナ1／2本，豆乳400ml，蜂蜜適量
作り方：①百合根はばらして，1枚ずつきれいに洗って，黒い部分を除く。バナナは小さく切る。白きくらげは水で戻す。
　　　　②松の実を軽くから煎りする。枸杞子を水で戻す。
　　　　③鍋に白きくらげと水500ccを入れて，強火で沸騰させてから，弱火で白きくらげがやわらかくなるまで煮る。
　　　　④③に豆乳・百合根・バナナを入れて，10分煮て，②と蜂蜜を加える。
説明：百合は，滋陰潤肺の働きによって肺を潤し，肺陰虚の症状を改善する。松の実は，潤燥益肺の働きによって肺の乾燥を潤わせ，バナナとともに腸燥便秘を改善する。豆乳は，肺経に入って肺を潤す。

②心陰虚体質（陰虚によって心を滋養できず，心の働きが低下する体質）
症状：顔の頬が赤い，心悸，不眠，多夢，めまい，忘れっぽい，心煩，両手足の裏の熱感，寝汗，舌質紅，舌の乾燥，脈細・数
立法：滋陰清心
方剤：左帰飲（『景岳全書』）炙甘草3ｇ，熟地黄9〜30ｇ，枸杞子6ｇ，山薬6ｇ，山茱萸3〜6ｇ，茯苓4.5ｇ
解説：炙甘草は，補気の働きがあり，心経に入り，引経に行かせる。熟地黄は養血滋陰。枸杞子は養陰補血・益精明目。山薬は補気滋陰。山茱萸は滋補肝腎。茯苓は滲湿利尿によって熱を取る。
食材：牛乳・亀肉・スッポン・カキ・マテ貝・ムール貝・ホタテ貝・にんじん・落花生・リュウガン・ぶどう・ライチ・豚レバー・豚ハツ・イカ・豚足
中薬：麦門冬・百合・枸杞子・桑椹・黒芝麻・当帰・熟地黄・何首烏・阿膠・龍眼肉
薬膳処方：鶏卵とアスパラガスの炒めもの
材料：鶏卵2個，アスパラガス2本，ミニトマト2個，サラダ油大さじ1，塩適量
作り方：①アスパラガスのかたい部分を除き，湯通しして，輪切りにする。ミニトマトは

第5章　体質を改善する薬膳

　　　　　さいの目に切る。
　　　　②ボールに鶏卵を割り入れ，①と塩を加えてよくかき混ぜる。
　　　　③フライパンを熱し，サラダ油を入れて②を入れ，炒めてすぐに取り出す。
説明：鶏卵は，滋陰養血の働きをもち，心経に入って心陰を養い，熱を冷まし，精神を安定させる。アスパラガスは，心経に入って滋陰生津・潤燥止渇する。トマトは，微寒の性質で，心陰虚による熱を取る。

③**胃陰虚体質**（陰虚によって胃を滋養できず，胃の働きが低下する体質，あるいは胃の働きが虚弱となって陰液の生成が不足する体質）

症状：消痩，頬が赤い，原因不明の歯の痛み，歯茎の出血，咽の渇き，空腹感はあるが食欲がない，胃脘部のつかえ，げっぷ，しゃっくり，便秘，舌質紅，舌苔剝脱，脈細・数
立法：滋陰清胃
方剤：①益胃湯（『温病条弁』）細生地黄15g，麦門冬15g，沙参9g，玉竹4.5g，氷砂糖3g
　　　②五汁飲（『温病条弁』）梨汁・馬蹄汁・新鮮芦根汁・麦門冬汁・蓮根汁（甘蔗汁）各適量
解説：益胃湯の生地黄は清熱涼血・養陰生津。麦門冬・沙参・玉竹は，胃経に入って潤肺養陰・益胃生津・清心除煩。氷砂糖は潤肺生津・補中益気。
　　　五汁飲の新鮮芦根汁は清熱瀉火。梨汁・馬蹄汁・蓮根汁は清熱潤肺。麦門冬汁は滋陰養胃。
食材：白きくらげ・松の実・鶏卵・牛乳・豚足・豚肉・鴨肉・亀肉・スッポン・カキ・マテ貝・ムール貝・ホタテ貝
中薬：沙参・百合・麦門冬・玉竹・女貞子・石斛
薬膳処方：ズッキーニ入り牛乳粥
材料：うるち米60g，あわ10g，牛乳100ml，ズッキーニ1/2本，こまつ菜の葉1枚，塩少々
作り方：①ズッキーニをさいの目に切る。こまつ菜の葉をみじん切りにする。
　　　　②土鍋にうるち米・あわ・水600mlを入れて粥を作り，粥ができあがる前に①を加える。
　　　　③牛乳と塩を加えて沸騰したら火を止める。
説明：牛乳は，胃経に入り，生津益胃の働きによって胃を潤し，胃陰虚の症状を改善する。こまつ菜は，温性で，胃経に入る滋陰の食材であり，胃を滋養し，大腸を潤して便通をよくし，胃腸の乾燥を改善する。ズッキーニは，胃経に入って清熱生津止渇の働きがある。あわと合わせて胃の熱を清熱し，胃の働きを調える。

④**肝陰虚体質**（陰虚によって肝を滋養できず，肝の働きが低下する体質）
症状：目のかすみ・乾燥，視力の低下，頬や目が赤くなる，熱感，のぼせ，咽の渇き，と

きどき脇肋部に熱感・痛み，手足の裏が熱い，寝つきが悪い，寝汗，手足の痺れ，舌質紅・少津，脈弦・細・数

立法：滋陰養血柔肝

方剤：一貫煎（『続名医類案』）生地黄18〜30g，北沙参9g，麦門冬9g，当帰身9g，枸杞子9〜18g，川楝子4.5g

解説：生地黄は清熱涼血・滋陰生津。当帰・枸杞子は養血滋陰柔肝。沙参・麦門冬は滋養肺胃・養陰生津。川楝子は疏肝清熱・理気止痛。

食材：こまつ菜・アスパラガス・にんじん・烏骨鶏・ロバ肉・馬肉・鶏卵・ウズラの卵・牛乳・チーズ・亀肉・スッポン・アワビ・カキ・マテ貝・ムール貝・ホタテ貝・いちご・落花生・リュウガン・ぶどう・ライチ・豚レバー・豚ハツ・イカ・豚足・松の実・黒ごま

中薬：麦門冬・百合・枸杞子・女貞子・桑椹・亀板・鼈甲・黒芝麻・当帰・熟地黄・何首烏・阿膠・龍眼肉

薬膳処方：スッポンと西洋参のスープ

材料：スッポン1匹，西洋参30g，女貞子6g，枸杞子10g，大棗6g，じゅん菜1袋，セロリの葉少々，生姜の薄切り5枚，ねぎ5cm，紹興酒大さじ1，醬油大さじ1，塩少々

作り方：①スッポンは下ごしらえをして，一口大に切り，湯通しして，きれいに洗う。セロリの葉をみじん切りにする。

②容器にスッポン・西洋参・女貞子・枸杞子・大棗・生姜・ねぎ・紹興酒・醬油と，スッポンがかぶる程度の水を入れる。

③蒸し器に水と②を入れて，強火で沸騰させてから，弱火で2時間ほど蒸す。

④③にじゅん菜を入れて10分間蒸らす。セロリの葉を加えて塩で味を調える。

説明：スッポンは，肝経に入って肝を滋養する代表的な食材である。肝を養いながら柔らげることができる。西洋参は，気を補い，津液を生じさせて熱を取る。枸杞子と女貞子は，肝・腎経に入って陰虚による熱感の症状を冷まし，精神不安を安らげ，乾燥の症状を潤す。肝経に入るじゅん菜は，清熱瀉火により肝の虚熱を取り除く。

⑤腎陰虚体質（陰虚によって腎を滋養できず，腎の働きが低下する体質，あるいは腎の蔵精の働きが虚弱となって陰液の生成が不足する体質）

症状：発育遅緩か老化が早い，消痩，足腰がだるい，めまい，耳鳴り，精神不振，眠け，物忘れ，抜け毛または白髪，咽の渇き，手足の裏が熱い，寝つきが悪い，寝汗，不眠，悪夢，性生活が活発，遺精，月経不順，無月経，不妊症，尿量が少ない，尿の色が濃い，便秘，舌質紅，脈細・数

立法：滋陰補腎

方剤：六味地黄丸（『小児薬証直訣』）熟地黄24g，山茱萸12g，乾山薬12g，沢瀉9g，茯苓9g，牡丹皮9g

第5章　体質を改善する薬膳

解説：熟地黄は，肝・腎経に入って補血養陰・塡精益髄。山茱萸は補益肝腎・収斂固渋。山薬は補益脾肺・養陰固精。沢瀉・茯苓は利水滲湿泄熱。牡丹皮は，肝に入って清熱涼血・祛瘀止痛。

食材：アスパラガス・鶏卵・ウズラの卵・烏骨鶏・家鴨肉・豚肉・牛乳・亀肉・スッポン・アワビ・カキ・マテ貝・ムール貝・ホタテ貝・にんじん・落花生・リュウガン・ぶどう・ライチ・豚レバー・豚ハツ・イカ・豚足・白きくらげ・黒ごま

中薬：黄精・麦門冬・百合・枸杞子・女貞子・桑椹・亀板・当帰・熟地黄・何首烏・阿膠・龍眼肉

薬膳処方：アスパラガスと豚肉の水餃子

材料：アスパラガス10本，豚ひき肉150g，鶏卵1個，薄力粉200g，生姜の薄切り5枚，ねぎ3cm，水菜少々，醬油大さじ2，塩小さじ1，サラダ油大さじ3，ごま油小さじ2，黒酢小さじ1

作り方：①薄力粉をかき混ぜながら100mlの水を入れ，よくこねて1つにまとめ，餃子の生地を作り，寝かせる。

②アスパラガスのかたい部分を切り落とし，かたい皮をむき，湯通しして細かく切る。生姜・ねぎをみじん切りにする。ボールに鶏卵を割り入れ，塩少々を入れてほぐす。

③フライパンにサラダ油大さじ1を入れて熱し，鶏卵を炒めてから取り出し，箸で切る。

④ボールに豚ひき肉，残ったサラダ油，醬油，ごま油小さじ1，生姜，ねぎを入れて，よく練ってから③とアスパラガスを加えて混ぜる。30等分にする。

⑤餃子の生地を30等分にして，麺棒で丸くのばして餃子の皮を作り，④を包んで餃子を作る。

⑥湯を沸騰させて⑤を茹でる。

⑦碗に塩，残ったごま油，黒酢，⑤のスープを入れる。茹でた水餃子を入れて水菜を加える。

説明：滋陰類で腎経に入る豚肉・アスパラガス・鶏卵を使い，腎陰を滋養する。涼性の小麦粉は，陰虚による熱を冷まし，イライラを取り，精神を安定させる。調理法は，陰虚に対して効果的なスープ餃子にした。

⑥大腸陰虚体質（陰虚によって大腸が乾燥し，排便の働きが低下する体質）

症状：長期の便秘，暑がり，のぼせ，冷たいものを好む，唾が少ない，咽の渇き，皮膚の乾燥，にきび・吹き出もの，手足の裏が熱い，舌質紅，舌の乾燥・少津，舌苔少，脈弦・細・数

立法：滋陰潤腸通便

方剤：五仁丸（『世医得効方』）桃仁9g，杏仁9g，柏子仁9g，松子実9g，郁李仁6〜9g，陳皮6〜9g

解説：木の実によって作られる方剤である。桃仁は，心・肝・大腸経に入り，潤腸通便と同時に活血行瘀する。杏仁は，肺・大腸経に入り，肺気を粛降させながら排便を促し，潤腸通便の作用ももつ。柏子仁・松子実・郁李仁は，大腸に入り，順腸通便。陳皮は，肺に入り，肺気をめぐらせて排便を促進する。

食材：こまつ菜・アスパラガス・鶏卵・家鴨肉・猪肉・兎肉・牛乳・チーズ・白きくらげ・白ごま・松の実・ひまわりの種・パイナップル・いちじく

中薬：黄精・麦門冬・沙参・百合・枸杞子・麻子仁・郁李仁・番瀉葉・芦薈

薬膳処方：松の実と杏仁いちじくのグラタン

材料：松の実12ｇ，甜杏仁12ｇ，いちじく4個，こまつ菜2株，合鴨肉60ｇ，たまねぎ1／4個，白ワイン大さじ1，牛乳100cc，粉チーズ大さじ2，バター8ｇ，小麦粉大さじ3，胡椒・塩各少々

作り方：①合鴨肉を2cm角に切り，塩・胡椒で下味をつける。たまねぎをみじん切りにする。いちじくは水で戻す。こまつ菜は湯通ししてから3cmの長さに切る。甜杏仁を水に浸ける。

②フライパンにバターを溶かし，たまねぎがしんなりするまで炒めてから，小麦粉をふり入れながらさらに炒め，牛乳を加えてとろみをつけ，ホワイトソースを作る。

③②に松の実・甜杏仁・こまつ菜・いちじく・合鴨肉を入れて混ぜ合わせ，耐熱容器に入れて，粉チーズをふり，200度のオーブンで約10分焼く。

説明：滋陰類で大腸・肺経に入る松の実・こまつ菜・合鴨肉・牛乳・チーズ・バターを使い，大腸を潤しながら排便を促す。いちじくは排便を促進する。甜杏仁は肺と大腸を潤し，肺気の粛降によって便通をよくする。小麦粉は，陰虚による熱を冷まし，イライラを取り，精神を安定させる。

実性体質

1 陽盛体質

症状：性格はせっかち，体格が強壮・太い，顔色が赤い，声が高い，冷たいものや脂っこいものを好む，呼吸があらい，多汗，食欲旺盛，にきび，大便が臭い，排尿時の熱感，尿の色が濃い。［女性の場合］月経が早く来る，出血量が多い，出血色が赤い。［舌・脈］舌質紅，舌苔黄，脈洪・大

立法：清熱

方剤：梔子豉湯（『傷寒論』）山梔子2〜4両，豆豉3〜4銭

解説：山梔子は，くちなしともいい，苦味で寒性をもち，心・肺・胃・三焦経に入り，五臓六腑の熱を冷ます清熱瀉火の作用があるため，血熱による煩躁を取る。豆豉は，微苦・辛味で，寒性ももち，血熱による煩躁・不眠・食欲不振を改善する。

第5章　体質を改善する薬膳

食材：あわ・きび・小麦・大麦・セロリ・せり・白菜・じゅん菜・マコモ・きゅうり・にがうり・ズッキーニ・トマト・豆腐・湯葉・緑豆・こんにゃく・すいか・バナナ・さとうきび・りんご・キウイフルーツ・梨・マンゴー・メロン・緑茶・シジミ・カラス貝・ドブ貝・カニ・はと麦・ナズナ・金針菜・萵苣（チシャ）・菊いも・とうがん・白うり・ハマグリ・コイ・フナ・ハモ・シラウオ・フグ・あずき・大豆・黒豆・そら豆・とうもろこし

中薬：知母・竹葉・淡竹葉・夏枯草・芦根・荷葉・山梔子・天花粉・生地黄・牡丹皮・紫草・板藍根・魚腥草・敗醬草・金銀花・連翹・蒲公英・馬歯莧・青果・車前子・冬瓜皮・茯苓・玉米鬚・茵蔯蒿・胡芦・通草・灯心草・金銭草・海金沙

薬膳処方：豆腐とセリのスープ

材料：豆腐100ｇ，セリ1本，昆布10cm，塩小さじ1，ごま油少々

作り方：①鍋に昆布と水800mlを入れて煮る。
　　　　②豆腐をさいの目に切る。セリの葉を細く切る。
　　　　③①の昆布を取り出して，細かく切ってから鍋に戻し，豆腐を加えて沸騰したら塩・ごま油で味を調え，セリ葉を加えて火を止める。

説明：清熱類の豆腐・セリは，肝・脾・胃・肺・大腸の熱を取り除く。昆布は，肝・胃・腎の熱を取り，セリとともに利尿行水作用によって熱を尿から排泄する。

［薬膳処方の考え方］

　陽盛体質を改善する食薬を選ぶ際には，清熱類の食薬を勧める。病位の臓腑によって熱の体質も変わるため，帰経を参考に食薬を選択する。食薬の性質としては，涼性・寒性の食薬，苦味・鹹味の食薬を選ぶ。熱を外に出すために，滲湿利尿類の食薬も組み合わせて使うようにする。

　調理方法としては，サラダ・和えもの・生もの・スープ・蒸しものを勧める。

［臓腑との関連で現れる陽性体質］

①心熱体質（心の働きが強盛な体質）

症状：顔色が赤い，にきび・口内炎が出やすい，興奮しやすい，汗をかきやすい，咽の渇き，不眠，鼻血が出やすい，小便が黄色，便秘，舌質紅，舌尖紅，舌苔黄，脈数

立法：清心瀉火

方剤：導赤散（『小児薬証直訣』）生地黄6ｇ，木通6ｇ，生甘草6ｇ，煎じるときに竹葉を加える

解説：生地黄は，心・腎経に入り，涼血滋陰によって心腎の熱を取る。木通・竹葉は，利尿によって心と小腸の熱を排泄する。生甘草は清熱解毒止痛。

食材：小麦・にがうり・茶葉・緑豆・すいか・りんご・メロン・れんこん

中薬：竹葉・淡竹葉・山梔子・生地黄・牡丹皮・紫草・板藍根・連翹・茯苓・胡芦・海金沙・灯心草・冬瓜皮・あずき・玉米鬚

薬膳処方：にがうりうどん
材料：小麦粉 150ｇ，にがうり 1 本，鶏卵 2／3 個，豚肉 50ｇ，ねぎ 3cm，片栗粉適量，酢小さじ 1，醬油小さじ 2，サラダ油大さじ 1，ごま油小さじ 1／2，塩適量
作り方：《うどんを作る》
　①にがうりの 1／5 と水 70ml をミキサーにかけて，にがうりの汁を取る。
　②ボールに鶏卵を割り入れ，2／3 を①とよく混ぜる。
　③別のボールに小麦粉を入れて，②を少しずつ加えながらよく混ぜ，適量の水でかたさを調整する。20 分ほど寝かせた後，うどんを作る。
《あんを作る》
　①残ったにがうりを縦半分に切り，種を取って細切りにする。豚肉を細切りにし，醬油・片栗粉と混ぜ合わせて下味をつける。ねぎを細切りにする。
　②鍋を熱し，サラダ油を入れて，ねぎ・豚肉を炒め，にがうりと水 200ml を加える。沸騰したら塩・酢・ごま油で味をつけ，片栗粉でとろみをつける。
　③にがうりうどんを茹でて，碗に盛り，②をかける。
説明：心経に入るにがうりは，心の熱を取り，小麦粉も心の熱を冷まし，熱による煩躁を安定させる。鶏卵と豚肉は，熱によって消耗した陰液を滋養する。

②肝熱体質（肝の働きが強盛な体質）

症状：顔色・目が赤くなりやすい，口の中が苦い，咽の渇き，胸脇の痛み，胸やけ，いらだち，怒りっぽい，めまい，興奮すると頭痛になりやすい，不眠または夢を見る，中耳炎になりやすい，尿が黄色，便秘，舌質紅，舌苔黄，脈弦・数
立法：清肝瀉火
方剤：左金丸（『丹渓心法』）黄連 180ｇ，呉茱萸 30ｇ
解説：黄連は，心・肝・胃・大腸に入り，苦・寒の性味によって特に肝・胃の熱を瀉火解毒する。呉茱萸は，辛・苦・熱で疏肝解鬱・降逆止嘔し，寒熱を併用して肝熱による胃逆を緩和する。
食材：じゅん菜・マコモ・トマト・シジミ・カラス貝・カニ・ナズナ・金針菜・フグ・ハマグリ・とうもろこし
中薬：夏枯草・荷葉・穀精草・生地黄・牡丹皮・紫草・魚腥草・敗醬草・蒲公英・馬歯莧・青蒿・車前子・茵蔯蒿・金銭草・玉米鬚
薬膳処方：トマトとカニのサラダ
材料：トマト（中）1 個，茹でたカニ肉 20ｇ，にんにく 1 片，バジル・塩少々，オリーブオイル大さじ 2，白ワインビネガー小さじ 1
作り方：①にんにくをすりおろし，オリーブオイル・白ワインビネガー・塩と混ぜる。
　②乱切りにしたトマトとカニ肉に①をかけ，バジルを散らす。
説明：トマトは，甘味・酸味，微寒性で，肝経に入る。カニ肉は，鹹味，寒性で，肝・腎経に入る。ともに熱を冷まし，毒を取り，肝熱を取り除いてさらに食欲を誘う。カ

ニ肉は散血作用もあるため，肝火により血が消耗して血流が遅くなった血瘀状態も改善できる。

③胃熱体質（胃の働きが強盛な体質）

症状：咽の渇き，口が臭い，冷たいものを好む，食欲が旺盛，多食，多飲，胃がつかえる，歯茎の出血・痛み，尿量が少ない，尿の色が濃い，便秘，舌質紅，舌苔黄，脈滑・数

立法：清胃瀉火

方剤：清胃散（『脾胃論』）黄連6g，升麻9g，生地黄6g，当帰6g，牡丹皮9g

解説：黄連は，心・肝・胃・大腸に入り，苦味・寒性の性味によって肝・胃の熱を瀉火解毒する。生地黄・牡丹皮は滋陰涼血清熱。当帰は養血活血止痛。升麻は辛涼発散・清熱解毒。

食材：あわ・きび・小麦・大麦・セロリ・白菜・山東菜・水菜・じゅん菜・ヒユ菜・マコモ・にがうり・きゅうり・ズッキーニ・トマト・緑豆・豆腐・湯葉・こんにゃく・ヒシ・すいか・バナナ・りんご・キウイフルーツ・マンゴー・メロン・茶葉・はと麦・ナズナ・萵苣（チシャ）・ハマグリ・コイ・フナ・ハモ・シラウオ・フグ・大豆・黒豆・そら豆・とうもろこし

中薬：芦根・竹葉・淡竹葉・荷葉・山梔子・穀精草・天花粉・敗醤草・金銀花・蒲公英・青果・茯苓・玉米鬚・茵蔯蒿・通草

薬膳処方：きゅうりとりんごの和えもの

材料：きゅうり1本，りんご1/4個，生湯葉60g，レモン1/2個，りんご酢・塩小さじ1，砂糖小さじ1

作り方：①きゅうりを輪切りにする。りんごの皮をむき，きゅうりと同じ厚さに切る。湯葉を一口大に切る。レモンを搾ってレモン汁を取り，少し皮を取ってみじん切りにする。
②容器に①と，りんご酢・塩・砂糖を入れ，よく混ぜて半日おく。

説明：清熱類のきゅうりとりんごを合わせて胃の熱を取る。きゅうりは，脾・胃・大腸経に入り，清熱しながら解毒する作用がある。湯葉は肺・脾・胃経に入り，熱毒を取り除く。りんごは，微酸味，涼性で，清熱しながら津液を生じさせる。レモンは生津止渇・暑熱を取る。それらにより，きゅうりとりんごで胃熱体質の改善をはかる。

④大腸実熱体質（大腸に熱がこもった体質）

症状：咽の渇き，口が臭い，便秘，排便困難，便が悪臭，排泄してもすっきりせずときに腹痛，尿量が少ない，尿の色が濃い，舌質紅，舌の乾燥，舌苔黄・膩，脈滑・数

立法：清熱潤腸通便

方剤：増液湯（『温病条弁』）玄参30g，麦門冬24g，生地黄24g

解説：玄参は，肺・胃・腎経に入り，清熱・解毒・養陰による便通を促進する。生地黄は清熱涼血・養陰生津による潤腸通便。麦門冬は滋養肺胃による潤腸通便。

食材：きび・セロリ・白菜・山東菜・きゅうり・ズッキーニ・豆腐・湯葉・こんにゃく・ヒシ・茶葉・バナナ・さとうきび・マンゴー・メロン・パイナップル・いちじく

中薬：芦根・竹葉・山梔子・天花粉・地骨皮・金銀花・敗醤草・青果・馬歯莧・番瀉葉・芦薈・大黄・麻子仁・郁李仁

薬膳処方：白菜こんにゃく煮

材料：白菜の芯1/4，黒こんにゃく1枚，たけのこ50ｇ，干しいちじく4個，ほうれん草2本，サラダ油小さじ2，醤油大さじ1，塩・胡椒各少々，ごま油小さじ1

作り方：①白菜の芯，黒こんにゃく，たけのこは，それぞれ2cmの角切りにする。いちじくを200mlの水で戻す。ほうれん草を湯通ししてから水に取り，熱を冷まして3cmに切る。

②鍋を熱し，サラダ油を入れて，たけのこ，黒こんにゃくの順で炒めたあと，白菜の芯・いちじく・いちじくの戻し汁・醤油を入れて，沸騰させてから弱火で煮る。塩・胡椒・ごま油で味を調える。器に盛り，ほうれん草を添える。

説明：大腸経に入る清熱類の白菜・こんにゃく・いちじくは，同じ清熱類の玄参・生地黄の代りに大腸の熱を取りながら，排便を促進する。たけのこは，化痰類であるが，肺気を粛降させ，滑腸便通の作用で大腸の熱による便秘を改善する。滋陰類の麦門冬の代りに養血のほうれん草は，涼性で，大腸経に入るため，大腸の熱を取りながら潤して排便させる。

2 痰湿体質

症状：性格は温厚，肥満の体格，顔色が黄色っぽい，皮脂が多い，脂っこいものや甘いものを好む，多汗，体が重たい，胸がつかえる，痰が多い，口中が粘膩，めまい，眠い，たるむ，下痢しやすい，小便は順調か尿量が少ない，尿が混濁。［女性の場合］月経が遅れる，月経痛，無月経，不妊症。［舌・脈］舌質淡，舌体胖大，舌苔白・膩，脈濡・滑・緩

立法：祛湿化痰

方剤：二陳湯（『太平恵民和剤局方』）半夏・陳皮各15ｇ，白茯苓9ｇ，炙甘草4.5ｇ，煎じるときに生姜7片，烏梅1個

解説：化痰類の半夏は，辛味，温性で，燥湿化痰。理気類の陳皮は，理気燥湿。利水滲湿類の茯苓は，利尿作用によって健脾。炙甘草は，気を補いながら諸薬を調和し，さらに痰湿を乾燥させ，理気によって停留した水を取り除く。煎じるときに生姜を加えることは半夏の毒性を抑えながら痰湿を取り，降逆止嘔を行わせる。烏梅を加え，肺気を収斂させる。

食材：ナズナ・菊いも・金針菜・萵苣（チシャ）・とうがん・白うり・コイ・フナ・ハモ・シラウオ・ハマグリ・あずき・黒豆・大豆・そら豆・はと麦・とうもろこし・すもも・とんぶり・のり・昆布・クラゲ・アサリ・黒くわい・里いも・たけのこ・へちま・

第5章　体質を改善する薬膳

　　　　　からし菜・春菊・豚の肺・豆乳・甜杏仁・ぎんなん・羅漢果・梨・柿・びわ
中薬：藿香・佩蘭・菖蒲・砂仁・白豆蔲・草豆蔲・草果・茯苓・車前子・茵蔯蒿・葫芦・通草・
　　　灯心草・冬瓜皮・冬瓜子・玉米鬚・白芥子・貝母・竹茹・海蛤殻・瓦楞子・胖大海・
　　　旋覆花・桔梗・杏仁・蘇子・萊菔子・栝楼・枇杷葉
薬膳処方：蜜柑入り大豆とはと麦のサラダ
材料：茹で大豆50ｇ，はと麦30ｇ，そら豆60ｇ，蜜柑（小）1個，たまねぎ1/4個，
　　　だいだい1個，生姜の薄切り5枚，サラダ油小さじ2，醤油小さじ1，塩・胡椒少々
作り方：①はと麦を水に一晩浸けてからゆっくり煮つめる。そら豆・大豆を湯通しする。
　　　　　たまねぎ・生姜をみじん切りにする。
　　　　②蜜柑を洗って1/4分の皮を取り，内側の白い部分を取り除いてから，粗くみ
　　　　　じん切りにする。蜜柑を子房に分け，薄皮をむき，3等分に切る。
　　　　③サラダ油・醤油・だいだい汁・塩・胡椒を合わせる。
　　　　④器に①②③を入れて混ぜ合わせる。
説明：大豆・はと麦・そら豆は，滲湿利尿の食薬で，一緒に使うことにより，茯苓の代り
　　　に停留した水の排泄を促進する。理気類である辛味のたまねぎと甘味の蜜柑は，陳
　　　皮の代りに温性で，気のめぐりを促しながら利水作用を高める。だいだいを乾燥し
　　　たものは食薬の枳実と枳殻になる。温性で苦・辛・酸味をもち，破気化痰。解表類
　　　の生姜は，辛味，温性で，気をよくめぐらせ，利尿作用ももっており，ともに痰湿
　　　体質を改善する。

［薬膳処方の考え方］

　痰湿体質は，臓腑機能が失調し，水が体内に停留しやすい体質であるため，痰湿体質を改善する食薬を選ぶ際には，利水滲湿類・芳香化湿類と化痰類の食薬を勧める。同時に，水を排泄する気の働きを促す必要があり，場合によっては補気する必要もあるため，理気類と補気類を加えることも勧める。また，消食類の食材は，消化を促すとともに，痰湿による多痰や咳・喘息の症状を緩和する働きも活かせる。
　食薬の性質としては，温性・平性の食薬，香りのある食薬，淡味・辛味・鹹味・苦味の食薬を選ぶ。
　調理方法としては，温かい料理で，粥・スープ・蒸しもの・炒めもの・揚げもの・焼きものを勧める。

［臓腑との関連で現れる痰湿体質］

①痰湿困脾体質（脾の機能の低下によって痰湿の症状が現れやすい体質）
症状：胃腹部の冷え，ときどき痛みが出る，胃部のつかえ・膨満感，食欲はない，げっぷ，
　　　体が重たい，下痢しやすい，皮膚の吹き出もの，にきび，舌質淡，舌体胖，舌苔白・
　　　膩，脈濡・緩
立法：健脾祛湿化痰

方剤：苓桂朮甘湯（『傷寒論』）茯苓12ｇ，桂枝9ｇ，白朮6ｇ，炙甘草6ｇ
　　　保和丸（『丹渓心法』）山楂子180ｇ，神麴60ｇ，半夏・茯苓各90ｇ，陳皮・連翹・莱菔子各30ｇ
解説：苓桂朮甘湯のなかで，茯苓は，利水によって健脾し，痰湿を取り除く。桂枝は，温陽によって気化作用を強め，湿を解かす。白朮と炙甘草は補気するうえに，白朮はさらに健脾によって湿を乾燥させる。
　　　保和丸のなかで，山楂子は，温性，酸味で，肉食・脂っこいものである宿食を消化する。神麴の消食健脾と，莱菔子の下気消食の作用により，穀類の食積を消す。茯苓は健脾利湿。陳皮・半夏は行気化滞。和胃止嘔，連翹は清熱散結。
食材：はと麦・とうもろこし・萵苣（チシャ）・大豆・黒豆・そら豆・すもも・コイ・フナ・ハモ・シラウオ・ハマグリ・海藻・昆布・へちま・からし菜・里いも・たけのこ・春菊・羅漢果・アサリ
中薬：藿香・佩蘭・菖蒲・砂仁・白豆蔲・草豆蔲・草果・茯苓・茵蔯蒿・通草・瓦楞子・胖大海・旋覆花・栝楼・枇杷葉
薬膳処方：里いもととうもろこしの煮込み
材料：里いも400ｇ，とうもろこしの粒大さじ2，金針菜15ｇ，ブロッコリー60ｇ，ねぎ6ｃｍ，生姜の薄切り5枚，醬油大さじ1，昆布だし汁300ml
作り方：①里いもはきれいに洗い，皮をむく。ブロッコリーを一口大に分け，湯通しして，塩をふりかける。金針菜を戻す。ねぎを縦半分に切る。
　　　　②鍋に里いもと，里いもがかぶるくらいの水を入れて火にかけ，沸騰したら弱火で5分茹でる。茹で汁を捨て，里いもを水で軽く洗う。
　　　　③だし汁と②を鍋に入れて火にかけ，沸騰させてから5分煮て，金針菜・ねぎ・生姜・醬油を加え，弱めの中火で煮汁が少なくなるまで煮たら，ブロッコリー・とうもろこしの粒を加える。
説明：里いもは，大腸・胃経に入り，痰湿を排出し，痰の固まりを取る。また，通便を促し，痰湿と胃の熱を便から排泄する。とうもろこしは，平性で，利尿と同時に脾の働きを高める。金針菜は利水清熱。ブロッコリーは，脾胃を補ってその働きを高め，痰湿の生成を抑える。昆布は消痰行水。ねぎ・生姜は，辛味，温性で，桂枝の代りに気のめぐりを促進し，ともに痰湿を取り，痰湿体質を改善する。

②痰湿阻肺体質（脾の働きが失調して生じた痰湿が肺を犯した肺失宣粛の症状が現れやすい体質）

症状：痰が多く白くて粘稠・喀出しやすい，胸のつかえ，咳が出やすい，舌質淡，舌苔白膩，脈滑
分析：タバコの嗜好・食べすぎ・肥満・運動不足などが原因となって，痰湿が溜まり，気のめぐりが阻滞され，肺の宣発・粛降が失調することにより，胸がつかえ，咳・痰が多い，口中が粘膩などの症状が出る。「脾は生痰の源，肺は貯痰の器」といわれ，

痰湿阻肺体質は脾気虚体質・痰湿困脾体質と密接に関係している。
立法：燥湿祛痰・宣降肺気
方剤：三子養親湯（『韓氏医通』）白芥子6ｇ，蘇子9ｇ，莱菔子9ｇ
解説：種子の食薬は質が重く，降ろすことが多い。芥子菜の種である白芥子と，紫蘇の種である蘇子は，辛味，温性で，肺経に入り，肺を温めて寒気を取り，痰を取り除いて咳を止め，喘息を改善する。大根の種である莱菔子は，肺と脾経に入り，気の上逆による痰・咳・喘息の症状を改善する降気祛痰・消食除脹の働きをもち，痰湿阻肺体質・痰湿困脾体質に使える。
食材：萵苣（チシャ）・とうがん・白うり・フナ・ハモ・シラウオ・ハマグリ・大豆・はと麦・のり・黒くわい・里いも・たけのこ・からし菜・春菊・豚の肺・豆乳・甜杏仁・ぎんなん・羅漢果・梨・柿・びわ・たまねぎ・らっきょう・そば・蜜柑・オレンジ・ぶんたん・きんかん・大根・かぶ・おくら
中薬：藿香・車前子・通草・葫芦・冬瓜皮・冬瓜子・玉米鬚・灯心草・白芥子・貝母・竹筎・海蛤殻・瓦楞子・胖大海・旋覆花・栝楼・海浮石・桔梗・杏仁・蘇子・莱菔子・枇杷葉・橘皮・枳殻・枳実・仏手・木香・大腹皮
薬膳処方：杏仁とかぶの和えもの
材料：杏仁15ｇ，かぶ1個，塩クラゲ50ｇ，たけのこの穂20ｇ，生昆布50ｇ，唐辛子1個，生姜の薄切り3枚，山椒3ｇ，塩小さじ2，だいだい1個，にんにく2かけ，サラダ油大さじ1，ごま油小さじ1
作り方：①かぶを短冊に切り，塩をまぶしてよくもみ，5分おいてから絞る。杏仁は水の量を加減してやわらかくなるまで煮る。にんにくをすりおろす。
②唐辛子を輪切りにする。生姜をせん切りにする。
③生昆布をせん切りにし，たけのこの穂を細切りにして，塩クラゲをよく水で洗い，それぞれ湯通しして水を切る。
④鍋に山椒とサラダ油を入れ，弱火で山椒の香りが出たら山椒を取り出し，②を入れて香りを出してから火を止める。
⑤④に①③を入れ，塩・だいだい汁・ごま油で和える。
説明：三子養親湯の肺気を粛降することによる降気祛痰をまねて作った薬膳処方。杏仁は，甘味，平性で，肺を潤して痰を取り除くとともに，肺気の粛降と大腸の排便を促して，咳と喘息を改善する。かぶは，辛味・甘味・苦味，平性で，肺・胃経に入り，下気寛中によって痰湿阻肺の咳を改善する。たけのこ・昆布は，化痰の作用をもつが，寒性である。そのため，湯通ししたうえで，辛味で温熱性の唐辛子・生姜・山椒・にんにくと合わせて寒性を抑える。クラゲは平性で，化痰作用に活かせる。

3 気鬱体質

症状：人に不信感を抱く，神経質・敏感，うつになりやすい，怒りっぽい，精神不安，た

め息，体格は中肉か痩せ，顔色が暗い，無表情，胸がつかえる，不眠，忘れっぽい，げっぷ，しゃくり，腹脹，咽のつかえ感，大便は正常か便秘・下痢，小便は順調。［女性の場合］月経が早く来たり遅れたりする，月経前に乳房痛，月経痛，不妊症。［舌・脈］舌質淡紅，舌苔薄白，脈弦・細

立法：行気疏肝解鬱

方剤：四逆散（『傷寒論』）柴胡・芍薬・炙枳実・炙甘草各6g

解説：柴胡は，肝経に入って，肝を疏泄し，鬱を解消し，気のめぐりをよくして痛みを止める。芍薬は養血柔肝。枳実は理気解鬱。炙甘草は補気和中・調和諸薬。

食材：そば・たまねぎ・らっきょう・なた豆・えんどう豆・蜜柑・オレンジ・ぶんたん・きんかん・茉莉花・玫瑰花・緑萼梅・大根・かぶ・おくら・おこげ・大麦

中薬：橘皮・青皮・枳実・枳殻・仏手・香櫞・茘枝核・柿蔕・木香・大腹皮・神麹・麦芽・穀芽・莱菔子・鶏内金・山楂子

薬膳処方：たまねぎそば

材料：そば2玉，たまねぎ1/2個，みょうが1個，だいだい1/2個，にんじん20g，にんにく1かけ，生姜の薄切り5枚，サラダ油・醬油各大さじ1，塩少々

作り方：①たまねぎを細切りにする。みょうが・にんじん・生姜を千切りにする。にんにくをみじん切りにする。

②鍋を熱し，にんにくを炒めてから，たまねぎ・にんじんを炒め，醬油・水300mlを加えて沸騰させる。器に盛る。

③そばを茹で，②に入れて，塩で味を調え，混ぜる。みょうが・生姜・だいだいを添える。

説明：気のめぐりをよくするために，温かい料理を勧める。そばは理気によく使うが，涼性であるため，温かい汁のあるそばにした。たまねぎは，辛味で温性をもち，理気に最も相応しい食材である。たまねぎと同じ辛味で温性のみょうが・だいだい・生姜・にんにくを使い，共同で気のめぐりを促進する。養血のにんじんは，肝を養い，脾の消化機能を高める。

［薬膳処方の考え方］

気鬱体質を改善する食薬を選ぶ際には，まず理気類の食薬を勧める。特に，香りのある食薬の効果が高い。辛味で温性の解表類の食材や，消食類の食材を組み合わせることもある。また，精神不安・不眠などの症状には，養血類・安神類の食薬を加える。

調理方法としては，温かい料理で，粥・スープ・蒸しもの・炒めもの・揚げもの・焼きものを勧める。

［臓腑との関連で現れる気鬱体質］

①肝気鬱結証（肝の疏泄が鬱結状態になりやすい体質）

症状：躁うつ，ため息，怒りっぽい，胸と脇の脹れ・つかえ，少腹部の脹痛，ときどき咽

第5章 体質を改善する薬膳

　　　喉部の異物感，月経痛，月経前や月経期間の乳房の脹痛
立法：疏肝解鬱・行気止痛
方剤：柴胡疏肝散（『証治準縄』）柴胡・酢炒陳皮各6g，川芎・香附子・麩炒枳殻・芍薬各4.5g，炙甘草1.5g
解説：柴胡は，肝経に入って肝を疏泄し，鬱を解消し，気のめぐりをよくして痛みを止める。陳皮・香附子・枳殻は，理気調中で胃気を下降させる。芍薬は養血柔肝。川芎は肝胆経に入り，活血行気止痛。炙甘草は補気和中・調和諸薬。
食材：きんかん・茉莉花・玫瑰花・緑萼梅
中薬：青皮・仏手・枳実・枳殻・木香・荔枝核・香櫞・香附子
薬膳処方：きんかんの甘煮
材料：きんかん350g，蜜柑1個，だいだい1個，桂花3g，玫瑰花1g，蜂蜜200g，塩5g，酢小さじ1，ジャスミン茶3g
作り方：①きれいに洗ったきんかんに切り目を入れて，鍋にきんかん・水400ml・塩少々を加え，沸騰したら火を止め，きんかんを水に取る。蜜柑・だいだいを絞ってジュースを取る。
　　　　②きんかんの種を取り，再び鍋に入れ，水300mlを加えて沸騰させ，蜂蜜・桂花・玫瑰花・蜜柑・だいだいジュースを加えてゆっくり煮つめ，塩少々と酢を加えて火を止める。消毒した保存容器に入れる。
　　　　③甘煮きんかんとジャスミン茶を一緒に食す。
説明：肝経に入る温性のきんかんは，蜜柑・だいだいと桂花を合わせることにより，体を温め，肝を疏泄させ，肝の鬱を改善する。香りによって気のめぐりをよくし，脹れ・脹痛・つかえの症状を改善する。玫瑰花は疏肝行気解鬱により血流も促進し，痛みを緩和する。ジャスミンは，苦味・甘味，温性で，肝経に入り，疏肝理気により肝胃の働きを調節する。

②肝脾不和証（肝の疏泄が鬱結状態になることによって脾の運化がはばまれ消化機能が低下する体質）

症状：うつになりやすい，情緒の変動によって精神不安，ため息，腹部の脹れ，腹痛，下痢時の腹痛は排便後に緩和，舌苔薄白，左脈弦，右脈緩
立法：補脾疏肝・祛湿止瀉
方剤：痛瀉要方（『丹渓心法』）白朮90g，白芍薬60g，炒陳皮45g，防風30g
解説：白朮は補脾燥湿。白芍薬は柔肝止痛。陳皮は理気燥湿・健脾和胃。防風は，脾経に入って疏肝理気健脾。
食材：そば・たまねぎ・らっきょう・えんどう豆・なた豆・蜜柑・きんかん・ぶんたん・オレンジ・梅の花・ハマナス
中薬：陳皮・青皮・仏手・枳実・枳殻・薤白・木香・香附子・厚朴・大腹皮・荔枝核・柿蒂
薬膳処方：薬汁えんどう豆ご飯

材料：うるち米1合，えんどう豆50g，大葉3枚，シラウオ60g，甘酢らっきょう50g，酒大さじ1，醬油大さじ1，塩・胡椒少々，薬液（陳皮・仏手・枳殻各3g）

作り方：①陳皮・仏手・枳殻を水300mlに30分浸けてから，20分煎じる。濾して薬液を作る。

②大葉とらっきょうを細かく切る。

③うるち米，酒・醬油・塩・胡椒，薬液を炊飯器に入れ，混ぜてから，シラウオ・えんどう豆を入れて通常どおりに炊く。できあがってから少し蒸らし，②を混ぜる。

説明：まず脾・胃を丈夫にして，肝鬱からの影響を減少させる。そのため，補気類の米，利尿によって下痢を緩和し脾の負担を軽くするシラウオ，疏肝理気・健脾和胃によって脾と胃の働きを高める陳皮・仏手・枳殻とえんどう豆を使う。温性の大葉・らっきょうは，温脾和胃で，一緒に用いると肝脾不和の腹部の脹れ・腹痛や下痢を改善する。

③肝胃不和証（肝の疏泄が鬱結状態になることによって胃の通降がはばまれ消化機能が低下する体質）

症状：うつになりやすい，情緒の変動によって怒りっぽい，ため息，胃脇部の脹れ・痛み，胃のもたれ，吐き気，嘔吐，げっぷ，しゃっくり

立法：疏肝和胃

方剤：柴胡疏肝散（『証治準縄』）柴胡・酢炒陳皮各6g，川芎・香附子・麸炒枳殻・芍薬各4.5g，炙甘草1.5g

解説：柴胡は，肝経に入って肝を疏泄し，鬱を解消し，気のめぐりをよくして痛みを止める。陳皮・香附子・枳殻は，理気調中で，胃気を下降させる。芍薬は養血柔肝。川芎は肝胆経に入り，活血行気止痛。炙甘草は補気和中・調和諸薬。

食材：そば・たまねぎ・らっきょう・えんどう豆・なた豆・蜜柑・きんかん・ぶんたん・オレンジ・茉莉花・緑萼梅・玫瑰花

中薬：陳皮・青皮・仏手・枳実・枳殻・薤白・木香・香附子・厚朴・大腹皮・荔枝核・柿蒂

薬膳処方：たまねぎサラダのスープ

材料：たまねぎ（中）2個，香菜1本，きんかん1個，えんどう豆50g，生姜の薄切り3枚，オリーブ油小さじ1，塩・胡椒少々

作り方：《たまねぎサラダ》

①皮をむいたたまねぎ1個を横半分に切り，蒸し器で15分蒸して，冷ます。

②①のたまねぎの中心部2/3を取り出して，たまねぎカップを作る。取ったたまねぎはみじん切りにする。香菜の葉を粗くみじん切りにする。きんかんを湯通ししてから半分に切り，中身を取り出して粗くみじん切りにする。生姜をみじん切りにする。

③みじん切りにしたたまねぎ・香菜・きんかん・生姜，塩・胡椒をボールに入れて混ぜ，たまねぎカップに盛る。

第5章 体質を改善する薬膳

《たまねぎスープ》
①たまねぎ1個を半分に切り，繊維に沿って千切りにする。
②深い鍋にオリーブ油とたまねぎを入れ，しんなりして飴色になるまでゆっくり炒める。
③水500mlを入れて沸騰させてからえんどう豆を加えて5分ぐらい煮る。塩と胡椒で味を調える。

《たまねぎサラダスープ》
深い皿にたまねぎスープを入れて，たまねぎサラダカップを置き，香菜の葉を散らす。

説明：脾・胃経に入る温性のたまねぎは，理気健脾和胃の働きがある。えんどう豆は，たまねぎを補佐し，健脾和胃によって脾と胃の働きを高める。理気のきんかんとえんどう豆は，疏肝解鬱とともに胃の働きを調和する。吐き気・嘔吐・げっぷ・しゃっくりを改善する。辛味で温性の香菜と生姜は，性味と香りの両面からたまねぎの理気作用を高める。

④大腸気滞証（伝送する大腸の働きが低下して，ガスが多く，便秘になりやすい体質）

症状：腹部の脹れ，ガスが多い，腹痛，腹鳴，排便不調・便秘
立法：行気導滞
方剤：枳朮丸（『脾胃論』）枳実15ｇ，白朮15ｇ
解説：脾胃経に入る枳実と白朮によって作られた方剤である。枳実は，温性，苦味で，気のめぐりを強く促進し，停滞した気の動きをスムーズにし，腹脹・ガス・排便不調・便秘を改善する。白朮は，温性で，甘味により脾胃の気を補い，気虚による運化の低下で生じた湿を苦味により乾燥させ，気のめぐりを促進し，腹脹・ガス・腹痛・腹鳴・排便不調を改善する。
食材：そば・らっきょう・たまねぎ・蜜柑・きんかん・ぶんたん・オレンジ・大根・かぶ・おくら・いちじく・アロエ
中薬：陳皮・枳実・枳殻・仏手・木香・大腹皮・莱菔子・郁李仁・麻子仁・芦薈・番瀉葉
薬膳処方：大根とおくらの豆乳煮込み
材料：大根100ｇ，おくら2本，豆乳200ml，塩少々
作り方：①大根の皮をむき，さいの目に切る。
②おくらを湯通しして，輪切りに切る。
③鍋に水300mlと大根を入れ，透明になるまで煮る。
④鍋に豆乳を入れて塩で味を調節し，おくらを加えて沸騰するまで加熱する。
説明：大根は，胃気を降ろしながら促進し，順気消食によって排便させる。おくらは，脾胃の働きを高め，消化を促進し，腸を潤して排便を促す。豆乳は潤肺通腸。これらを合わせて大腸気滞を改善する。

4 血瘀体質

症状：性格は内向的，せっかち，忘れっぽい，体格は中肉か痩せ，顔色が暗い，目の周囲の色は黒い，あざが出やすい，しみがある，肌の乾燥，固定性の痛み，体内に腫塊，小腹が硬満，大便は順調か黒い便，小便は順調。[女性の場合]月経が遅れる，出血量が少ない，出血色が黒い・固まりがある，月経痛，子宮筋腫，卵巣腫瘍，不妊症。[舌・脈]舌質紫暗・瘀点・瘀斑，舌の裏の血管が拡張・紫暗，脈細・渋・結代

立法：活血化瘀

方剤：血府逐瘀湯（『医林改錯』）桃仁12ｇ，紅花・当帰・生地黄・牛膝各9ｇ，赤芍薬・枳殻・甘草各6ｇ，川芎・桔梗各4.5ｇ，柴胡3ｇ

解説：桃仁・紅花は，破血活血によって化瘀止痛。赤芍薬・川芎は，活血によって化瘀止痛。牛膝は，活血通絡によって化瘀止痛。当帰は養血止痛。生地黄は清熱涼血。枳殻・桔梗・柴胡は，気機の昇降を調節して行気活血。甘草は調和諸薬。

食材：チンゲン菜・甜菜・くわい・桃仁・酢・れんこん・空心菜・なす・馬蘭頭・黒きくらげ・槐花・おから・ヨモギ・そば・たまねぎ・らっきょう・なた豆・えんどう豆・蜜柑・オレンジ・ぶんたん・きんかん・茉莉花・玫瑰花・緑萼梅・うど・さくらんぼ・白花蛇・烏梢蛇・酒・にら・唐辛子・桂花・黒砂糖・鱺魚・鯢魚・マス・アジ・サケ・山椒・胡椒

中薬：三七・艾葉・鶏血藤・川芎・鬱金・姜黄・莪朮・丹参・紅花・沢蘭・王不留行・桃仁・益母草・月季花・蘇木・橘皮・青皮・枳実・枳殻・仏手・香櫞・茘枝核・柿蒂・木香・大腹皮・独活・桑枝・威霊仙・狗脊・桑寄生・続断・五加皮・木瓜・肉桂・乾姜・小茴香・丁香

薬膳処方：チンゲン菜とたまねぎの炒めもの・紅花あんかけ

材料：チンゲン菜1株，たまねぎ1/2個，紅花1ｇ，きくらげ5ｇ，唐辛子1本，生姜の薄切り5枚，にんにく3かけ，ねぎ5cm，サラダ油大さじ1，紹興酒大さじ1，塩少々，ラー油少々，片栗粉小さじ1

作り方：①たまねぎを半月に切る。きくらげを水で戻す。
　　　　②鍋にたっぷりの水と唐辛子・生姜・にんにく・ねぎを入れて沸騰させ，チンゲン菜の茎から湯通しする。チンゲン菜の茎と葉を分けて，一口大に切る。
　　　　③紅花を②の湯100mlに浸ける。冷めたら片栗粉を加える。
　　　　④フライパンを熱し，たまねぎを炒めてから，②・きくらげ・紹興酒を加える。塩・ラー油で味を調え，③を入れて，とろみをつける。

説明：チンゲン菜は，活血化瘀の食材であるが，寒涼性のため，唐辛子・生姜・にんにく・ねぎを入れた湯を使って湯通しする。味付けの紹興酒・ラー油も，辛味，温性で，チンゲン菜の活血作用を高める。紅花・きくらげは活血作用を高める。たまねぎは理気消食に働く。

第5章　体質を改善する薬膳

［薬膳処方の考え方］

　血瘀体質を改善する食薬を選ぶ際には，活血化瘀類の食薬を勧める。特に温かい環境で血脈と経絡の血流がよくなるため，食薬の性質としては温性・熱性の食薬を選ぶ。また，辛味・苦味の食薬を選び，理気類・祛風湿類・温裏類の食薬も加えて，血流を促進する。

　調理方法としては，温かい料理で，粥・スープ・辛い料理・炒めもの・揚げもの・焼きもの・蒸しものを勧める。

［臓腑との関連で現れる血瘀体質］

①心血瘀阻体質（血脈を主る心の血流がスムーズに流れず滞りやすい体質）

症状：心悸，怔忡，胸悶，心臓周囲および腕・背中に針で刺したような痛み，舌質紫紺・瘀斑，脈細・渋・結代あるいは突然の痛み，暖めるとよくなる

分析：50歳以降，肥満・加齢によって胸部にある心と肺の血流が弛緩・停滞する状態になり，痛みの症状が現れる。温めると血流の渋滞が緩和され，痛みが緩和される。

立法：活血化瘀・温通心脈

方剤：当帰四逆湯（『傷寒論』）当帰9g，白芍薬12g，桂枝9g，細辛6g，甘草3g，通草6g，大棗9g

解説：温性で心経に入る当帰は，養血すると同時に，辛味によって活血止痛する。白芍薬は養血止痛で，同時に甘草と組み合わせると痛み止めの効果がある。心経に入る辛味の桂枝・細辛は，温経通陽により化瘀止痛。祛湿利尿の通草は，血脈中の湿滞を取り除く。甘草・大棗は調和諸薬。

食材：くわい・桃仁・れんこん・おから・たまねぎ・唐辛子・桂花・酢・酒

中薬：川芎・鬱金・丹参・紅花・桃仁・益母草・枳実・大腹皮・肉桂・乾姜

薬膳処方：紅花川芎酒

材料：紅花10g，川芎15g，当帰15g，桂枝10g，酒500ml

作り方：酒に材料を入れる。2週間後から飲める。

説明：紅花は，辛味・甘味，温性で，心・肝経に入って活血化瘀・温経止痛の働きをもつ。川芎は，辛味・甘味・微苦，温性で，肝・胆・心包経に入り，活血行気による痛み止めの働きがある。辛味で温性の当帰・桂枝は，養血活血・温経通陽による止痛。辛味，温熱性で，心・肝・肺・胃経に入る酒と合わせて，活血化瘀・通絡の作用を強めて心経を温め，活血行気止痛に働かせる。

②瘀血頭痛体質（瘀血によって起こる慢性の頭痛が現れやすい体質）

症状：慢性の頭痛，偏頭痛，いつも同じところが痛む，温めると緩和する，めまい，抜け毛，顔色が青紫色，忘れっぽい，舌質紫紺・瘀斑，脈細・渋・弦

立法：活血化瘀・通竅止痛

方剤：通竅活血湯（『医林改錯』）赤芍薬・川芎各3g，桃仁・紅花各9g，老葱3本，生

姜9g，去核紅棗7個，麝香0.16g，黄酒250g

解説：赤芍薬・川芎は，活血によって化瘀止痛。桃仁・紅花は，破血活血によって化瘀止痛。老葱・生姜は，通陽によって化瘀止痛。麝香・黄酒は開竅行気・活血止痛。紅棗は調和諸薬。

食材：チンゲン菜・甜菜・くわい・桃仁・酢・れんこん・馬蘭頭・槐花・ヨモギ・たまねぎ・きんかん・茉莉花・玫瑰花・緑萼梅・うど・さくらんぼ・白花蛇・烏梢蛇・酒・にら・唐辛子・桂花・黒砂糖・山椒

中薬：三七・艾葉・鶏血藤・川芎・鬱金・姜黄・莪朮・丹参・紅花・沢蘭・王不留行・桃仁・益母草・月季花・木青皮・枳実・枳殻・仏手・香櫞・荔枝核・独活・桑枝・威霊仙・狗脊・桑寄生・続断・五加皮・木瓜・肉桂・乾姜・小茴香・丁香

薬膳処方：サケのにら焼き焼き・ねぎ添え

材料：サケ2切れ，にら2本，三七・川芎各6g，長ねぎ2本，唐辛子2本，生姜の薄切り10枚，紹興酒大さじ1，醬油大さじ1，塩・ごま油大さじ1，片栗粉適量

作り方：①鍋に三七・川芎と水200mlを入れ，30分浸けてから30分煎じて濾し，薬液50mlを取る。冷ましてから紹興酒・醬油を加える。

②にらをみじん切りにして，①に入れて混ぜる。サケを入れて1時間浸ける。

③長ねぎを洗い，外側の皮をむき，5cmの長さに切る。

④フライパンを熱し，ごま油・生姜・唐辛子を入れて香りを出す。②のサケを取り出し，水分を取って片栗粉を付けてからフライパンに入れ，両面を焼く。その横に長ねぎを並べて，蓋をして両面を焼く。塩をふる。

説明：温裏類のサケは，気と血を補益し，にら・三七・川芎と合わせると活血化瘀の作用も増強される。辛味で温性の長ねぎは，通陽散寒の働きがあり，陽気のめぐりを促進し，経脈に停滞する寒気を取り除き，体を温める。これによって血流もよくなり，痛みが緩和される。辛味で温性の生姜と，辛味で熱性の唐辛子を組み合わせると，温める力がさらに強まり，血流が促進され，活血化瘀・通竅止痛に働く。

③瘀滞胞宮体質（瘀血によって起こる月経痛・不妊症が現れやすい体質）

症状：月経前後の冷え，月経痛，温めると痛みは緩和される，月経が遅れる，出血量が少ない，出血色が青紫・固まりがある，腹部の冷え・疼痛・温めるとよくなる，不妊症，舌質淡白・瘀斑，舌苔白，脈沈・緊

立法：温陽祛寒調経

方剤：①温経湯（『婦人大全良方』）当帰・川芎・肉桂・酢炒莪朮・牡丹皮各6g，人参・牛膝・甘草各9g

②生化湯（『傅青主女科』）全当帰24g，川芎9g，桃仁6g，炮乾姜2g，炙甘草2g

解説：両方剤中の川芎は，活血によって化瘀止痛。当帰は養血止痛。桃仁・莪朮は，破血活血によって化瘀止痛。牛膝は，活血通絡によって化瘀止痛。肉桂・炮乾姜は，温

第5章　体質を改善する薬膳

経通陽によって化瘀止痛。牡丹皮は清熱涼血・活血。補益の人参と甘草は脾気を補養し，また炙甘草は調和諸薬。

食材：チンゲン菜・空心菜・れんこん・なす・甜菜・くわい・槐花・黒きくらげ・玫瑰花・緑萼梅・小茴香・桂花・鱧魚・鯢魚・サケ・アジ・マス・黒砂糖・にら・韮子・唐辛子・ピーマン

中薬：三七・紅花・当帰・川芎・牛膝・艾葉・桃仁・姜黄・莪朮・月季花・凌霄花・橘皮・香櫞・仏手・薤白・なた豆・茘枝核・烏薬・厚朴・香附子・肉桂・乾姜・高良姜・花椒・胡椒・蓽撥・丁香

薬膳処方：薬味羊肉スープ

材料：ラム肉200ｇ，生姜50ｇ，チンゲン菜1株，にら1本，にんじん1/3本，ねぎ5ｃｍ，唐辛子1本，紹興酒大さじ1，醤油大さじ1，塩少々，薬味（当帰12ｇ，肉桂・小茴香各3ｇ，花椒・丁香各2ｇ，八角1かけ）

作り方：①土鍋に水800ccと薬味を入れ，蓋をして，40分おいてから強火で沸騰させ，さらに中火で煎じ，濾して薬液を取る。

②チンゲン菜を一口大に切る。ラム肉・にんじんは食べやすい大きさに切る。にらを2cmの長さに切る。

③土鍋に①の薬液を入れて沸騰させ，ねぎ・生姜・唐辛子・チンゲン菜・にんじんを入れて10分煮る。そこにラム肉・紹興酒・醤油を加えてやわらかくなるまで煮て，最後に塩で味を調える。

説明：この薬膳は，当帰生姜羊肉湯（当帰60ｇ，生姜120ｇ，羊肉500ｇ）という，古くから伝承されている有名な薬膳処方の1つである。当帰は養血・活血の働きに優れ，婦人の養生・月経の調節によく使う中薬である。辛味で温性の当帰は，養血活血・温経通陽によって月経痛・産後の腹痛を改善する。辛味で温性の生姜は，体を温めながら料理の味を調節する。甘味で温性の羊肉は，虚弱な体質を温めて補い，当帰の養血活血・温経通陽の働きと生姜の散寒の働きを補強する。合わせて温陽祛寒調経の立法を達成する。

④瘀阻経脈体質（瘀血によって起こる関節痛・筋肉痛が現れやすい体質）

症状：筋肉・関節の痛み，腰痛，足膝の痛み，肢体の冷え・重たい感じ，舌質淡白・瘀斑，舌苔白，脈沈・緊

立法：活血化瘀・通絡止痛

方剤：①身痛逐瘀湯（『医林改錯』）秦艽・羌活・香附子各3ｇ，川芎・没薬・炒五霊脂・地竜・甘草各6ｇ，桃仁・紅花・牛膝・当帰各9ｇ

②補陽還五湯（『医林改錯』）黄耆120ｇ，当帰尾6ｇ，赤芍薬5ｇ，川芎・桃仁・地竜・紅花各3ｇ

解説：両方剤中の当帰・川芎・桃仁・紅花・赤芍薬は，活血によって化瘀止痛。牛膝は，活血化瘀で，腰・足の症状を緩和する。秦艽・羌活は，温経通陽によって化瘀止痛。

没薬・香附子・五霊脂・地竜は，行気活血・通絡止痛。補気の黄耆は気を生じて強くしてから血流を促進する。甘草は調和諸薬。

食材：チンゲン菜・空心菜・れんこん・なす・甜菜・くわい・槐花・黒きくらげ・ハマナス・梅の花・うど・えんどう豆・小茴香・桂花・鰱魚・鮸魚・サケ・アジ・マス・黒砂糖・にら・韮子・唐辛子・ピーマン・酢・酒

中薬：三七・紅花・当帰・川芎・牛膝・桃仁・姜黄・莪朮・王不留行・月季花・凌霄花・橘皮・香櫞・仏手・薤白・刀豆・厚朴・香附子・木瓜・威霊仙・狗脊・桑寄生・続断・五加皮・白花蛇・烏梢蛇・艾葉・肉桂・乾姜・高良姜・花椒・胡椒・蓽撥・丁香

薬膳処方：姜黄・紅花入りうどとエビの炒めもの

材料：うど1本，エビ4尾，姜黄粉末1g，紅花1g，ピーマン1個，唐辛子1本，生姜の薄切り5枚，ねぎ10cm，紹興酒小さじ2，塩・胡椒各少々，片栗粉適量，サラダ油大さじ1，ごま油小さじ1

作り方：①紅花をから煎りして粉末にする。
②エビの背わたを取り，きれいに洗い，①・姜黄粉末・塩・胡椒・紹興酒・片栗粉で下味をつける。
③うどの皮をむき，ピーマンの種を取り，それぞれ1cmの大きさのさいの目に切る。生姜・ねぎをみじん切りにする。
④フライパンを熱し，サラダ油を入れて生姜を炒め，②を炒めてから取り出す。
⑤同じフライパンにサラダ油を入れ，唐辛子・ピーマン・うどを入れて炒め，④を加え，ねぎを入れ，塩・ごま油で味を調える。

説明：筋肉・関節・骨は血流によって営養されるほか，肝は筋を主り，腎は骨を主り，脾は筋肉を主る。エビは，甘味，温性で，肝・腎・脾・肺経に入り，肝腎を温め補うことによって筋肉・関節・腰・足膝の痛みを緩和する。うどは，辛味・苦味，微温性で，肝・腎経に入り，肝腎を補い，祛風と除湿によって筋肉・骨を温め，補益する。姜黄・紅花は，経脈を温め，血流を促し，痛みを緩和する。

複合体質

1 気血両虚体質

症状：性格は内向的・もの静か，痩せる，顔色が淡白・黄色，爪の色が薄い，無気力，疲れやすい，声が小さい，息切れ，汗をかく，めまい，立ちくらみ，忘れっぽい，目と皮膚の乾燥，肢体が痺れる，睡眠が浅い，多夢，動悸，食欲が少ない，温かいものを好む，腹脹，筋肉がたるむ，むくみ，軟便か下痢か便秘しやすい，頻尿。［女性の場合］月経が遅れることが多い，出血量が少ないか多い，出血色が薄い，月経痛，不妊症。［舌・脈］舌質淡白，舌体胖，舌辺歯痕，舌苔白，脈虚・緩・細・無力

立法：補気養血

方剤：帰脾湯（『正体類要』）白朮・当帰・白茯苓・炒黄耆・遠志・龍眼肉・人参・炒酸棗仁各3g，木香1.5g，炙甘草1g，煎じるときに生姜・大棗

解説：人参・黄耆は，脾・肺経に入って補脾益肺・生津止渇・安神増智し，脾気・肺気の不足を補う。白朮は，補気健脾・燥湿利水・止汗安胎。炙甘草は，補脾益気・潤肺止咳・緩急止痛・緩和薬性。当帰は，補血活血・止痛・潤腸。龍眼肉は，補益心脾・養心安神。酸棗仁と遠志は，養心安神斂汗。木香は，行気調中止痛。大棗は，補中益気・養血安神・緩和薬性。生姜は大棗と合わせると，脾胃を調和し，温める。

食材：うるち米・もち米・オートミール・長いも・じゃがいも・かぼちゃ・さつまいも・カリフラワー・キャベツ・いんげん豆・長ささげ・白豆・しいたけ・霊芝・栗・桃・牛肉・豚足・豚の胃袋・豚マメ・鶏肉・ガチョウ肉・鳩肉・ウズラ肉・ドジョウ・ウナギ・田ウナギ・サバ・タチウオ・カツオ・マナガツオ・スズキ・ナマズ・イシモチ・イワシ・タラ・サメ・ローヤルゼリー・蜂蜜・水飴・にんじん・ほうれん草・落花生・リュウガン・ぶどう・ライチ・豚レバー・豚ハツ・イカ・タコ・赤貝

中薬：吉林人参・党参・太子参・西洋参・紅景天・白朮・黄耆・山薬・甘草・大棗・当帰・熟地黄・何首烏・白芍薬・阿膠

薬膳処方：じゃがいもとにんじんの煮もの

材料：じゃがいも（中）1個，にんじん100g，干しぶどう15g，たまねぎ1/4個，茹でたグリーンピース30g，醤油大さじ1，サラダ油大さじ1，塩少々

作り方：①じゃがいもとにんじんの皮をむき，乱切りにする。たまねぎをみじん切りにする。干しぶどうは水で戻す。
②鍋を熱し，サラダ油を入れて，たまねぎを炒めてからじゃがいもとにんじんを入れ，表面が少しかたくなり黄色になるまで炒める。
③醤油と適量の水を②に入れ，蓋をして，じゃがいもとにんじんがやわらかくなるまで煮る。グリーンピース・干しぶどうを加えて，塩で味を調える。

説明：日常的な食材であるじゃがいもとにんじんを使った薬膳で，じゃがいもが補気，にんじん・ぶどうが養血に働き，これらを合わせて気血両虚の症状を改善する。たまねぎとグリーンピースは，理気で補気養血の働きを高める。

2 気陰両虚体質

症状：のぼせ，暑がり，めまい，耳鳴り，忘れっぽい，無気力，疲れやすい，声が小さい，息切れ，汗をかく，咽の渇き，唾が少ない，手足の裏が熱い，寝つきが悪い，食欲が少ない，腹脹，むくみ

立法：補気滋陰

方剤：炙甘草湯（『傷寒論』）炙甘草12g，生姜9g，桂枝9g，人参6g，生地黄50g，阿膠6g，麦門冬10g，麻子仁10g，大棗10枚

解説：方剤中の生地黄は滋陰養血。阿膠・麦門冬・麻子仁は，地黄を助けて滋陰養血し，

陰虚体質を改善する。麻子仁は，大腸を潤し，排便を促す。炙甘草・人参・大棗は，心・脾気を補って気虚を改善する。生姜と桂枝は，温通血脈。

食材：うるち米・もち米・オートミール・長いも・じゃがいも・かぼちゃ・さつまいも・カリフラワー・キャベツ・いんげん豆・長ささげ・白豆・しいたけ・霊芝・栗・桃・牛肉・豚足・豚の胃袋・豚マメ・鶏肉・ガチョウ肉・鳩肉・ウズラ肉・ドジョウ・ウナギ・田ウナギ・サバ・タチウオ・カツオ・マナガツオ・スズキ・ナマズ・イシモチ・イワシ・タラ・サメ・ローヤルゼリー・蜂蜜・水飴・こまつ菜・アスパラガス・松の実・黒ごま・白ごま・鶏卵・ウズラの卵・豚肉・鴨肉・烏骨鶏・亀肉・スッポン・アワビ・カキ・マテ貝・ムール貝・ホタテ貝・牛乳・チーズ・白きくらげ・いちご

中薬：吉林人参・党参・太子参・西洋参・紅景天・白朮・黄耆・山薬・甘草・大棗・麦門冬・百合・沙参・玉竹・黄精・枸杞子・女貞子・桑椹・石斛・亀板・鼈甲

薬膳処方：かぼちゃの茶碗蒸し

材料：蒸したかぼちゃ50ｇ，鶏ひき肉20ｇ，鶏卵1個，枸杞子5ｇ，鶏ガラスープ80ml（鶏ガラ1羽分・水を煮込み，スープを取る。その内の80mlを使う），牛乳100ml，塩少々

作り方：①鶏ガラからスープを作り，冷ましてから80mlを取る。
　　　　②牛乳，①と鶏卵，鶏ひき肉を合わせてよくかき混ぜる。枸杞子を少量の水で戻しておく。
　　　　③蒸したかぼちゃを潰し，①とよく混ぜ合わせて容器に入れる。
　　　　④③を強火で5分蒸し，火を止めて蒸らす。上から枸杞子を散らす。

説明：かぼちゃ・鶏肉は，補気類の食材で気を補ってその働きを高める。鶏卵・枸杞子・牛乳は，滋陰類の食材で，精血を滋養し，精神を安定させる。

3 気虚気鬱体質

症状：無気力，疲れやすい，汗をかきやすい，食欲が少ない，腹脹，むくみ，神経質・敏感，忘れっぽい，無表情，うつになりやすい，精神不安，息切れ，ため息，軟便か下痢，頻尿，尿漏れ。［女性の場合］月経不順，月経前の乳房痛，月経痛。［舌・脈］舌質淡白，舌体胖，舌辺歯痕，舌苔薄白，脈沈・細・弦

立法：補気解鬱

方剤：①四君子湯（『太平恵民和剤局方』）人参9ｇ，茯苓9ｇ，白朮9ｇ，炙甘草6ｇ
　　　②四逆散（『傷寒論』）柴胡・芍薬・炙枳実・炙甘草各6ｇ
　　　③異功散（『小児薬証直訣』）人参・茯苓・白朮・炙甘草・陳皮各等分

解説：四君子湯の人参は，脾・肺経に入って，脾気の補養に働き，肺気の不足も補う。白朮は，脾・胃経に入って益気健脾すると同時に，燥湿利水の働きもあり，脾気虚の食少・無気力・腹脹・下痢・自汗・むくみを改善する。茯苓は，脾に入って利水滲湿・健脾安神。炙甘草は，脾・肺・胃経に入って補脾益気する。

　　　　　四逆散の柴胡は，肝経に入って肝を疏泄し，鬱を解消して気のめぐりをよくし，痛みを止める。芍薬は養血柔肝。枳実は理気解鬱。炙甘草は補気和中・調和諸薬。両方剤にはともに甘草があるため，減量すべきである。
　　　　　異功散は，四君子湯に陳皮を加えた方剤である。陳皮は，理気類に属する食薬で，辛味・苦味，温性によって気のめぐりを促進し，脾胃の働きを調節し，気虚気滞による痰湿を改善する。

食材：うるち米・もち米・オートミール・長いも・じゃがいも・かぼちゃ・さつまいも・カリフラワー・キャベツ・いんげん豆・長ささげ・白豆・しいたけ・霊芝・栗・桃・牛肉・豚足・豚の胃袋・豚マメ・鶏肉・ガチョウ肉・鳩肉・ウズラ肉・ドジョウ・ウナギ・田ウナギ・サバ・タチウオ・カツオ・マナガツオ・スズキ・ナマズ・イシモチ・イワシ・タラ・サメ・ローヤルゼリー・蜂蜜・水飴・そば・たまねぎ・らっきょう・なた豆・えんどう豆・蜜柑・オレンジ・ぶんたん・きんかん・ジャスミン・ハマナス・梅の花

中薬：吉林人参・党参・太子参・西洋参・紅景天・白朮・黄耆・山薬・甘草・大棗・橘皮・青皮・枳実・枳殻・仏手・香櫞・荔枝核・柿蒂・木香・大腹皮

薬膳処方：雑穀陳皮スープ

材料：雑穀30ｇ，蜜柑の皮3ｇ，鶏ひき肉30ｇ，山いも20ｇ，えんどう豆40ｇ，たまねぎ１／２個，みょうが１個，醬油小さじ１，サラダ油小さじ２，塩・胡椒各少々，薬液（陳皮10ｇ，枳殻10ｇ）

作り方：①土鍋に枳殻・陳皮と水500mlを入れ，30分浸けてから20分煎じる。濾して薬液を取る。

　　　　②鶏ひき肉に醬油・胡椒を入れてよく混ぜる。山いもの皮をむいて１cm角のさいの目に切る。蜜柑の皮の内側の白い部分を取り除き，みじん切りにする。たまねぎをさいの目に切る。みょうがを細切りにする。

　　　　③フライパンにサラダ油を入れ，たまねぎが透明になるまで炒め，鶏ひき肉を加えてさらに炒め，塩味をつける。

　　　　④薬液に雑穀を入れて煮る。途中で，山いも・えんどう豆を加えて煮る。できあがる５分前に③を加え，煮立てる。最後に蜜柑の皮を散らし，塩・胡椒で味を調える。

説明：異功散を真似て，人参・白朮・甘草の代わりに雑穀・山いも・鶏肉で補気し，茯苓の代わりにえんどう豆を使い，蜜柑の皮と陳皮・枳殻で気のめぐりを促進する。たまねぎは，辛味で温性をもち，理気に最も相応しい食材である。たまねぎと同じ辛味で温性のみょうがを一緒に使って，気のめぐりをさらに促進させる。

4　気虚血瘀体質

症状：顔色が淡白・黄色，無気力，せっかち，顔色が暗い，目の周囲の色は黒い，あざが

出やすい，しみがある，肌の乾燥，めまい，疲れやすい，声が低い，息切れ，汗をかく，筋肉がたるむ，食欲が少ない，腹脹，軟便か下痢，頻尿。［女性の場合］月経不順，出血量が多い，出血色が薄い・固まりがある，月経痛，不妊症。［舌・脈］舌質淡白・瘀点，舌体胖，舌辺歯痕，舌苔白，脈虚・緩・細・渋

立法：補気活血化瘀

方剤：①四君子湯（『太平恵民和剤局方』）人参9ｇ，茯苓9ｇ，白朮9ｇ，炙甘草6ｇ
　　　②生化湯（『傅青主女科』）全当帰24ｇ，川芎9ｇ，桃仁6ｇ，炮乾姜2ｇ，炙甘草2ｇ

解説：四君子湯の人参は，脾・肺経に入って，脾気の補養に働き，肺気の不足も補う。白朮は，脾・胃経に入って益気健脾すると同時に，燥湿利水の働きもあり，脾気虚の食少・無気力・腹脹・下痢・自汗・むくみを改善する。茯苓は，脾に入って利水滲湿・健脾安神。炙甘草は，脾・肺・胃経に入って補脾益気する。

　　　生化湯の当帰は，養血止痛。川芎は，活血による化瘀止痛。桃仁は，破血活血による化瘀止痛。炮乾姜は，温経通陽による化瘀止痛。炙甘草は，補気潤肺和中・調和諸薬。

食材：うるち米・もち米・オートミール・長いも・じゃがいも・かぼちゃ・さつまいも・カリフラワー・キャベツ・いんげん豆・長ささげ・白豆・しいたけ・霊芝・栗・桃・牛肉・豚足・豚の胃袋・豚マメ・鶏肉・ガチョウ肉・鳩肉・ウズラ肉・ドジョウ・ウナギ・田ウナギ・サバ・タチウオ・カツオ・マナガツオ・スズキ・ナマズ・イシモチ・イワシ・タラ・サメ・ローヤルゼリー・蜂蜜・水飴・チンゲン菜・空心菜・れんこん・なす・甜菜・くわい・槐花・黒きくらげ・酒・酢

中薬：吉林人参・党参・太子参・西洋参・紅景天・白朮・黄耆・山薬・甘草・大棗・丹参・三七・紅花・当帰・川芎・赤芍薬・牛膝・益母草・艾葉・桃仁・鬱金・姜黄・莪朮・月季花・凌霄花

薬膳処方：鶏もも肉の三七焼き

材料：鶏もも肉1枚，三七粉3ｇ，チンゲン菜1株，きくらげ5ｇ，にんにく1かけ，紹興酒・醬油各小さじ2，塩少々，ラー油・ごま油各小さじ1，胡椒少々，サラダ油適量，小麦粉少々

作り方：①鶏もも肉の表皮をフォークで数ヵ所刺しておく。すりおろしたにんにく・紹興酒・醬油・三七粉・胡椒をボールに入れ，鶏肉を加えてよくもんで1時間おく。
　　　　②きくらげを水で戻して湯通しする。チンゲン菜は湯通ししてから一口大に切る。
　　　　③ボールに②，塩，ラー油・ごま油を入れて和え，器に盛る。
　　　　④フライパンにサラダ油を入れ，①の鶏肉に小麦粉をふりたいて入れて，両面が黄色くなるまで焼く。鶏肉は食べやすい大きさに切り，③の器に盛る。

説明：補気の鶏肉と，活血化瘀の三七粉・チンゲン菜を合わせて，気虚血瘀体質の改善をはかる。

5 気虚痰湿体質

症状：脂っこいものや甘いものを好む，肥満の体格，めまい，忘れっぽい，眠い，声が小さい，息切れ，多汗，痰が多い，口中が粘膩，無気力，疲れやすい，食欲が少ない，腹脹，むくむ，身体が重たい，たるむ，胸がつかえる，舌質淡，舌苔白膩，脈滑

立法：補気健脾・燥湿祛痰

方剤：①四君子湯（『太平恵民和剤局方』）人参9ｇ，茯苓9ｇ，白朮9ｇ，炙甘草6ｇ
　　　②二陳湯（『太平恵民和剤局方』）半夏・陳皮各15ｇ，白茯苓9ｇ，炙甘草4.5ｇ，煎じるときに生姜7片，烏梅1個

解説：四君子湯の人参は，脾・肺経に入って，脾気の補養に働き，肺気の不足も補う。白朮は，脾・胃経に入って益気健脾すると同時に，燥湿利水の働きもあり，脾気虚の食少・無気力・腹脹・下痢・自汗・むくみを改善する。茯苓は，脾に入って利水滲湿・健脾安神。炙甘草は，脾・肺・胃経に入って補脾益気する。
　　　二陳湯の半夏は，辛味，温性で，燥湿化痰。陳皮は理気燥湿。茯苓は祛湿利尿，炙甘草は薬性調和・潤肺和中。

食材：うるち米・もち米・オートミール・長いも・じゃがいも・かぼちゃ・さつまいも・カリフラワー・キャベツ・いんげん豆・長ささげ・白豆・しいたけ・霊芝・栗・桃・牛肉・豚足・豚の胃袋・豚マメ・鶏肉・ガチョウ肉・鳩肉・ウズラ肉・ドジョウ・ウナギ・田ウナギ・サバ・タチウオ・カツオ・マナガツオ・スズキ・ナマズ・イシモチ・イワシ・タラ・サメ・ローヤルゼリー・蜂蜜・水飴・ナズナ・菊いも・金針菜・萵苣（チシャ）・とうがん・白うり・コイ・フナ・ハモ・シラウオ・ハマグリ・あずき・黒豆・大豆・そら豆・はと麦・とうもろこし・すもも・とんぶり・のり・昆布・クラゲ・アサリ・黒くわい・里いも・たけのこ・へちま・からし菜・春菊・豚の肺・豆乳・甜杏仁・ぎんなん・羅漢果・梨・柿・びわ

中薬：吉林人参・党参・太子参・西洋参・紅景天・白朮・黄耆・山薬・甘草・大棗・藿香・佩蘭・菖蒲・砂仁・白豆蔲・草豆蔲・草果・茯苓・車前子・茵蔯蒿・葫蘆・通草・灯心草・冬瓜皮・冬瓜子・玉米鬚・白芥子・貝母・竹筎・海蛤殻・瓦楞子・胖大海・旋覆花・桔梗・杏仁・蘇子・萊菔子・栝楼・枇杷葉

薬膳処方：カツオの揚げもの

材料：刺身用カツオ100ｇ，茯苓粉・はと麦粉各大さじ1，サラダ油大さじ1，にんにく1かけ，生姜の薄切り3枚，醬油大さじ1，料理酒大さじ1，砂糖小さじ1

作り方：①にんにくをすりおろす。生姜をみじん切りにする。
　　　②ボールに①，茯苓粉・はと麦粉，醬油・料理酒・砂糖を入れて，混ぜ合わせる。
　　　③カツオを②に入れて1時間浸ける。
　　　④フライパンを熱し，③を両面が黄色くなるまで焼く。

説明：補気類のカツオは，腎と脾を補いながら健脾利尿作用ももつため，気虚によって生じる痰湿体質を改善する。

6 陽虚痰湿体質

症状：顔色が晄白，顔の浮腫，目の周囲の色が暗い，四肢・腰・足の冷え，足腰がだるい・疼痛，めまい，気力がない，性機能の低下，体が重たい，胸がつかえる，痰が多い，口中が粘膩，眠い，下痢しやすい，頻尿。［女性の場合］月経不順，出血量が多い，出血色が薄い，月経痛，不妊症。［舌・脈］舌質淡，舌体胖大，舌辺歯痕，舌苔白膩，脈沈・遅・滑

立法：補気温陽・化湿祛痰

方剤：①理中湯（『傷寒論』）人参9ｇ，白朮9ｇ，乾姜9ｇ，炙甘草6ｇ
　　　②二陳湯（『太平恵民和剤局方』）半夏・陳皮各15ｇ，白茯苓9ｇ，炙甘草4.5ｇ，煎じるときに生姜7片，烏梅1個

解説：理中湯の人参は，脾・胃経に入って，脾気を強く補う。白朮は，脾気を補いながら脾の運化を促進し，消化を助ける。乾姜は，臓腑を温め，冷えを取り除く。炙甘草は，気を補いながら薬効を調和する。

　　　二陳湯の半夏は，辛味，温性で，燥湿化痰。陳皮は理気燥湿。茯苓は滲湿健脾。炙甘草は薬性調和・潤肺和中。

食材：くるみ・エビ・ナマコ・イワナ・羊肉・犬肉・鹿肉・熊肉・スズメ・海馬・うるち米・もち米・オートミール・長いも・じゃがいも・かぼちゃ・さつまいも・カリフラワー・キャベツ・いんげん豆・長ささげ・白豆・しいたけ・霊芝・栗・桃・牛肉・豚足・豚の胃袋・豚マメ・鶏肉・ガチョウ肉・鳩肉・ウズラ肉・ドジョウ・ウナギ・田ウナギ・サバ・タチウオ・カツオ・マナガツオ・スズキ・ナマズ・イシモチ・イワシ・タラ・サメ・ローヤルゼリー・蜂蜜・水飴・にら・韮子・唐辛子・ピーマン・桂花・花椒・胡椒・黒砂糖・鰱魚・鯰魚・サケ・アジ・マス・ナズナ・菊いも・金針菜・萵苣（チシャ）・とうがん・白うり・コイ・フナ・ハモ・シラウオ・ハマグリ・あずき・黒豆・大豆・そら豆・はと麦・とうもろこし・すもも・とんぶり・のり・昆布・クラゲ・アサリ・黒くわい・里いも・たけのこ・へちま・からし菜・春菊・豚の肺・豆乳・甜杏仁・ぎんなん・羅漢果・梨・柿・びわ

中薬：冬虫夏草・鹿茸・肉蓯蓉・淫羊藿・杜仲・益智仁・菟絲子・蛤蚧・紫河車・吉林人参・党参・太子参・西洋参・紅景天・白朮・黄耆・山薬・甘草・大棗・乾姜・高良姜・肉桂・丁香・小茴香・蓽撥・藿香・佩蘭・菖蒲・砂仁・白豆蔲・草豆蔲・草果・茯苓・車前子・茵蔯蒿・葫蘆・通草・灯心草・冬瓜皮・冬瓜子・玉米鬚・白芥子・貝母・竹筎・海蛤殻・瓦楞子・胖大海・旋覆花・桔梗・杏仁・蘇子・莱菔子・栝楼・枇杷葉

薬膳処方：エビ入りもち米粥

材料：もち米80ｇ，エビ2本，かぼちゃ50ｇ，にら1本，とうもろこし粒20ｇ，生姜の薄切り3枚，くるみ15ｇ，醤油小さじ1，紹興酒小さじ1，塩少々

作り方：①かぼちゃをさいの目に切る。にら・生姜をみじん切りにする。エビの殻と背わたを取り，1cmの大きさに切り，醤油・紹興酒・生姜と混ぜる。

②洗ったもち米・水700mlを鍋に入れて粥を炊く。途中，かぼちゃ・エビ・とうもろこし粒・生姜を加える。できあがる前に，にら・塩を入れる。

③粥を盛り，その上に炒って刻んだくるみをおく。

説明：助陽類のエビ・くるみは，補腎壮陽によって陽虚を改善する。温性で補気するもち米・かぼちゃは，助陽作用を高める。にら・生姜・酒は，辛味，温性で，気のめぐりを促進し，痰湿を取り除く。とうもろこしは平性で健脾利湿によって痰湿も取り除く。

7 血虚血瘀体質

症状：性格は内向的・もの静か，痩せる，顔色が蒼白・黄色，唇色が淡白，顔色が暗い，目の周囲の色が黒い，あざが出やすい，めまい，立ちくらみ，目・皮膚の乾燥，四肢の痺れ，爪の色が薄い，睡眠が浅い，多夢，動悸，温かいものを好む，便秘しやすい，小便順調。[女性の場合] 月経が遅れる，出血量が少ない，出血色が薄い・固まりがある，月経痛，不妊症。[舌・脈] 舌質淡白・瘀点，舌の裏の血管が拡張・紫暗，舌苔白，脈細・無力・渋

立法：補血活血化瘀

方剤：桃紅四物湯（『医宗金鑑』）当帰・赤芍薬各9g，生地黄15g，川芎・紅花各3～9g，桃仁6～9g

解説：桃仁・紅花は，破血活血によって化瘀止痛。赤芍薬・川芎は，活血によって化瘀止痛。当帰は養血止痛。生地黄は清熱涼血。

食材：にんじん・ほうれん草・落花生・リュウガン・ぶどう・ライチ・豚レバー・豚ハツ・豚足・イカ・タコ・赤貝・チンゲン菜・たまねぎ・甜菜・くわい・ハマナス・酢

中薬：当帰・熟地黄・芍薬・何首烏・阿膠・龍眼肉・三七・艾葉・鶏血藤・川芎・赤芍薬・鬱金・姜黄・莪朮・丹参・紅花・沢蘭・王不留行・桃仁・牛膝・益母草・月季花・凌霄花・蘇木

薬膳処方：豚足の当帰・紅花煮込み

材料：豚足1本，当帰6g，紅花2g，生落花生50g，赤ワイン200ml，醤油大さじ2，黒酢大さじ1，胡麻油小さじ2，塩適量

作り方：①当帰・紅花を水200mlに30分浸けてから，弱火で30分煎じ，濾す。

②落花生をやわらかくなるまで煮る。

③深い鍋にタップリの水・豚足，醤油，赤ワインを入れ，沸騰させてから蓋をして火が通るまで煮る。最後に黒酢と胡麻油・塩で味を整える。

④豚レバーを薄切りにして盛り，落花生を添える。

説明：補血の豚足と落花生は養血潤膚。当帰は，補血によって活血と同時に潤腸作用をもち，血虚の便秘を改善する。紅花は，活血祛瘀によって痛み止めができるため，血虚血瘀による月経不順・月経痛を改善する。補血のぶどうによって作られる赤ワインは，経絡の通りをよくし，瘀血を改善する。

8 陰虚血瘀体質

症状：性格はせっかち，痩せる，体格は中肉か痩せ，目の周囲の色が黒い，あざが出やすい，しみがある，肌の乾燥，熱感，のぼせ，暑がり，めまい，耳鳴り，冷たいものを好む，唾が少ない，咽の渇き，手足の裏が熱い，寝つきが悪い，大便乾燥，尿色が黄色，尿量が少ない。［女性の場合］月経不順，出血量が少ない，出血の色が赤い・固まりがある，月経痛，不妊症。［舌・脈］舌質紅・乾燥・瘀点，舌苔少，脈弦・細・数・渋

立法：滋陰活血化瘀

方剤：①増液湯（『温病条弁』）玄参30ｇ，生地黄24ｇ，麦門冬24ｇ
　　　②桃紅四物湯（『医宗金鑑』）当帰・赤芍薬各9ｇ，生地黄15ｇ，桃仁6〜9ｇ，川芎・紅花各3〜9ｇ

解説：増液湯の玄参・生地黄・麦門冬は，滋陰清熱涼血によって生津養胃。
　　　桃紅四物湯の桃仁・紅花は，破血活血によって化瘀止痛。赤芍薬・川芎は，活血によって化瘀止痛。当帰は養血止痛。生地黄は清熱涼血。

食材：こまつ菜・アスパラガス・松の実・黒ごま・白ごま・鶏卵・ウズラの卵・豚肉・豚足・鴨肉・烏骨鶏・亀肉・スッポン・アワビ・カキ・マテ貝・ムール貝・ホタテ貝・牛乳・白きくらげ・いちご・チンゲン菜・空心菜・れんこん・なす・甜菜・くわい・槐花・黒きくらげ・酒・酢

中薬：麦門冬・百合・沙参・玉竹・黄精・枸杞子・女貞子・桑椹・石斛・亀板・鼈甲・丹参・三七・紅花・当帰・川芎・赤芍薬・牛膝・益母草・艾葉・桃仁・鬱金・姜黄・莪朮・月季花・凌霄花

薬膳処方：鬱金入りカキのスープ

材料：鬱金6ｇ，丹参6ｇ，カキ4個，ウズラのゆで卵2個，アスパラガス1本，こまつ菜1本，生姜の薄切り2枚，酒大さじ1，塩少々，片栗粉適量，ごま油小さじ1

作り方：①土鍋に鬱金・丹参と水500mlを入れ，30分浸けてから20分煎じて濾し，薬液を作る。
　　　②カキ・酒・塩・片栗粉を混ぜる。アスパラガスを輪切りにする。こまつ菜は湯通ししてから一口大に切る。生姜をみじん切りにする。
　　　③鍋に①の薬液を入れて沸騰させ，②とウズラのゆで卵を加えてひと煮立ちさせてから水溶き片栗粉でとろみをつけ，塩・ごま油で味を調える。

説明：寒性の鬱金・丹参は，熱を取りながら活血化瘀の働きをする。カキ・ウズラの卵・アスパラガス・こまつ菜は，滋陰養血しながら寧心安神。これらを合わせて，陰虚血瘀体質の改善をはかる。

第5章 体質を改善する薬膳

9 陰陽両虚体質

症状：体の上半身が熱い，のぼせ，暑がり，めまい，耳鳴り，目の周囲の色が暗い，手足・体の冷え，抜け毛が多い，寝つきが悪い，寝汗，温かいものを好む，咽の渇き，唾が少ない，むくみ，足腰の痛み，腹痛，朝方の下痢。［女性の場合］月経の不定期，出血量少，不妊症。［舌・脈］舌体胖大，歯痕，舌体乾燥，舌苔少。

立法：滋陰填精・益気壮陽

方剤：亀鹿二仙膠（『医便』）亀板 2,500 g，鹿角 5,000 g，人参 450 g，枸杞子 600 g

解説：鹿角は温腎壮陽・益精補血。亀板は填補精血・滋陰養血。人参は大補元気。枸杞子は補益肝腎・補養精血。これらを合わせて，気血兼養・陰陽併補。

食材：くるみ・エビ・ナマコ・イワナ・羊肉・犬肉・鹿肉・熊肉・スズメ・海馬・こまつ菜・アスパラガス・松の実・黒ごま・白ごま・鶏卵・ウズラの卵・豚肉・豚足・鴨肉・烏骨鶏・亀肉・スッポン・アワビ・カキ・マテ貝・ムール貝・ホタテ貝・牛乳・チーズ・白きくらげ・いちご

中薬：冬虫夏草・鹿茸・肉蓯蓉・淫羊藿・杜仲・益智仁・菟絲子・蛤蚧・紫河車・麦門冬・百合・沙参・玉竹・黄精・枸杞子・女貞子・桑椹・石斛・亀板・鼈甲

薬膳処方：党参入りエビとホタテのグラタン

材料：党参 30 g，エビ 8 尾，ホタテ貝 4 個，じゃがいも 1 個，ブロッコリー 60 g，マッシュルーム 5 個，たまねぎ小 1/2 個，バター大さじ 2，白ワイン大さじ 2，チーズ 50 g，塩・胡椒各少々，ホワイトソース（バター大さじ 3，小麦粉大さじ 4，牛乳カップ 2，生クリーム 1/4 カップ）

作り方：①ホワイトソースを作る。鍋にバターを入れて溶かし，小麦粉を入れて弱火でゆっくり炒める。鍋を火からおろし，牛乳を加えて，泡立て器でよく混ぜる。強火にかけ，煮立ったら中火にして混ぜながら 3〜4 分煮て，生クリームを加える。
②エビは背わたを取り，殻をむく。ホタテ貝は横半分に切る。じゃがいもを蒸してから皮をむき，一口大を切る。ブロッコリーを一口大に切り，かために茹でる。マッシュルームは縦半分に切り，たまねぎはみじん切りにする。党参を戻す。
③鍋にバター大さじ 1 を入れて溶かし，たまねぎを炒めてからエビを加えてさらに炒める。エビの色が赤くなったら，党参・ホタテ貝・マッシュルーム・ブロッコリーを入れて軽く炒め，白ワイン・塩・胡椒を加えて中火で 1 分ほど煮る。
④グラタン皿にオリーブ油（分量外）を塗り，じゃがいもと③をのせ，①をかけて，さらにチーズを切ってのせる。200 度のオーブンで 6〜7 分焼く。

説明：陽虚体質に用いる助陽類と，陰虚体質に用いる滋陰類の食薬を同時に使って，その分量でバランスをはかる。助陽のエビと補気のじゃがいも・ブロッコリー・マッシュルーム，温性のたまねぎ・白ワインを合わせて，陽気を補う。滋陰のホタテ貝・バター・チーズ・牛乳・生クリームを使って，陰虚を滋養する。これらを合わせて，陰陽両虚体質を改善する。

10 気鬱血瘀体質

症状：神経質・敏感，イライラする，忘れっぽい，無表情，うつになりやすい，怒りっぽい，精神不安，ため息，目の周囲の色が黒い，胸がつかえる，肌の乾燥，あざが出やすい，しみがある，痛み，腫塊，小腹が硬満。[女性の場合] 月経不順，月経前に乳房痛，月経痛，不妊症。[舌・脈] 舌質暗，舌色紫暗・瘀点，舌苔薄白，脈弦・細・渋

立法：理気活血

方剤：①四逆散（『傷寒論』）柴胡・芍薬・炙枳実・炙甘草各 6 g
　　　②生化湯（『傅青主女科』）全当帰 24 g，川芎 9 g，桃仁 6 g，炮乾姜 2 g，炙甘草 2 g

解説：四逆散の柴胡は，肝経に入り，肝を疏泄し，鬱を解消し，気のめぐりをよくして痛みを止める。芍薬は養血柔肝。枳実は理気解鬱。炙甘草は補気和中・調和諸薬の働きがある。

　　　生化湯の当帰は，養血活血の働きによって止痛する。川芎は，活血の働きによって化瘀止痛。桃仁は，破血活血の働きによって化瘀止痛。炮乾姜は，温経通陽の働きによって化瘀止痛。炙甘草は諸薬を調和する。

食材：そば・たまねぎ・らっきょう・なた豆・えんどう豆・蜜柑・オレンジ・ぶんたん・きんかん・茉莉花・玫瑰花・緑萼梅・チンゲン菜・甜菜・くわい・桃仁・酢・れんこん・空心菜・なす・馬蘭頭・黒きくらげ・槐花・おから・ヨモギ

中薬：橘皮・青皮・枳実・枳殻・薤白・仏手・香櫞・茘枝核・柿蒂・木香・香附子・大腹皮・三七・艾葉・鶏血藤・川芎・鬱金・姜黄・莪朮・丹参・紅花・沢蘭・王不留行・桃仁・益母草・月季花・蘇木

薬膳処方：金柑蕪と紅花の和えもの

材料：きんかん 2 個，かぶ 1 個，紅花 1 g，山楂子酢・ベニバナ油各大さじ 1，ラー油小さじ 1/2，塩・胡椒各少々

作り方：①かぶの皮をむき，縦 4 等分にしてから薄切りにする。きんかんをきれいに洗って薄切りにする。
　　　　②器に①と紅花・山楂子酢・ラー油・ベニバナ油・塩・胡椒を入れて，和える。

説明：紅花は，辛味，温性で，心・肝経に入り，経脈を温め，血流を促進する。山楂子は，酸味・甘味，微温性で，活血化瘀の作用がある。きんかんは，辛味・甘味，温性で，気のめぐりを促進する。消食類のかぶは，辛味・甘味・苦味，平性で，気を降ろしてめぐらせる。これらを合わせると，気滞血瘀の症状を緩和する。

11 気鬱痰湿体質

症状：肥満の体格，神経質・敏感，無表情，ため息，咽と胸がつかえる，多汗，口中が粘膩，痰が多い，腹脹，ガスが多い，下痢しやすい。[女性の場合] 月経が遅れる，月経痛，

第5章　体質を改善する薬膳

無月経，不妊症。［舌・脈］舌質淡，舌体胖大，舌苔白膩，脈弦・滑

立法：理気祛痰

方剤：①四逆散（『傷寒論』）柴胡・芍薬・炙枳実・炙甘草各6g

②二陳湯（『太平恵民和剤局方』）半夏・陳皮各15g，白茯苓9g，炙甘草4.5g，煎じるときに生姜7片，烏梅1個

解説：四逆散の柴胡は，肝経に入り，肝を疏泄し，鬱を解消し，気のめぐりをよくして痛みを止める。芍薬は養血柔肝。枳実は理気解鬱。

　　　二陳湯の半夏は，辛味，温性で，燥湿化痰。陳皮は理気燥湿。茯苓は滲湿健脾。炙甘草は補気和中・潤肺和中・調和諸薬。

食材：そば・たまねぎ・らっきょう・なた豆・えんどう豆・蜜柑・オレンジ・ぶんたん・きんかん・茉莉花・玫瑰花・緑萼梅・ナズナ・菊いも・金針菜・萵苣（チシャ）・とうがん・白うり・コイ・フナ・ハモ・シラウオ・ハマグリ・あずき・黒豆・大豆・そら豆・はと麦・とうもろこし・すもも・とんぶり・のり・昆布・クラゲ・アサリ・黒くわい・里いも・たけのこ・へちま・からし菜・春菊・豚の肺・豆乳・甜杏仁・ぎんなん・羅漢果・梨・柿・びわ

中薬：橘皮・青皮・枳実・枳殻・仏手・香櫞・荔枝核・柿蒂・木香・大腹皮・藿香・佩蘭・菖蒲・砂仁・白豆蔲・草豆蔲・草果・茯苓・車前子・茵蔯蒿・葫芦・通草・灯心草・冬瓜皮・冬瓜子・玉米鬚・白芥子・貝母・竹筎・海蛤殻・瓦楞子・胖大海・旋覆花・桔梗・杏仁・蘇子・莱菔子・栝楼・枇杷葉

薬膳処方：玫瑰陳皮薏苡仁茶

材料：玫瑰花2g，陳皮3g，はと麦15g，紅茶3g

作り方：①はと麦を，弱火でゆっくり，黄色になるまで煎る。

②鍋に①と水400mlを入れ，15分煎じる。

③急須にハマナス・陳皮・紅茶を入れて②を注ぎ，蓋をして蒸らす。

説明：理気の玫瑰花・陳皮は，それぞれ肝・脾・肺経に入り，行気作用によって鬱を解く。はと麦は，利水作用によって痰湿を取り除く。しかし，微寒の性質が邪魔になるため，ゆっくりと乾煎りにして，微寒の性質を緩和させる。紅茶と一緒に温めて飲む。

12　陽盛痰湿（湿熱）体質

症状：体格が強壮・肥満，呼吸があらい，多汗，にきび，食欲旺盛，冷たいものや脂っこいものを好む，身体が重たい，痰が多い，口中が粘膩，大便が臭い，排尿時の熱感・色が濃い。［女性の場合］月経不順，出血量が多い，出血色が赤い。［舌・脈］舌質紅，舌体胖大，舌苔黄，脈洪大・滑

立法：清熱祛痰

方剤：①清胃散（『脾胃論』）黄連6g，升麻9g，生地黄6g，当帰6g，牡丹皮9g

②二陳湯（『太平恵民和剤局方』）半夏・陳皮各15g，白茯苓9g，炙甘草4.5g，

煎じるときに生姜7片，烏梅1個
解説：清胃散の黄連は，心・肝・胃・大腸に入り，苦味と寒性により特に肝・胃の熱を瀉火解毒する。生地黄・牡丹皮は，滋陰涼血清熱。当帰は養血活血止痛。升麻は辛涼発散・清熱解毒。

　　　二陳湯の半夏は，辛味，温性で，燥湿化痰。陳皮は理気燥湿。茯苓は滲湿健脾。炙甘草は補気和中・潤肺和中・調和諸薬。

食材：あわ・きび・小麦・大麦・セロリ・せり・白菜・じゅん菜・マコモ・きゅうり・にがうり・ズッキーニ・トマト・豆腐・湯葉・緑豆・こんにゃく・すいか・バナナ・さとうきび・りんご・キウイフルーツ・梨・マンゴー・メロン・緑茶・シジミ・カラス貝・ドブ貝・カニ・ナズナ・菊いも・金針菜・萵苣（チシャ）・とうがん・白うり・コイ・フナ・ハモ・シラウオ・ハマグリ・あずき・黒豆・大豆・そら豆・はと麦・とうもろこし・すもも・とんぶり・のり・昆布・クラゲ・アサリ・黒くわい・里いも・たけのこ・へちま・からし菜・春菊・豚の肺・豆乳・甜杏仁・ぎんなん・羅漢果・梨・柿・びわ

中薬：知母・石膏・竹葉・淡竹葉・夏枯草・芦根・荷葉・山梔子・天花粉・生地黄・牡丹皮・紫草・板藍根・魚腥草・敗醬草・金銀花・連翹・蒲公英・馬歯莧・青果・車前子・茯苓・玉米鬚・通草・金銭草・海金沙・茵蔯蒿・葫芦・灯心草・冬瓜皮・冬瓜子・白芥子・貝母・竹筎・海蛤殼・瓦楞子・胖大海・旋覆花・桔梗・杏仁・蘇子・莱菔子・栝楼・枇杷葉

薬膳処方：豆腐ととうがんのスープ

材料：とうがん100g，豆腐100g，殻つきアサリ60g，ミニトマト4個，生わかめ20g，生姜の薄切り5枚，昆布茶小さじ1，塩少々

作り方：①とうがんの皮をむいて，わたを取り除き，一口大に切る。豆腐も一口大に切る。わかめを刻む。

　　　②鍋にとうがんの皮・とうがん・生姜・水500mlを入れて15分煮て，とうがんの皮を取り出し，豆腐・ミニトマト・わかめ・アサリを入れて，ひと煮立ちさせてから昆布茶を入れ，塩で味を調節する。

説明：寒性の豆腐と微寒性のトマトは，清熱解毒の働きがあり，陽盛の熱を取り除く。涼性のとうがんは，清熱利尿の働きによって熱を排泄させる。寒性のアサリ・わかめ・昆布は，清熱利尿に働くと同時に，痰熱を取り除く。

第6章

古典の薬膳処方

「食薬同源」「食医同源」の考え方が伝えられているように，歴史を遡ると，中医学は食事から生まれた医学であることがわかる。中医学の古医書にはたくさんの薬膳処方が記録されており，中医学が成熟するにつれて薬膳学も進化してきているが，ここでは，何冊かの古医書のなかから健康維持と病気の予防に役に立つ薬膳処方を紹介する。

処方名	成分・作り方	主治	対応体質	出典
桂枝湯	桂枝9g，芍薬9g，炙甘草6g，生姜9g，大棗3枚	太陽中風	陽虚	『傷寒論』
甘草乾姜湯	炙甘草12g，乾姜6g	肺中冷の涎，唾	気虚・陽虚	『傷寒論』
当帰生姜羊肉湯	当帰9g，生姜15g，羊肉500g	寒疝腹中痛	気虚・陽虚	『金匱要略』
百合鶏子湯	百合7枚，鶏子黄1枚	百合病	陰虚・血虚	『金匱要略』
橘皮湯	橘皮12g，生姜250g	冷え，心痛	気鬱・気虚・陽虚・痰湿	『金匱要略』
甘草小麦大棗湯	甘草9g，小麦500g，大棗10枚	臓躁	陰虚	『金匱要略』
橘枳姜湯	橘皮500g，枳実9g，生姜250g	胸痺	気鬱・痰湿	『金匱要略』
温脾湯	甘草4両，大棗20個，水5升。水が2升になるまで煮る。3回に分けて飲む。	食べすぎると咳	気虚	『備急千金要方』
鯉魚湯	コイ2斤，ぶつ切りした葱白1升，豆豉1升，乾姜3両，桂心2両，水1斗。コイを水に入れて煮る。汁6升を取り，食薬を入れて弱火で約2升になるまで煮て，濾して薬液を2回に分けて飲む。	産後の虚弱，自汗	気虚・陽虚・痰湿	『備急千金要方』
猪肚補虚方	豚のモツ（猪肚）1個分，吉林人参5両，蜀山椒1両，乾姜2両半，葱白7両，白粱米（粳米）半升，水4斗半。豚のモツと他の材料をすべて入れて，糸で綴じる。弱火でやわらかくなるまで煮る。		気虚・陽虚	『備急千金要方』
桂心酒	桂心3両，酒3升。ともに煮て2升を取り，濾して3回に分けて飲む。	胸痛・腹痛	陽虚	『備急千金要方』

第6章 古典の薬膳処方

羊肉湯	脂を取った羊肉1,500g，水1斗半，当帰1両，桂心2両，芍薬4両，甘草2両，生姜4両，芎藭3両，乾地黄5両。羊肉を水に入れて煮る。汁7升を取り，食薬を入れて約3升になるまで煮る。濾して薬液を3回に分けて飲む。	産後の虚弱，疲れやすい，息切れ，自汗，腹痛	気虚・陽虚・血虚	『備急千金要方』
羊肉黄耆湯	羊肉1,500g，水2斗，黄耆3両，大棗30個，茯苓・甘草・当帰・桂心・芍薬・麦門冬・乾地黄各1両。羊肉を水に入れて煮る。汁1斗を取り，食薬を入れて約3升になるまで煮る。濾して薬液を3回に分けて飲む。	産後の虚弱	気虚・陽虚・血虚	『備急千金要方』
麦門冬飲	麦門冬25個，粳米25粒，水1升		陰虚	『備急千金要方』
白朮六一湯	白朮6両，炙甘草1両。粉末にする。毎回2銭を取り，水1杯（盞）で煎じる。空腹時に飲む。		気虚・陽虚	『増広太平恵民和剤局方』
黄耆六一湯	蜜炙黄耆6両，炙甘草1両。刻む。毎回2銭を取り，水1杯（盞），棗1個で煎じる。空腹時に飲む。		気虚・陽虚	『増広太平恵民和剤局方』
黄耆湯	黄耆半両，橘紅半両。粉末にする。毎回3銭，大麻仁1合とすり，水と混ぜ合わせてから濾して汁を取り，土鍋で煎じる。白い液体が上がったら，白蜜を加えて沸騰させる。空腹時に服用。		気虚・陽虚・痰湿	『増広太平恵民和剤局方』
棗湯	刻んだ生姜5斤，刻んだ炙甘草3両，大棗（核を取る）500g。3味を混ぜて一晩おいてから炙り，粉末にする。毎回1銭，塩少々を湯に溶かしたもので飲む。		気虚・陽虚・血虚	『増広太平恵民和剤局方』
桂花湯	桂心・炒甘草各9斤，縮砂仁3斤14両，炮乾姜9両，炒塩14斤。粉末にする。毎回1銭，空腹時に服用。		気虚・陽虚	『増広太平恵民和剤局方』
青娥圓	くるみ20個（皮・殻を取る），破故紙8両（酒に浸け，炒める），大蒜4両（煮る，膏状），杜仲16両。粉末にし，大蒜を混ぜて丸剤にする。		陽虚	『増広太平恵民和剤局方』
紫蘇子圓	紫蘇子・橘紅各2両，吉林人参・高良姜・肉桂各1両，蜂蜜適量。粉末にし，蜂蜜で丸剤を作る。温めた酒か重湯で飲む。	気逆による胸膈・腹部のつかえ・疼痛・脹れ，吐き気・嘔吐，咳	気鬱	『増広太平恵民和剤局方』

名称	材料・作り方	効能	証	出典
生気湯	丁香・檀香各1両半,丁香皮1両,炮乾姜・炙甘草各2両,胡椒2銭半,塩2両半。粉末にして弱火で焼く。香りが出たら熱いうちに容器に入れ蓋をする。冷ましてから粉末にし,ふるいにかけてから封じて保存する。	気逆による脇・肋の脹れと痛み,げっぷ・吐き気・嘔吐,胸膈のつかえ,食欲がない	気鬱	『増広太平恵民和剤局方』
紫蘇粥	紫蘇子3合,米4合。紫蘇子を炒めてから粉末にする。粥を作り,できあがる前に紫蘇子を入れる。	冷え,心痛・背中の疼痛,飲み込み困難	気虚・陽虚・痰湿	『寿親養老新書』
蓮実粥	蓮の実半両の皮をむき,細かく切り,糯米3合で粥を作る。	益気強中	気虚・陽虚	『寿親養老新書』
人参粥	人参半両(粉末),生姜汁半両。煎じてから,米を入れて粥を作る		気虚・陽虚	『寿親養老新書』
桂心酒	肉桂粉末1両,清酒6合。酒を加熱し,肉桂の粉末を入れて数回に分けて飲む。	心痛・冷え	陽虚・血瘀	『寿親養老新書』
乾姜酒	乾姜末半両,清酒6合。酒を加熱し,肉桂粉末を入れて数回に分けて飲む。	冷え,心痛,挙動不能	陽虚・血瘀	『寿親養老新書』
百合蜜蒸	新鮮百合4両,蜜半杯。混ぜて蒸す。	肺熱煩悶	陰虚・血虚	『寿親養老新書』
枸杞飲	枸杞根白皮1升,小麦1升,粳米3合(研ぐ)。枸杞根白皮と小麦を煮て汁を取り,米を入れて飲料を作る。	煩渇口乾,骨節煩熱	陰虚・血虚・気陰両虚	『寿親養老新書』
二黄丸	生地黄・熟地黄・天門冬・去心麦門冬・人参各1両。粉末にし,煉蜜で丸剤を作る。30～50丸,温かい酒か塩湯で飲む。	併帰于心,延年益寿	陰虚・血虚・気陰両虚	『寿親養老新書』
生藕汁飲	藕汁・地黄汁各半杯,蜜大さじ1,淡竹葉1握。水1杯半で煎じる。	悪血,壮熱,虚煩	陽盛・血瘀・陰虚	『寿親養老新書』
牛乳方	牛乳5升,蓽撥1両。銀器に材料と水3升を入れて煎じる。3升まで煎じてから磁器に入れて,食前に1小盞を取り温めて飲む。		陰虚・陰虚気鬱	『寿親養老新書』
鯽魚羹	鯽魚2斤,大蒜2かけ,葱・胡椒2銭,陳皮2銭,縮砂2銭,蓽撥2銭,醬油,塩,サラダ油。材料を魚の腹部に入れて煎じる。肉を取り,味を調える。	脾胃虚弱の下痢	気虚・気鬱・痰湿	『飲膳正要』
炒黄麺	小麦粉1斤を黄色くなるまで炒める。大さじ1の温水で調えてから飲む。	脾胃虚弱の下痢	気虚	『飲膳正要』

第6章 古典の薬膳処方

名称	材料・作り方	適応症	証	出典
生地黄鶏	生地黄半斤，烏骨鶏1羽，飴糖5両。塩・酢は禁忌。生地黄を切り，飴糖と混ぜてから鶏の腹に入れる。土鍋に入れて蒸す。	腰背疼痛，疲れ，食べる量が少ない，盗汗	気陰両虚・気血両虚	『飲膳正要』
補中益気湯	羊肉適量，草果5個，高良姜6g，陳皮6g，山椒6g，杏仁適量，生姜汁2合，葱，塩。材料をすべて混ぜてから蒸す。		気虚・陽虚	『飲膳正要』
山薬粥	羊肉・山薬各1斤，米3合。羊肉をやわらかく煮てから潰し，山薬を煮てから潰す。羊肉スープに米を入れて粥を作り，羊肉・山薬を加える。	虚労，骨蒸，冷え	気虚・陽虚	『飲膳正要』
華撥粥	華撥1両，胡椒1両，肉桂5銭，米3合，豆豉半合。華撥・胡椒・肉桂を粉末にし，毎回3銭を水3碗で豉と煮て，濾して，米を入れて粥を作る。	脾胃虚弱，心腹冷え，痛み，つかえ，食べられない	気虚・陽虚・気鬱	『飲膳正要』
金柑煎	種を取った金柑50個，砂糖1,500g。一緒に煮る。		気鬱・痰湿	『飲膳正要』
枳朮丸	枳実5銭，白朮5銭。荷葉で包んで，ご飯と一緒に蒸す。		気鬱・痰湿	『脾胃論』
養元粉	糯米1升，炒山薬・炒芡実・蓮の実各3両，炒川山椒2〜3両。粉末にする。毎回1〜3両，湯で溶かして飲む。好みで砂糖を入れる。		気虚・陽虚	『景岳全書』
粘米固腸糕	糯米1両，炒乾姜粉末2分半，炒陳皮粉末2分，砂糖2銭。糯米を沸騰した湯で洗い，香りが出るまで炒め，粉末にする。材料を混ぜ合せ，食べるときに湯で溶かす。		気虚・陽虚・気鬱・痰湿	『景岳全書』
黄耆散	蜜炙黄耆，炒糯米，炒阿膠各等分。毎回2銭を重湯で服用。		気虚・血虚・気血両虚	『景岳全書』
蟠桃果	①炒芡実500g，去心蓮の実500g，大棗肉500g，熟地黄500g，胡桃肉1,000g。粉末にする。②豚の腎臓6個，大茴香適量。豚の腎臓と大茴香を混ぜてから完全に火が通るまで蒸す。③豚の腎臓の筋膜を取り除き，粉末と一緒に潰し，餅を作る。		気虚・陽虚・血虚・気血両虚	『景岳全書』
胡桃湯	胡桃肉・補骨脂・杜仲各4両。切って，水で煎じる。	腎虚腰痛	陽虚	『景岳全書』

養中煎	人参1～3銭,炒山薬2銭,炒白扁豆2～3銭,炙甘草1銭,茯苓2銭,炒乾姜1～2銭。水2盅,煎七分,空腹温服。		気虚・陽虚	『景岳全書』
煨腎散	①姜汁炒杜仲3銭,炒花山椒適量,塩少々,薄荷葉適量。粉末にする。 ②豚の腎臓1個。5～6枚の薄切りにし,炒花山椒・塩に浸けてから洗う。姜汁炒杜仲の粉末を混ぜ,薄荷で包んでから,湿紙でさらに包んで焼く。酒と一緒に服用。	腎虚腰痛	気虚・陽虚	『景岳全書』
黄芽丸	人参2両,焦乾姜3銭,白蜜。粉末にし,白蜜で練って丸剤にする。		気虚・陽虚	『景岳全書』
杏仁丸	杏仁,胡桃等量。杏仁の先を取って皮をむき,胡桃の皮をむき,細かくすり潰し,煉蜜で丸剤にする。生姜湯で服用。	陽虚咳・喘息・不眠	陽虚	『景岳全書』
猪肚丸	蓮の実500g,豚ハツ1個,小茴香・破故紙・川棟子・母丁香各1両。蓮の実と豚ハツを1日煮込んでから,皮と心を取り除き,炙ってから粉末にする。小茴香・破故紙・川棟子・母丁香を粉末にする。粉末を混ぜて,煉蜜で丸剤にする。	脾腎気虚の小便不利	気虚・陽虚・気虚気鬱	『景岳全書』
両儀膏	にんじん250gか200g,大熟地黄500g,長流水15碗,蜂蜜200gか250g。一晩水に浸け,強火から弱火に,桑木で煎じる。蜂蜜を加えて濃縮する。	血虚	血虚・陰虚	『景岳全書』
法制陳皮	①炒茴香・炙甘草各2両,炒青塩1両,乾姜・烏梅肉各半両,白檀香2銭半。粉末にする。 ②陳皮250g。湯に浸け,白い部分を取り,細切りに切る。 ③水1大碗,粉末3両。陳皮と一緒に火にかけて煎じる。取り出して乾燥させて,残った粉末を混ぜて炙る。	消食化気,寛利胸膈,食欲促進,気滞	気鬱・痰湿	『景岳全書』
小和中飲	陳皮1銭5分,山楂子2銭,茯苓1銭5分,厚朴1銭5分,甘草5分,炒白扁豆2銭。煎じる際に生姜3枚を加える。	胸膈脹悶,気滞	気鬱・痰湿	『景岳全書』

第6章　古典の薬膳処方

芍薬枳朮丸	①小麦粉炒白朮2両，酒炒赤芍薬2両，小麦粉炒枳実1両，陳皮1両。粉末にする。 ②荷葉適量，黄米。荷葉を煎じて薬液を取り，黄米を加えて濃い粥を作る。粉末を加えて丸剤を作る。	食積，腹脹，脾胃不和	気鬱・痰湿	『景岳全書』
神香丸	丁香，白豆蔲（砂仁），同量。粉末にする。毎回5〜7分を服用。	胸脇胃腹の脹れ・痛み，吐き気，痰飲	気鬱・痰湿	『景岳全書』
三才丸	天門冬・熟地黄・人参各等分。粉末にし，煉蜜と混ぜて丸剤にする。	気血両虚，脾胃虚弱	気血両虚・気陰両虚	『景岳全書』
鳳髄湯	牛骨髄500g，白蜜250g，炒乾山薬4両，杏仁4両，胡桃肉4両。杏仁・胡桃肉の皮をむき，杏仁の先を取り，潰す。牛骨髄・白蜜を土鍋で煮つめ，濾してから，他の薬を加えて湯煎で24時間煮る。冷却してから保存。毎回大さじ1を服用。		気虚・気陰両虚	『景岳全書』
仁斎蓮子六一散	石蓮子6両，炙甘草1両，灯心草適量。粉末にする。粉末3銭と灯心草の煎汁と一緒に服用。	心経虚熱	陰虚	『景岳全書』
丹渓杏仁蘿蔔子丸	杏仁・炒蘿蔔子各1両。粉末にし，粥に粉末を入れて丸剤にする。	気滞の吐き気，嘔吐	気鬱	『景岳全書』
金匱陳皮湯	陳皮4両，生姜250g。水7升，煮取3升，温服1升	痰湿，気滞	気鬱・痰湿	『景岳全書』
地黄散	生地黄・熟地黄・地骨皮・枸杞子各等量。炙ってから粉末にする。毎回2銭を蜜水で服用。	陰虚，出血	陰虚	『景岳全書』
枸杞子丸	枸杞子・九製黄精各等量。潰してから炙って粉末にし，煉蜜で丸剤にする。温かい酒で服用。	腎精虧損，性機能低下	陰虚	『景岳全書』
緑豆飲	緑豆適量。多めの水で緑豆をやわらかくなるまで煮る。塩か砂糖を適量加えて服用。	陽盛	陽盛	『景岳全書』
雪梨漿	大梨1個，泉水適量。皮をむき，薄切りにし，水に浸ける。	陰虚，解煩熱，退陰火	陽盛	『景岳全書』
羊肉粥	①羊肉4両。細かく切る。 ②吉林人参末1銭，白茯苓末1銭，大棗2個。細かく切る。 ③黄耆5分，粳米3合，塩。粥を作り，羊肉と薬味を加える。	気虚・陽虚，消痩	気虚・陽虚	『遵生八箋』

百合粥	百合1個，蜂蜜1両。百合を細かく切り，蜂蜜と混ぜて蒸す。粳米で粥を作り，できあがる前に百合を加える。		陰虚・気虚・気陰両虚	『遵生八牋』
枸杞粥	枸杞子1合，粳米3合で粥を作る。		気虚・陰虚・気陰両虚	『遵生八牋』
胡麻粥	皮を取り，蒸してから炒めた胡麻2合と，粳米3合を，一緒にすってから粥を作る。食べる際にバターかチーズを加える。		気虚・陰虚・気陰両虚	『遵生八牋』
山薬粥	羊肉4両，山薬末1合，米3合，塩。羊肉をつぶし，山薬末と米を一緒にして粥を作り，塩で味をつける。	虚労骨蒸労熱	気虚・陽虚	『遵生八牋』
口数粥	あずき，粳米，水。あずきをやわらかく煮てから，米を入れて粥を作る。家族全員が12月25日の夜に食べるためにこの粥名となった。	瘟疫を避ける	気虚・陽虚・痰湿	『遵生八牋』
五汁飲	梨汁，黒慈姑汁，藕汁，鮮葦根汁，麦門冬汁。適量を混ぜて飲む。または湯煎で温めてから飲む。	陽盛	陽盛	『温病条弁』
茴香粥	炒小茴香，米。茴香を煎じてから濾し，汁に米を入れて粥を作る。	胃の冷え・疼痛	気虚・陽虚	『寿世青編』
大根粥	大根1個，米2合。煮て粥を作る。	消化不良，胸膈満悶	気鬱・痰湿	『寿世青編』
白扁豆粥	白扁豆半斤，吉林人参2銭，米。白扁豆をやわらかくなるまで煮てから人参と米を入れる。	脾気虚で食欲がない，吐き気・嘔吐	気虚	『寿世青編』
黄鶏ワンタン	黄鶏肉5両，小麦粉2両，葱白2合，豆豉と塩椒。鶏肉・葱白を切砕。豆豉と塩椒を合わせる。小麦粉で皮を作り，ワンタンを作る。煮て空腹時に服用。	脾胃虚弱，顔色萎黄，少食	気虚・陽虚	『寿世青編』
姜橘湯	生姜2両，陳皮1両。煎汁を服用。	脾胃虚弱の胸悶，食欲がない	気鬱・痰湿	『寿世青編』
豆蔲湯	煨肉豆蔲4両，炒甘草1両，炒小麦粉4両，丁香5分，炒塩5銭。粉末にし，毎回2銭の湯で服用。	胸・腹部の冷え・脹れ，つかえ，嘔吐・吐き気，食欲不振，疲れやすい，息切れ，慢性下痢	陽虚・痰湿	『寿世青編』
二鮮飲	鮮茅根4両，鮮蓮根4両。細かく切ってから煎じる。	虚労で喀血	陽盛	『医学衷中参西録』

第6章 古典の薬膳処方

珠玉二宝粥	生山薬2両,生薏苡仁2両,柿霜餅8銭。柿霜餅を細かく切る。山薬・薏苡仁を潰してやわらかくなるまで煮てから柿霜餅を加え,溶かす。随時服用。	脾肺陰分の虧損によって食欲がない,発熱,咳	陰虚	『医学衷中参西録』
薯蕷鶏子黄粥	生懐山薬500g,茹で卵黄3個。山薬をすりおろして,ふるい,7〜8銭を取り,水を合せて混ぜ,弱火で煮る。2〜3回沸騰させてから,潰した1個分の卵黄を加える。	陰虚労熱,喘息・咳,痩せ,慢性下痢,小便不利	陰虚・気虚	『医学衷中参西録』
期頤餅	生芡実粉末6両,生鶏内金粉末3両,小麦粉250g,砂糖適量。生芡実粉末と生鶏内金粉末を別々にふるい,生鶏内金粉末を湯に半日浸けてから,材料をすべて入れ,薄い生地を作って焼く。	痰湿,気虚の痰湿,胸悶,脇痛	気虚・痰湿	『医学衷中参西録』
一味萊菔子湯	生・熟萊菔子各1両。潰して煎じる。頓服。	胃もたれ,食欲がない,吐き気・嘔吐	気鬱・痰湿	『医学衷中参西録』
扶中湯	炒白朮1両,生山薬1両,龍眼肉1両。一緒に蒸してから食す。	気血両虚の慢性下痢,痩せすぎる	気虚・血虚・気血両虚	『医学衷中参西録』
蒲公英湯	新鮮蒲公英全草(咲き終わった花を取る)4両。煎じる。	肝火上炎の目赤・疼痛,涙,腫れ	陽盛	『医学衷中参西録』
寧嗽定喘飲	生懐山薬両半,甘蔗汁1両,石榴汁6銭,生卵黄4個。山薬を煎じて汁1椀を取り,少し温度が下がったら甘蔗汁・石榴汁・卵黄を加える。2時間ずつ飲む。温飲。	虚弱で痩せ,息切れ,喘息・咳,痰が多い	気虚・陰虚・気陰両虚	『医学衷中参西録』
一味薯蕷飲	生懐山薬4両。薄く切り,煮て2椀の汁を取る。徐々に温飲する。	労瘵発熱,喘息・咳,自汗,心悸,小便不利,下痢と陰分虧損。	気虚・陰虚・気陰両虚	『医学衷中参西録』
益脾餅	白朮4両,乾姜末2両,鶏内金2両,熟大棗肉250g。白朮・鶏内金を粉末にし,それぞれ焙熟。熟大棗肉に他の材料を入れ,よく混ぜて生地を作り,小分けにして,木炭で焼く。	脾胃虚寒の食欲不振,慢性下痢	気虚・陽虚	『医学衷中参西録』
水晶桃	胡桃肉500g,柿霜餅500g。蒸し器で胡桃を蒸してから,柿霜餅を加えて溶けるまで蒸す。	肺腎両虚の咳・喘息,腰や膝がだるい・疼痛,四肢無力	気虚・陽虚	『医学衷中参西録』

八珍糕	茯苓・去心蓮の実・芡実・白扁豆・薏苡仁・藕粉各2両。粉末にし，砂糖を入れて糕（米粉か小麦粉と他の材料を蒸す・焼くなどの製法で作られた点心）を作る	脾気虚の消化不良，食少，腹脹，下痢	気虚	『慈禧光緒医方選議』
菊花延齢膏	新鮮菊の花びら適量，水・蜜適量。水で煮て，濾してから煮つめて，さらに蜜を入れて煮つめる。毎回適量の温水に溶かして飲む。	肝胃の熱，目赤	陽盛	『慈禧光緒医方選議』

第7章

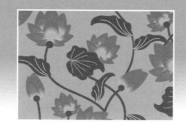

体質に合わせた食薬

　体質を改善するためによく使われるのは，食材であり，中薬である。
　地球上には植物・動物・鉱物・海産物などが，数えきれないほど豊富に存在している。そのなかで，食用価値があるものは食材となり，中医学理論にもとづいて使用されるものが中薬となる。さらに，食用としても薬用としても両方に使えるものを食薬という。
　これら食材や中薬は，人間と同じように特質を有しており，それぞれ，酸味・苦味・甘味・辛味・鹹味・淡味といった味と，寒性・涼性・平性・温性・熱性といった性質を具えている。さらに帰経によって作用する臓腑は変化し，それぞれの効能によってさらに細かく分類され，使用されている。また，これらの食薬を使うときには，同じ分類の食薬でもその人の体質との相性に適合するかどうかということもあり，合わないときには体調が崩れたり，アレルギーなどの症状が現れたりするので，食薬がもっている属性や要素をきちんと理解し，体質を知り，体質改善に上手に使うことが重要である。ここでは，食薬を効能別に分類して，偏った体質を改善する際に選択できる食材と中薬を紹介する。

■虚性体質

1 補益類

　補益類の食薬は，気虚体質・陽虚体質・血虚体質・陰虚体質に勧められる食材と中薬である。補益類には，さらに補気類・補陽類・補血類・補陰類の分類があり，それぞれの体質に合わせて選択する。

1 補気類

　補気類の食薬は，おもに気虚体質に選択する食薬である。気は陽気であるため，陽虚体質のときにも使える。また「気血同生」「気血同行」の理論があるように，気と血は常に一緒に存在するため，血虚体質が組み合わさった際にも使える。

①穀類

名称	五気	六味	帰経	効能
うるち米	平	甘	脾・胃	補中益気・健脾和胃・除煩止渇
オートミール	平	甘	脾・胃	補中益気・健脾和胃

第7章 体質に合わせた食薬

| もち米 | 温 | 甘 | 脾・胃・肺 | 補中益気・健脾止瀉・固表止汗 |

　うるち米（粳米）は，補気類の食材のなかで最もよく使われている食材である。ご飯，寿司，粥，リゾット，スープのほか，米粉を使ったビーフンやパンなどもあり，さまざまな気虚体質を改善するメニューを作ることができる。うるち米と異なり，もち米（糯米）は，温める温性の性質をもつため，気虚から冷えなどの症状が現れて，陽虚体質に変化した際に勧められる。平性のオートミール（燕麦）は，押し麦や製粉だと使いやすい。

②野菜・果物類

名称	五気	六味	帰経	効能
長いも	平	甘	脾・肺・腎	補益脾肺・養陰固精
じゃがいも	平	甘	胃・大腸	補気・健脾
キャベツ	平	甘	胃・腎	補中益気
カリフラワー	平	甘	腎・脾・胃	補腎益脾和胃・健脳強筋
いんげん	平	甘	脾・胃	補気健脾・消暑化湿
長ささげ	平	甘	脾・腎	補気・健脾・補腎
しいたけ	平	甘	胃	補益胃気・托痘瘡・止血
白扁豆	微温	甘	脾・胃	補脾和中化湿
かぼちゃ	温	甘	脾・胃	補気・健脾
栗	温	甘	脾・胃・腎	健脾止瀉・補腎強筋・活血止血
桃	温	甘・酸	肺・胃	益気生津・養陰潤燥

　平性の長いもには，山いも・大和いもなどの品種・名称があり，長いもは水っぽく，大和いもは粘りが強いという違いがある。長いもは蒸してから食べるか，炒めものや煮ものにする。食薬としては山薬があり，「道地薬材」といわれるものは，中国・河南省産の細長い長いもを乾燥したものである。薬膳のスープによく使われている。

　同じく平性の食材であるじゃがいもは，食べすぎると腹脹の症状が出やすいため，理気の食材と組み合わせることを勧める。カリフラワーやブロッコリーは，ともにキャベツの変種という共通点があり，補気によく使える。いんげん・長ささげ・白扁豆は豆類で，胃・脾・腎の気虚に勧める。しいたけは，生より干したものを勧め，胃気を補うときによく使う。

　気虚体質を改善するためには体を温める必要があるので，温性の食材を使う。かぼちゃは脾と胃の気虚体質に，栗は腎の気虚体質に，桃は肺の気虚体質に勧めたい。また，平性の野菜を加熱してから使うことを勧める。

③肉類

名称	五気	六味	帰経	効能
鳩肉	平	鹹	脾・肝・腎	補腎益気・袪風解毒
ガチョウ肉	平	甘	脾・肺	益気補虚・和胃止瀉
ウズラ肉	平	甘	脾・胃・大腸	益気健脾消積
豚マメ	平	鹹	腎	補益腎気
豚の骨	平	鹹	腎	補腎強骨
牛肉	平	甘	脾・胃	益気補脾・養血強壮
鶏肉	平（温）	甘	脾・胃	補中益気・補精髄・降逆止嘔
豚の胃袋	温	甘	脾・胃	補益虚損・健脾益胃

　鶏肉と牛肉は，よく使われる動物性の肉類である。鶏肉は平性であるが温性をもつため，ただ平性である牛肉よりも気虚によく選択される。腎気虚の体質には豚マメ・豚の骨を勧め，肝と腎の気虚体質には鳩肉，肺気虚の体質にはガチョウ肉を勧める。脾と胃の気虚体質には，豚の胃袋・鶏肉・牛肉・ウズラ肉を勧める。

④魚介類

名称	五気	六味	帰経	効能
ドジョウ	平	甘	脾・肺	補中益気・利水除湿
ウナギ	平	甘	肝・腎・脾	補虚強壮・袪風除湿・殺虫
サバ	平	甘	胃・肺	補肺健脾
マナガツオ	平	甘・淡	脾・胃	益気養血・強筋・健脾
イシモチ	平	甘	腎・胃	補腎益精・健脾利尿
カツオ	平	甘	腎・脾	補腎益精・健脾利尿
サメ	平	甘・鹹	肺・脾	補益五臓・調補気血
タラ	平（温）	鹹	肝・腎・脾	補益気血
スズキ	平（温）	甘	脾・胃・肝・腎	補益脾胃・滋補肝腎・安胎・利尿・止咳
田ウナギ	温	甘	肝・脾・腎	補益虚損・袪風除湿・強筋壮骨・止血
タチウオ	温	甘・鹹	脾・胃	補益肝腎・和中開胃・袪風殺虫
ナマズ	温	甘	脾・胃・腎	滋陰補虚利尿
イワシ	温	甘	脾	補益気血

　平性の魚類は，補気と同時に利尿作用をもつため，気虚によるむくみや腫れの症状を改善できる。温性の魚類は，補気の力が平性のものよりも強い。使用に際しては，虚弱となっている臓腑を明らかにし，帰経にもとづいて食薬を選択すれば効果が高くなる。調理方法としては，揚げ魚・焼き魚は避け，煮たり蒸したりする方法を勧める。ウナギと田ウナギは生息環境の違いにより性質に差異がある。海と川の両方で生息するウナギは白で平性を

第7章　体質に合わせた食薬

もち，川と湖と田んぼで生息する田ウナギは温性をもち，黄色と茶色が混じっているので補気の力はウナギより強い。

⑤中薬

名称	五気	六味	帰経	効能
山薬（さんやく）	平	甘	脾・肺・腎	補脾養胃・生津益肺・補腎渋精
党参（とうじん）	平	甘	脾・肺	補脾肺気・補血・生津
太子参（たいしじん）	平	甘・微苦	脾・肺	補気健脾・生津潤肺
甘草（かんぞう）	平	甘	心・肺・脾・胃	補脾益気・祛痰止咳・緩急止痛・清熱解毒・調和諸薬
蜂蜜（はちみつ）	平	甘	脾・肺・大腸	補中・潤燥・止痛・解毒
吉林人参（きつりんにんじん）	微温（平）	甘・微苦	脾・肺・心	大補元気・補脾益肺・生津・安神増智
黄耆（おうぎ）	微温	甘	脾・肺	補中健脾・昇陽挙陥・益衛固表・利尿・托毒生肌
白朮（びゃくじゅつ）	温	甘・苦	脾・胃	益気健脾・燥湿利尿・止汗・安胎
大棗（たいそう）	温	甘	脾・胃・心	補中益気・養血安神・緩和薬性
飴糖（いとう）	温	甘	脾・胃・肺	補脾益気・緩急止痛・潤肺止咳
西洋参（せいようじん）	寒（涼）	甘・微苦	心・肺・腎	補気養陰・清熱生津

　食材では気虚体質を改善する効果を得られない場合，中薬を選択して使う。その際には，平性・微温性・温性の性質に分け，帰経を考えて選択する。補気の中薬のなかでは，吉林人参が最も補気の力が強い。現在は効能の高い野生の人参は少なく，ほとんどが栽培されている人参を使っている。しかし，人参を長く使うとのぼせる症状が出現することもあるため，平性の党参を使うことを勧める。キキョウ科の党参は，甘くて食感もよいので，鶏肉と一緒に煮込めば美味しく食べられる。太子参は，ナデシコ科ワチガイソウ属の塊根で，人参よりも効果が弱く，気虚体質の軽症に適しているとされる。マメ科の黄耆は，陽気を上昇させる力は吉林人参よりも優れているので，気虚体質のめまい・疲れやすい・食後の胃もたれ・多汗に勧める。キク科オケラ属の根茎である白朮は，補気の力は吉林人参よりも弱いが，滞った水の排泄を促進して乾燥させる働きがあるため，脾胃を助けて補う働きは優れている。山薬は，中国の河南省の淮山薬が最も有名で，「道地薬材」と定められている。ごぼうのように細長い形をしているので「鉄棒山薬」と称される。スライスして乾燥させた山薬は，長く煮込んでも形が崩れないので，補益の薬膳スープによく使われている。寒性の西洋参は，気虚体質よりも気陰両虚の体質に勧めたい。大棗は，形が大きなものと小さなものがある。中国の新疆・甘粛・山西省などで産するナツメは大きく，肉と一緒に煮込む料理を勧める。また，煮込んでナツメ餡としても使える。山東省などで産する金絲小棗は，小さいためデザートに使う。甘草は甘味・平性，帰経も多いため，補気以外に多くの効能をもち，ほとんどの方剤に使われており，各薬を調節するため，別名「国老」（国

に功労のある老臣）といわれている。甘味として薬膳茶によく利用されるが，使いすぎるとむくみがでやすくなるので注意する。清熱解毒には生甘草を使う。蜂蜜と飴糖は補気以外に甘味にも利用される。性質を区別して利用する。

気虚体質が軽い段階では，植物性の穀類・野菜・果物を使う。気虚がひどくなれば，魚類・動物性の補気類の食薬を勧める。鶏肉や牛肉などの肉類は「血肉有情の品」といわれ，「気となり，血となる」ため，体を補う力は植物性の野菜よりも強い。また，食材よりも中薬のほうが補気の働きが強いため，食材と組み合わせて使うと効果が高くなる。

補気類の食薬を使う際には，補った陽気をめぐらせて効果を高めるために，理気類の食薬とよく組み合わせる。また，気虚体質のむくみや下痢しやすいといった症状を緩和するために，滲湿利尿の食薬と組み合わせることも多い。気虚体質によって気の固摂作用が低下すると，頻尿，尿漏れ，慢性の下痢，多汗，動悸など，「漏れる」症状がよく現れる。その際には，収渋類の食薬と組み合わせる。

基本的に，加熱した料理を勧める。

2 補陽類

補陽類の食薬は，おもに陽虚体質で選択する食薬である。気虚体質にも使える。

①野菜・果物類

名称	五気	六味	帰経	効能
韮子（きゅうし）	温	辛・甘	肝・腎	温補肝腎・暖腰強膝・壮陽固精
くるみ	温	甘	腎・肺・大腸	補腎温肺・定喘・潤腸通便

韮子は，にらの種で，潰してから薬味や，肉のタレ，ドレッシングとして使える。肝と腎に入りやすいので，肝の疏泄不足，腎陽の虚弱体質に勧める。くるみは，煮ものや炒めものなどのおかずのほか，汁粉やお菓子としてもよく利用されている。腎と肺に入り，慢性の咳・喘息をもつ腎と肺の陽気虚弱体質に勧める。

②肉類

名称	五気	六味	帰経	効能
羊肉	温	甘	腎・脾	益気補虚・温中暖下
犬肉	温	鹹	腎・脾・胃	補中益気・温腎助陽
鹿肉	温	甘	腎・脾・胃	補益五臓・調理血脈
熊肉	温	甘	腎・脾	補益虚弱・強壮筋骨
スズメ	温	甘	肝・腎	補腎壮陽・益精縮尿

陽気を温めて補う食材は，肉類である。そのうち，羊肉がよく使われ，煮込んだり，焼いたりする。また，『傷寒雑病論』には，体の冷えに当帰生姜羊肉湯を用いるという記録もある。犬肉に対しては忌避する傾向があるが，古くから農耕社会では犬肉を食べると体

第7章　体質に合わせた食薬

を強壮にすると考えられており，犬肉を食すことが認められている。鹿肉は，血脈を調理し，五臓を補益するため，腎・脾・胃を温めて強くする。熊肉は黒熊かヒグマの肉を使う。虚労による手足の筋肉の麻痺・痙攣に使う。筋骨を強壮する力が強い。スズメは，昔から「麻雀雛小，五臓俱全」といわれ，小さな体で空高く飛ぶことから精力が強いと認められており，肝腎を補い強壮にさせる。

③魚介類

名称	五気	六味	帰経	効能
エビ	温	甘	肝・腎	補腎壮陽・通乳・托毒
イワナ	温	甘	腎・肝	補腎益精
ナマコ	温	鹹	心・腎	補腎益精・壮陽療萎・養血潤燥

陽虚体質を改善するためには，温性のエビが最も使われている。炒めもの・フライ・焼きものなどにしたり，饅頭や餃子の具にも入れたりする。ナマコは，酢のものよりも，中華料理で使うように乾物を戻してから加熱料理にして，心と腎の陽虚体質に勧める。冷たい清流に生息するイワナは「水中君子」といわれ，腎と肝を温めて補う。

④中薬

名称	五気	六味	帰経	効能
菟絲子（としし）	平	辛・甘	腎・肝・脾	補腎益精・養肝明目・止瀉・安胎
蛤蚧（ごうかい）	平	鹹	肺・腎	補肺益腎・納気平喘・助陽益精
冬虫夏草（とうちゅうかそう）	温	甘	腎・肺	益腎補肺・止血・化痰
杜仲（とちゅう）	温	甘	肝・腎	補肝益腎・強筋壮骨・安胎
淫羊藿（いんようかく）	温	辛・甘	腎・肝	補腎壮陽・祛風除湿
肉蓯蓉（にくじゅよう）	温	甘・鹹	腎・大腸	補腎助陽・潤腸通便
益智仁（えきちにん）	温	辛	腎・脾	暖腎固精縮尿・温脾開胃摂唾
海馬（かいば）	温	甘	肝・腎	補腎壮陽・調気活血
鹿茸（ろくじょう）	温	甘・鹹	腎・肝	温補腎陽・補益精血・強筋壮骨・調理月経・内托瘡毒
紫河車（しかしゃ）	温	甘・鹹	肺・肝・腎	補腎益精・養血益気

海馬は，補陽のスープで使うが，希少資源であるためあまり使えなくなっている。蛤蚧は，乾燥した大ヤモリで，酒に浸けて，体を温め強壮にする薬酒にする。また，軽く焼いてから粉末にして使う。鹿茸は，若鹿の角で，腎と肝を温め，強く補益し，肝腎虚弱の体質による性機能の低下による不妊症，インポテンツ，尿漏れなどを改善する食薬である。紫河車は，ヒトの乾燥胎盤であるが，現在では鹿の胎盤をよく使い，気・血・陰・陽を補益する働きの強い食薬である。木の樹皮である杜仲，メギ科のイカリソウという植物であ

る淫羊藿，砂漠など乾燥地帯に分布する植物の根に寄生する肉蓯蓉，ハナミョウガ属植物の成熟果実である益智仁，つる性の寄生植物の種である菟絲子などの中薬は，おもに腎に入り，腎陽を温めて補う。煎じて薬茶としても飲める。冬虫夏草は冬眠する蛾の幼虫が真菌に感染し，幼虫の姿を保ったまま菌糸が成長し夏に地上から生えるキノコの一種である。肺と腎を温めて補う。しかし，金より高価なもので利用頻度は低い。

表を見ると，補陽類の食材と中薬には野菜が少ないことがわかる。一般に，体を温めて強く補う食薬としては，羊肉・エビ・イワナ・ナマコなどがあるが，バラエティに富んだメニューは作りづらい。そこで，補気類で温性であるかぼちゃ・栗・鶏肉・豚の胃袋・イワシ・田ウナギ・ナマズ・タチウオ・スズキ・タラなどの食材と，温裏類の食薬を組み合わせて使うことにより，補陽の効果を得るようにする。基本的に，加熱料理を勧める。中薬の味はほとんどが甘味であるので，煎じて薬茶として飲むか，煎じ液を水代わりにしてご飯を炊いたり，スープなどに使ったりする。

なお，陽虚のため体内から冷えが生じて，気のめぐりと血の流れが悪くなり，筋肉・関節・四肢の冷えと痛みが現れるものには，祛風湿と活血化瘀類の食薬を組み合わせる。

3 補血類（ほけつるい）

補血類の食薬は，おもに血虚体質で選択する食薬である。

①野菜・果物類

名称	五気	六味	帰経	効能
落花生	平	甘	肺・脾	補血止血・補脾潤肺・和胃止嘔
ぶどう	平	甘・酸	脾・肺・腎	補気血・強筋骨・利尿
にんじん	平（微温）	甘	肺・脾・心	養血明目・斂肺止咳・健脾化滞
ライチ	温	甘・酸	脾・肝	補脾養血・生津止渇・理気止痛
ほうれん草	涼	甘	胃・大腸	養血止血・清熱除煩・斂陰潤燥

最もよく使われているのは，ほうれん草である。ほうれん草は，涼性をもち，便通を促進するため，血虚体質の便秘に勧める。ただし，下痢の場合は注意を要する。にんじんは，平性か温性で，煮もの・炒めもの・スープ・菓子などに使いやすい。平性の落花生は，煮もの・炒めもの，あるいは潰してからふりかけとして使う。生の落花生は渋皮つきのまま煮ると補血作用が強い。果物のぶどう・ライチは美味で血を養えるが，ライチは温性のため食べすぎると口渇・にきび・鼻血などの熱の症状が現れる。

②肉類

名称	五気	六味	帰経	効能
豚ハツ	平	甘・鹹	心	養血補心・安神定志
豚足	平	甘・鹹	胃	補血通乳・生肌托瘡

第7章 体質に合わせた食薬

| 豚レバー | 温 | 甘・苦 | 肝 | 補肝・養血・明目 |

　血虚体質で最も影響が及ぶ臓腑は，血を貯蔵して血流を調節する肝と，血を生成して血流を促進する心である。温性のレバーを使って肝血虚体質を改善し，平性のハツを使って心血虚体質を改善する。豚足は，気と血を作る胃を養ってその働きを高める。鶏レバーもハツも補血に使われる。豚のレバーとハツと同様に考える。

③魚介類

名称	五気	六味	帰経	効能
イカ	平	鹹	肝・腎	養血滋陰
赤貝	温	甘	脾・胃・肝・腎	養血・温中・健胃
タコ	寒	甘・鹹	脾・肝	養血益気・収斂・生津

　イカ・タコ・赤貝は，刺身・和えもの・煮もの・炒めもの・フライとして使える。また，イカ飯などの料理もある。血虚体質を改善するために，できるだけ加熱して利用することを勧める。

④中薬

名称	五気	六味	帰経	効能
阿膠（あきょう）	平	甘	肺・肝・腎	補血・滋陰・潤肺・止血
熟地黄（じゅくじおう）	微温	甘	肝・腎	補血養陰・填精益髄
何首烏（かしゅう）	微温	苦・甘・渋	肝・腎	製：補益精血 生：解毒・截瘧・潤腸通便
当帰（とうき）	温	甘・辛	肝・心・脾	補血調経・活血止痛・潤腸通便
龍眼肉（りゅうがんにく）	温	甘	心・脾	補益心脾・養血安神
白芍薬（びゃくしゃくやく）	微寒	苦・酸	肝・脾	養血斂陰・柔肝止痛・平抑肝陽

　セリ科の当帰は，香りが強く，体を温める「女性の宝」といわれる。補血薬として薬茶・スープなどによく使う。熟地黄は，アカヤジオウの根である地黄を加工したもので，養血と同時に肝と腎を滋養する甘味が強い中薬であり，豚肉と一緒に煮込む料理を勧める。ツルドクダミの根塊である何首烏は，解毒と通便の作用がある。加工したものを製何首烏といい，補益肝腎・益精養血の効能に変わる。芍薬は，白芍薬と赤芍薬の区別があり，根の外皮をつけたまま乾燥したものを赤芍薬といい，外皮を取り去って湯通しするか，沸騰した湯に浸けてから乾燥させたものを白芍薬という。白芍薬は，肝血を養い，肝陰を滋養する。龍眼肉は，生で食用とするほか，乾燥させたドライフルーツも美味しい。血を養って精神を安定させる働きをもつが，温性のため食べすぎるとにきびや鼻血などの熱の症状が現れるので，注意を要する。阿膠は，ロバの皮を水で加熱抽出して作られるにかわで，補

血しながら陰液を滋養して肺を潤す。

　血虚体質を改善するには，豚レバーとほうれん草，にんじんの炒めものを勧める。生の落花生と干しぶどう，乾燥したリュウガン・大棗を煮込んで黒砂糖を加えて作るデザートは，血虚体質のものに食べさせるとよい。血の不足で精神不安・不眠などの症状があれば，安神平肝類の食薬を組み合わせる。

　補血類の食薬は，補血と同時に補陰の効果があり，陰虚体質のときにも使える。

　また，「気は血の帥となす」「血は気の母となす」という理論があるように，血から気は生まれ，気の働きによって血が生成されて流れるため，気虚体質が組み合わさった際にも使える。このような体質に対しては，イカ飯がよい薬膳メニューとなる。

　熟地黄のような補血類の食薬は，滋補作用によって脾胃を傷つけやすいため，少量の砂仁や陳皮など理気の食薬と組み合わせることを勧める。

4　補陰類（ほいんるい）

　補陰類の食薬は，おもに陰虚体質に勧める。陰には血・津液・精が属するので，血虚体質や他の体質で乾燥症状があるものにも使える。

①野菜・果物類

名称	五気	六味	帰経	効能
白きくらげ	平	甘・淡	肺・胃・腎	滋陰潤肺・養胃生津
ひまわりの種	平	甘・淡	脾・大腸	滋陰・止痢・透疹
黒ごま	平	甘	肝・腎・大腸	滋補肝腎・潤燥滑腸
白ごま	平	甘	肺・脾・大腸	潤燥滑腸
いちご	涼	甘・酸	肝・胃・肺	滋陰生津・清暑解熱・健脾和胃
百合根	微寒	甘	肺・心	潤肺止咳・清心安神
アスパラガス	微温	甘・苦	肺・心・肝・腎	滋陰生津止渇・潤燥止咳・殺虫止痒
松の実	温	甘	肝・肺・大腸	養陰熄風・潤肺止咳・潤腸通便
こまつ菜	温	辛・甘	肺・肝・胃・大腸	養陰潤燥・利肺鎮咳

　アスパラガスと松の実・こまつ菜は，微温性・温性の性質で，体を温める環境を作りながら津液を滋養し，陰液を生成する。微寒の百合根は，生の野菜で甘味があり，炒めもの・蒸しもの・菓子などに使うが，乾燥した百合根は百合（びゃくごう）といい，よく白きくらげと一緒に煮込んで滋養のデザートにする。白きくらげは別名，白木耳・銀耳という。かつては高価な食材で清の時代の西太后の好物として，煮込んでデザートを作り，美肌のために使われた。胡麻には黒と白の2色があり，黒ごまは，肝と腎を滋養する薬としてよく使う。白ごまは，肺と大腸を潤し，食用としてよく使う。いちごは，滋陰生津・清暑解熱の働きがあり，果物としてそのまま食べるほか，菓子，デザート，ジャムにすることを勧める。ひまわりの種は殻つきで煎たり，味をつけてから煮て，乾燥させてつまみとして利用できる。また殻から果実を取り出し，デザート・和えものに使える。

②肉類

名称	五気	六味	帰経	効能
烏骨鶏	平	甘	肝・腎	養陰退熱・補益肝腎・補中益気
豚肉	平	甘・鹹	脾・胃・腎	滋陰潤燥
猪肉	平	甘・鹹	肺・脾・大腸	補益虚弱・祛風解毒
ロバ肉	平	甘・酸	心・肝	補益気血
鴨肉	涼	甘・鹹	脾・胃・肺・腎	滋陰養胃・利水消腫・健脾補虚
兎肉	涼（寒）	甘	脾・胃・肝・大腸	涼血解毒・補中益気
馬肉	寒	甘・酸	肝・脾	強壮筋骨・除熱気

　烏骨鶏は，昔から滋陰補虚に最もよい肉類として認識されている。特に，婦人の陰虚体質の月経不順や帯下などの病証を改善する。豚肉は，普段の食生活で最もよく使われている肉類で，煮もの・蒸しもの・炒めものなどを勧める。鴨肉は，冬の鴨肉鍋よりも，汗をよくかく暑い夏の津液不足・陰虚に用いることを勧める。中国で豚は小ぶた，猪の子と解説されているが，日本では家畜の豚といのししは区別されている。猪肉は豚肉より補虚のうえ，祛風解毒にも使える。ロバ肉は「愁憂不楽」の心気虚を補い，「遠年労損」を治療し，補血益気を強める。よく味漬けして煮んで食べる。兎肉と馬肉はともに涼性か寒性で，補強しながら熱を取ることもでき，陰虚体質の熱に勧めたい食材である。

　焼き肉の調理方法は食材の平性・涼性の性質に影響し，カレーは多くの辛味温性の食薬を組み合わせているため陰虚の改善を邪魔するので，このような調理方法は避けたい。

③玉子・乳製品類

名称	五気	六味	帰経	効能
鶏卵	平	甘	肺・心・脾・肝・腎	滋陰潤燥・清咽開音・養血安神
ウズラの卵	平	甘	脾・肝・腎	補虚強骨
牛乳	平	甘	心・肺・胃	補虚損・益肺胃・生津液・潤大腸
チーズ	平	甘・酸	肺・肝・脾	補肺・潤腸・養陰・止渇
鴨の卵	涼	甘	心・肺	滋陰清肺・止咳止痢

　卵のなかでは，鶏卵とウズラの卵が平性のため，よく使われる。涼性の鴨の卵は，塩に漬けて塩卵を作り，粥と一緒に食べると，滋陰清熱の効果が高い。牛乳については，『千金要方』では，大病（重病）の虚弱，万病（たくさんの病気）の虚弱に牛乳を勧めている。慣れない場合は，牛乳を沸騰させてから弱火で5～10分煮てから飲むとよい。乳製品のチーズは，食べすぎると脾と胃の働きを阻害するので，量を控えたい。

④魚介類

名称	五気	六味	帰経	効能
亀肉	平	甘・鹹	肝・腎	滋陰補血・涼血補血
スッポン	平	甘	肝	滋陰涼血
アワビ	平	甘・鹹	肝・腎	滋陰清熱・益精明目
カキ	平	甘・鹹	肝・腎	滋陰養血・寧心安神・解毒
ホタテ貝	平	甘・鹹	肝・脾・胃・腎	滋陰補虚・調中開胃
マテ貝	寒	甘・鹹	肝・腎	滋陰養血・清熱除煩
ムール貝	温	鹹	肝・腎	補肝腎・益精血・助腎陽・消瘦瘤

　ホタテ貝・カキ・アワビは，平性の貝類であるので，陰虚体質によく使われる。生食やサラダのほか，蒸しもの・煮もの・炒めものにする。滋陰しながら清熱する効果が高いのはマテ貝で，よく蒸して食べる。軽く炒めてから使ってもよい。出産後の陰虚・血虚に対して体を回復させるためには，温性のムール貝をよく使う。体を強壮にするには，亀肉よりもスッポンをよく使い，煮ものを勧める。

⑤中薬

名称	五気	六味	帰経	効能
玉竹（ぎょくちく）	平（微寒）	甘	肺・胃	養陰潤燥・生津止渇
黄精（おうせい）	平	甘	脾・肺・腎	滋陰補気・健脾・潤肺・益腎
枸杞子（くこし）	平	甘	肝・腎・肺	滋補肝腎・益精明目・潤肺止咳
女貞子（じょていし）	涼	甘・苦	肝・腎	滋補肝腎・烏須明目
百合（びゃくごう）	微寒	甘・微苦	肺・心・胃	養陰潤肺・清心安神
石斛（せっこく）	微寒	甘	胃・腎	益胃生津・滋陰清熱
麦門冬（ばくもんどう）	微寒	甘・微苦	胃・肺・心	潤肺養陰・益胃生津・清心除煩
北沙参（きたしゃじん）	微寒	甘・微苦	肺・胃	養陰清肺・益胃生津
桑椹（そうじん）	寒	甘・酸	肝・腎	滋陰補血・生津潤燥
亀板（きばん）	寒	甘・鹹	腎・肝・心	滋陰潜陽・益腎健骨・養血補心
鱉甲（べっこう）	寒	甘・鹹	肝・腎	滋陰潜陽・退熱除蒸・軟堅散結

　ユリ科の多年草アマドコロなどの根茎である玉竹，ユリ科の多年草カギクルマバナルコユリの根茎である黄精，ナス科の枸杞子は，すべて平性，甘味で，匂いがあまりしないので，陰虚体質に使いやすい。また，黄精には補脾益気の作用もあるので，気陰両虚の体質に最も勧めたい中薬である。涼性・微寒性の中薬は，滋陰しながら清熱する作用もある。ユリ属の百合，モクセイ科イボタノキ属の果実である女貞子，ラン科の石斛，ジャノヒゲの根である麦門冬，セリ科の多年草ハマボウフウの外皮を取った根または根茎の沙参，クワ科クワ属の桑の果実である桑椹は，すべて甘味，寒涼性をもち，陰液を滋養し，陰虚による

熱を取るので,陰虚体質によく使う。現在は人工栽培の百合根がよく使われている。手に入らないときには薬局で乾燥した百合を購入すればよい。亀板は亀の腹甲,鱉甲はスッポンの甲羅で,ともに肉がないので,亀板と鱉甲を煎じてから濾して薬液を利用する。

　補陰類の食薬には,野菜・果物・卵・牛乳・肉・魚貝などが豊富に揃っている。陰虚による発熱・ほてり・のぼせ・口渇などの症状には,清熱類の食薬と組み合わせることを勧める。しかし,補陰類は脾胃を傷つけやすいため,陳皮や砂仁など理気類の食薬と組み合わせることを勧めたい。

2 収渋類（しゅうじゅうるい）

　収渋類の食材は,酸・渋の味をもっており,汗を止めさせる斂汗（れんかん）,慢性の咳を止めさせる止咳,慢性の下痢を止めさせる止瀉（ししゃ）,性機能の低下により精子が漏れる症状を改善する固精,頻尿・尿漏れの症状を改善する縮尿,女性の不正出血・帯下の症状を緩和する止帯・止血などの働きをもつ。気虚体質または陽虚体質のために虚弱した臓腑の固摂機能を強化し,これら慢性の汗,下痢,遺精,滑精,頻尿,遺尿,帯下,出血を改善する。

①果物類

名称	五気	六味	帰経	効能
レモン	平	酸・甘	脾・胃	生津止渇・祛暑・安胎
ざくろ	温	甘・酸・渋	肺・肝・胃・大腸・腎	生津止渇・収斂止瀉・殺虫
スターフルーツ	温	甘・酸	胃	生津止渇・収斂止瀉

　スターフルーツは楊桃ともいい,レモン・ざくろとともに酸味の強い果物であるが,それらの働きは異なる。温性のざくろ・スターフルーツは,気虚体質・陽虚体質の汗,慢性の咳,下痢,滑精,頻尿,遺尿,帯下に勧める。平性のレモンは,陰虚体質の汗,口渇,遺精を改善する。

②中薬

名称	五気	六味	帰経	効能
芡実（けんじつ）	平	甘・渋	脾・腎	健脾止瀉・益腎固精・除湿止帯
蓮子（れんし）	平	甘・渋	脾・腎・心	補脾止瀉・固精止帯・益腎養心
烏梅（うばい）	平	酸・渋	肝・脾・肺・大腸	斂肺止咳・渋腸止瀉・安蛔止痛・生津止渇
山茱萸（さんしゅゆ）	微温	酸・渋	肝・腎	補益肝腎・収斂固渋
烏賊骨（うぞくこつ）	微温	鹹・渋	肝・腎	固精止帯・収斂止血・制酸止痛・収湿斂瘡
五味子（ごみし）	温	酸・甘	肺・心・腎	斂肺滋腎・生津斂汗・渋精止瀉・寧心安神
肉豆蔲（にくずく）	温	辛	脾・胃・大腸	渋腸止瀉・温中行気
石榴皮（せきりゅうひ）	温	酸・渋	胃・大腸	渋腸止瀉・殺虫・収斂止血
浮小麦（ふしょうばく）	涼	甘	心	固表止汗・益気・除熱

蓮子は，スイレン科のハスの種子であり，平性で，脾・腎・心経に入るため，これらの臓腑の気虚・陽虚による心悸，汗，慢性の下痢，滑精，頻尿，遺尿，帯下に勧める。渋皮の付いている赤っぽいの蓮の実は，食感があまりよくないが，収斂する効果は高い。料理として，粥，煮もの，デザート，餡として使える。芡実は，オニバスの実であり，蓮の実と同じように使える。烏梅は，梅を燻製にして作る。夏にジュースとして飲んだり，煎じて薬液を取って料理に使ったりする。山茱萸は，肝腎を補いながら，頻尿，尿漏れ，遺精，滑精，遺尿，帯下，出血などの漏れる症状を引き締める。烏賊骨は，イカの甲骨で，遺精，滑精，帯下，不正出血，胃酸が多い，皮膚の慢性炎症の分泌物などの症状を引き締める。五味子は，酢あるいは酒に浸けて五味子酢か五味子酒を作り，収斂・固渋の働きを強める。肉豆蔲は，香辛料としてよく使い，石榴皮とともに慢性の下痢に勧める。浮小麦は，おもに気虚体質の多汗に勧める。

収渋類の食薬は，必ず邪気がない慢性的な症状に用いる。気虚・陽虚・陰虚などで汗の漏れる問題には，浮小麦・五味子・山茱萸を使う。気虚・陰虚の慢性の咳，咽の渇きには，レモン・ざくろ・スターフルーツ・烏梅・五味子を使う。気虚・陽虚の慢性の下痢には，蓮子・芡実・烏梅・五味子・肉豆蔲を使う。気虚・陽虚の頻尿には，五味子・芡実・益智仁・桑螵蛸を使う。遺精，帯下には，芡実・蓮子・五味子・益智仁・山茱萸・桑螵蛸を使う。虚証体質による慢性の血便，月経出血，喀血，吐血には，烏梅・烏賊骨を使う。

収渋類だけを食薬に用いるのは対症的なケースのみである。症状を根本的に改善するためには，症状の原因を明らかにして，それに合った食薬を選択し，収渋類の食薬と組み合わせる。

3 温裏類（おんりるい）

温裏類の食材は，臓腑を暖め，裏寒を駆逐し，抗寒能力を高める食薬である。陽虚体質による体の冷え・痛みに，助陽類あるいは補気類と組み合わせる。香辛料が多く含まれているので使用量には注意する。

①野菜・果物類

名称	五気	六味	帰経	効能
にら	温	辛	肝・胃・腎	温陽解毒・下気散血・食欲増進
桂花（けいか）	温	辛・甘	心・肝・脾・胃	温中散寒・理気止痛・化痰
黒砂糖	温	甘	肝・脾・胃	温中補虚・緩急止痛・活血化瘀
ピーマン／ししとう	熱	辛	心・脾	温中散寒・開胃消食
唐辛子	熱	辛	心・脾	温中散寒・健脾消食

にらは，別名「壮陽草」といい，肝と腎を温め，腰痛，月経痛，腹痛に勧める。ピーマンと唐辛子は，同じナス科トウガラシ属の果実であるが，辛味の強い唐辛子の温裏作用はピーマン・ししとうよりも強い。心・脾の帰経から，桂花と黒砂糖は，ともに胸腹部の冷え・痛みに勧める。桂花は，金木犀の花であり，心・肝と脾・胃を温め，胃痛・腹痛に勧

第7章 体質に合わせた食薬

める。黒砂糖は，甘味で使いやすく，肝・脾・胃を温め，胃痛に勧める。月経痛の際には，生姜と合わせ，沸騰した湯に入れて蒸らしてから飲むことにより，体が温まり，血流がよくなり，月経痛が緩和する。

②魚介類

名称	五気	六味	帰経	効能
鰱魚	温	甘	脾・肺	温中益気・利水・止咳
草魚	温	甘	脾・胃	暖胃・補虚
マス	温	甘	胃	暖胃和中
アジ	温	甘	胃	温胃和中
サケ	温	甘	脾・胃	補益気血・健脾温胃和中

鰱魚には黒鰱と白鰱があり，草魚は鯇魚ともいい，ともに中国の四大家魚（青魚（青鯇）・草魚（白鯇）・鯿魚（胖頭魚）・鰱魚）の1つである。川魚であるため，魚を活かしたまま半日，清水においてから料理するとくさいにおいが減り，美味になる。サケは大馬哈魚ともいう。マスとアジを含めこれらの魚類は，脾胃を温めるため，脾気虚体質の下痢，むくみ，脾陽虚体質の腹部の冷え，下痢，むくみに勧める。

③中薬

名称	五気	六味	帰経	効能
小茴香（しょうういきょう）	温	辛	肝・腎・脾・胃	散寒止痛・理気和胃
大茴香（だいういきょう）	温	辛	肝・腎・脾・胃	散寒止痛・理気和胃
丁香（ちょうこう）	温	辛	脾・胃・肺・腎	温中降逆・散寒止痛・温腎助陽
花椒（かしょう）	温（熱）	辛・小毒	脾・胃・腎	温中止痛・殺虫止痒
胡椒（こしょう）	熱	辛	胃・大腸	温中散寒・下気消痰
華撥（ひはつ）	熱	辛	胃・大腸	温中散寒・下気止痛
乾姜（かんきょう）	熱	辛	脾・胃・腎・心・肺	温中散寒・回陽通脈・温肺化飲
高良姜（こうりょうきょう）	熱	辛	脾・胃	散寒止痛・温中止嘔
肉桂（にっけい）	大熱	辛・甘	腎・脾・心・肝	補火助陽・散寒止痛・温経通脈・引火帰元

小茴香はフェンネルシード，大茴香は八角という別名があり，肉料理の際に香辛料としてよく使う。肝・腎・脾・胃経に入り，おもに温腎散寒・祛寒止痛の働きがあり，月経痛，関節筋肉の冷えと痛みに勧める。丁香は，丁字・丁子・クローブの別名がある。花椒は，四川省産のものが「道地薬材」である。華撥は，胡椒科で，日本では沖縄（ピパーツという），中国では西南部で栽培されている。乾姜は，生姜を加工したもので，脾・胃・心・肺を温める。肉桂は，桂皮・官桂・シナモンという別名があり，散寒止痛よりも補火助陽の働き

が強い。脾腎陽虚の冷え・痛みなど諸症状を改善できる。

　温裏類の食薬には，にら・ピーマン・ししとうといった野菜よりも魚類が多い。また，香辛料として使用されるものも多いので，使用量には注意すべきである。寒邪の侵入による頭痛，胸痛，胃腹部の痛み，体の冷え，食欲不振，水腫，下痢には，にら・ピーマン・ししとう・唐辛子・花椒・胡椒・魚類を使う。陽虚の腹痛，腰痛，胸部・腹部の冷え，吐き気，リウマチには，唐辛子・花椒・胡椒・高良姜を使う。腰痛，四肢厥冷，月経痛，腹痛には，肉桂・乾姜・小茴香・黒砂糖を使う。

4 安神平肝類(あんしんへいかんるい)

　安神平肝類は，食材が少なく，ほとんどが中薬である。おもに気虚・血虚・陰虚による精神不安，動悸，不眠，多夢，めまい，耳鳴りなどの症状を改善するために使用する。気虚・血虚が原因であれば表の中薬の平性のものを，陰虚の場合ならば表の中薬をすべて選択できる。

名称	五気	六味	帰経	効能
酸棗仁(さんそうにん)	平	甘・酸	心・肝・胆	養心益肝・安神・斂汗
柏子仁(はくしにん)	平	甘	心・腎・大腸	養心安神・潤腸通便
夜交藤(やこうとう)	平	甘	心・肝	養心安神・祛風通絡
合歓花(ごうかんか)	平	甘	心・肝・肺	解鬱安神・活血消腫
霊芝(れいし)	平	甘	心・肺・肝・腎	補気安神・止咳平喘
鈎藤(こうとう)	微寒(涼)	甘	肝・心包	清熱平肝・熄風止痙
天麻(てんま)	平	甘	肝	熄風止痙・平肝潜陽・祛風通絡
牡蛎(ぼれい)	微寒	鹹	肝・胆・腎	重鎮安神・潜陽補陰・軟堅散結
石決明(せきけつめい)	寒	鹹	肝	平肝潜陽・清肝明目
珍珠(ちんじゅ)	寒	甘・鹹	心・肝	鎮心定驚・明目消翳・解毒生肌
珍珠母(ちんじゅぼ)	寒	甘・鹹	肝・心	平肝潜陽・安神・定驚明目

　安神平肝類の食薬は，性質によって平性と寒涼性に分ける。気虚・血虚による精神不安，不眠，夢を見るといった症状には，平性の食薬を選択する。陰虚の場合には熱の症状があり，熱とともに精神不安，不眠，夢を見る，めまい，耳鳴りなどの症状があるときには，寒涼性の食薬を勧める。

　酸棗仁は，大棗の原種で，サネブトナツメの種子である。果肉より核が大きく，潰してから煎じて薬液を取って食薬として利用する。柏子仁は，ヒノキ科のコノテガシワの成熟した種仁で，養心安神と同時に潤腸通便の働きがあり，血虚・陰虚の便秘にも勧める。霊芝は，安神作用と補気作用をもち，心気虚による心血不足の精神不安に勧める。夜交藤は，補血類の何首烏の藤で，ツルドクダミのつる性の茎である。合歓花は，マメ科ネムノキ亜科の合歓木花である。夜交藤と合歓花はよく煎じて薬茶として飲まれる。鈎藤はアカネ科カギカズラの茎枝，天麻はラン科オニノヤガラの根茎で，ともに微寒の性質をもち，肝経・

心包経に入るため，肝熱体質に勧められ，肝陰虚の精神状態を改善する。石決明はアワビの殻，牡蛎はカキの殻で，洗浄・乾燥したもので，真珠として海の宝ともいわれる珍珠は，精神安定作用が強い。珍珠の殻の裏側から取ったものは珍珠母といい，肝陰不足による肝陽上亢のめまい・煩躁・不眠に使われる。

安神平肝類の食薬のなかでも，肢体の痙攣・固い感じ，めまい，頭痛，目が赤い，耳鳴りには天麻を勧める。イライラする・不安，心悸，躁鬱，頭痛，めまい，不眠，目が赤い，耳鳴りには石決明・牡蛎・珍珠・珍珠母を，また不眠症，寝つきが悪い，多夢，心悸，不安には酸棗仁・柏子仁・夜交藤・合歓花・鈎藤・天麻を勧める。

貝類の中薬の効能は強いので，植物性の中薬で目的を達しないときに選択するとよい。使用時はよく砕いてから先に30分間ぐらい煎じ，その後ほかの食薬を加える。

■実性体質

1 清熱類

清熱類の食材の性質は，おもに寒性と涼性であるが，平性のものもある。これらの食材は，清熱・泄火解毒などの作用があり，陽盛体質に勧める。そのうち，平性・涼性の食薬は陰虚体質にも勧める。しかし，これらの食材は陽気を傷つけやすいことから，脾胃虚寒や産後の人には避ける。

①穀類

名称	五気	六味	帰経	効能
きび	平	甘	脾・肺	清熱和中・補益脾肺
あわ	涼	甘・鹹	腎・脾・胃	清熱和中益腎・利尿通淋
小麦	涼	甘	心・脾・腎	清熱除煩・養心安神・補益脾胃
大麦	涼	甘・鹹	脾・胃	清熱和中補脾・利尿止泄

きびとあわは，雑穀としてご飯・粥に使う。あわ・小麦・大麦は，涼性で，平性のきびよりも清熱効果が高い。心の熱には小麦，腎の熱にはあわ，脾と胃の熱にはきびと大麦を勧める。

②野菜・果物類

名称	五気	六味	帰経	効能
白菜	平	甘	胃・大腸	清熱除煩・通利腸胃
山東菜	平	甘	腸・胃	清熱除煩・通利腸胃
湯葉	平	甘・淡	肺・脾・胃	清熱解毒・益気和中・祛痰
セロリ	涼	甘・辛	肺・胃	清熱・利尿・止血

名称	五気	六味	帰経	効能
ヒシ	涼	甘	大腸・胃	生：清暑解熱・除煩止渇 熟：益気健脾
きゅうり	涼	甘	脾・胃・大腸	清熱解毒・利水消腫・潤膚美容
緑豆（りょくず）	寒	甘	心・胃	清熱解毒・消暑・利水
りんご	涼	甘・微酸	脾・胃・心	清熱生津・清肺・止瀉
マンゴー	涼	甘・酸	肺・胃	清熱止渇・止嘔・利尿
茶葉	涼（微寒）	苦・微甘	心・肺・胃	清熱降火生津・利尿
トマト	微寒	甘・酸	肝・脾・胃	清熱解毒・生津止渇・健胃消食
ごぼう	寒（平）	苦	肺・胃	清熱祛風・利水・消腫
にがうり	寒	苦	心・脾・胃	清暑止渇・清肝明目
ズッキーニ	寒	甘	肺・胃・腎	清熱生津潤肺・消腫散結・利尿通淋
マコモ	寒	甘	肝・脾	清熱解毒・除煩止渇・利湿・通便
じゅん菜	寒	甘	肝・脾	清熱解毒・下気止嘔
こんにゃく	寒	辛・甘	肺・脾・胃・大腸	清熱解毒・消腫散結・通便
豆腐	寒	甘	脾・胃・大腸	清熱解毒・益気和中・生津潤燥
すいか	寒	甘	心・胃・膀胱	清熱解暑・除煩止渇・利尿
バナナ	寒	甘	胃・大腸	清熱・潤腸・解毒
さとうきび	寒	甘	肺・胃	清熱生津・下気和中・清肺潤燥
キウイフルーツ	寒	甘・酸	腎・胃	清熱止渇・降逆和胃・抗癌
メロン	寒	甘	心・脾・胃・肺・大腸	清熱祛暑・利尿消腫・清熱排膿

　平性の白菜・山東菜・湯葉，涼性のセロリ・きゅうり・りんご・マンゴー・茶葉・ヒシ・緑豆，微寒のトマトなどは，軽い陽盛体質・陰虚体質の微熱に使う。寒性のにがうり・ズッキーニ・マコモ・ごぼう・じゅん菜などの野菜，こんにゃく・豆腐，すいか・バナナ・さとうきび・キウイフルーツ・メロンなどの果物は，陽盛体質のにきび・吹き出もの・口内炎・口苦・出血，陰虚体質の潮熱，五心煩熱，口渇，盗汗などの熱症状に勧める。

③魚介類

名称	五気	六味	帰経	効能
シジミ	寒	甘・鹹	肝	清熱解毒・利湿退黄
カラス貝	寒	甘・鹹	肝・腎	清熱滋陰・明目解毒
タニシ	寒	甘	膀胱	清熱・利水・明目・止淋濁
カニ	寒	鹹	肝・腎	清熱・散血

　寒性で肝と腎経および膀胱経に入るシジミ・カラス貝・タニシ・カニは，肝熱体質の膀

第7章 体質に合わせた食薬

胱の湿熱に勧め，利尿作用によって熱毒を尿から取り除く。

④中薬

名称	五気	六味	帰経	効能
荷葉（かよう）	平	苦	肝・脾・胃	清熱解暑・昇発清陽・止血
穀精草（こくせいそう）	平	辛・甘	肝・胃・肺	疏散風熱・明目・退翳
青果（せいか）	平	甘・酸・渋	肺・胃	清熱解毒・利咽・生津
連翹（れんぎょう）	微寒	苦	肺・心・胆・小腸	清熱解毒・消腫散結・疏散風熱
牡丹皮（ぼたんぴ）	微寒	苦・辛・甘	心・肝・腎	清熱涼血・活血散瘀
魚腥草（ぎょせいそう）	微寒	辛	肺	清熱解毒・消癰排膿・利尿通淋
敗醬草（はいしょうそう）	微寒	辛・苦	胃・大腸・肝	清熱解毒・消癰排膿・祛瘀止痛
決明子（けつめいし）	微寒	甘・苦・鹹	肝・大腸	清肝明目・潤腸通便
天花粉（てんかふん）	寒（微寒）	苦・微甘	肺・胃	清熱瀉火・生津止渇・消腫排膿
芦根（ろこん）	寒	甘	肺・胃	清熱瀉火・生津止渇・除煩・止嘔・利尿
竹葉（ちくよう）	寒	甘・辛・淡	心・肺・胃・小腸	清熱瀉火・除煩・生津・利尿
淡竹葉（たんちくよう）	寒	甘・淡	心・胃・小腸	清熱瀉火・除煩・利尿
夏枯草（かごそう）	寒	苦・辛	肝・胆	清瀉肝火・明目・散結消腫
山梔子（さんしし）	寒	苦	心・肺・胃・三焦	瀉火除煩・清熱利湿・涼血解毒
生地黄（しょうじおう）	寒	甘・苦	心・肝・腎	清熱涼血・養陰生津
紫草（しそう）	寒	甘	心・肝	涼血活血・解毒透疹
板藍根（ばんらんこん）	寒	苦	心・胃	清熱解毒・涼血・利咽
金銀花（きんぎんか）	寒	甘	肺・胃・心・大腸	清熱解毒・疏散風熱
蒲公英（ほこうえい）	寒	苦・甘	肝・胃	清熱解毒・消腫散結・利湿通淋
馬歯莧（ばしけん）	寒	酸	肝・大腸	清熱解毒・涼血止血・止痢
緑豆（りょくず）	寒	甘	心・胃	清熱解毒・消暑
青蒿（せいこう）	寒	苦・辛	肝・胆・腎	清透虚熱・涼血除蒸・解暑・截瘧
地骨皮（じこっぴ）	寒	甘・淡	肺・腎	涼血除蒸・清肺降火

荷葉はスイレン科のハスの葉，芦根はイネ科多年草の芦の根茎，竹葉はイネ科の竹の葉，淡竹葉はイネ科のササクサの葉で，これらの中薬は清熱除煩・生津利尿に使う。ホシクサ科の穀精草，マメ科カワラケツメイ属エビスグサの種子である決明子，シソ科ウツボグサ属の夏枯草，キク科タンポポ属の蒲公英，キク科クソニンジンなどの全草の青蒿は，すべて肝熱体質に勧める。特に飲みやすいので単味で薬茶として利用できる。ドクダミ科ドクダミ属の多年草の魚腥草，ウリ科のキカラスウリの根である天花粉，スイカズラ科スイカズラ属の金銀花，モクセイ科レンギョウ属の連翹の果実，ナス科クコの根皮である地骨皮，カンラン科の青果などは，すべて肺熱体質に勧める。新鮮な金銀花の蕾は香りがよく，取っ

てから水に浸けると飲みやすい薬茶になる。ボタン科ボタンの根皮の牡丹皮，アカネ科クチナシ属の果実の山梔子，ゴマノハグサ科地黄の根を干したものである生地黄，ムラサキ科の多年草の紫草，アブラナ科のホソバタイセイ根である板藍根などは，心熱体質に勧める。オミナエシ科の敗醬草，スベリヒユ科の馬歯莧は大腸実熱体質に勧める。マメ科の緑豆は陽盛体質，特に夏に勧める。

　清熱作用のある中薬は多く，伝統的に清熱瀉火・清熱燥湿・清熱涼血・清熱解毒・清虚熱の5種類に分類されているが，体質を改善する食薬としては，帰経にもとづいて選択し，熱の程度に応じて，平性・微寒性・寒性の性質によって使い分ける。

　20～30代の陽盛体質のもので，顔色が赤い，声が高い，冷たいものや脂っこいものを好む，呼吸があらい，多汗，口渇，食欲旺盛，にきび，便秘など熱の強いものには，寒性のにがうり・ズッキーニ・マコモ・トマト・こんにゃく・豆腐・すいか・バナナなどを勧める。40～50代の陰虚体質のもので，頬が赤い，熱感，のぼせ，暑がり，めまい，耳鳴り，冷たいものを好む，唾が少ない，口渇，五心煩熱，寝つきが悪い，寝汗，便秘には，平性・涼性の白菜・セロリ・きゅうり・りんごなどを勧める。ごぼうの性質については，寒性の説と平性の説があるが，平性でも寒性に偏っているので，肺と胃の熱を取ると考える。

2 辛涼解表類
しんりょうげひょうるい

　辛味，涼性で，解表作用がある食薬は，熱を取る働きがあり，陽盛体質と陰虚体質の熱感に使える。

名称	五気	六味	帰経	効能
薄荷（はっか）	涼	辛	肝・肺	疏散風熱・清利頭目・利咽透疹・疏肝行気
葛根（かっこん）	涼	甘・辛	脾・胃	解肌退熱・透疹・生津止渇・昇陽止瀉
菊花（きくか）	微寒	辛・甘・苦	肝・肺	疏散風熱・平抑肝陽・清肝明目・清熱解毒
牛蒡子（ごぼうし）	寒	辛・苦	肺・胃	疏散風熱・宣肺祛痰・利咽透疹・解毒消腫
桑葉（そうよう）	寒	甘・苦	肺・肝	疏散風熱・清肺潤燥・平抑肝陽・清肝明目
淡豆豉（たんとうし）	寒（涼）	辛・甘・微苦	肺・胃	解表・除煩・宣発鬱熱

　菊花は，キク科多年草のキクの花で，産地によって効能が少し異なり，杭州産のキクは黄色で疏風清熱，滁州産のキクは白色で清肝明目，野生のキクは小さく清熱解毒に使われる。シソ科ハッカ属の多年草の薄荷は，肝と肺経に入り，疏散風熱・清利頭目・宣毒透疹・疏肝解鬱の働きによって肝熱体質と肺熱体質を改善する。桑葉は，クワ科のクワの葉で，よく菊花と一緒に用い，肝熱体質と肺熱体質に勧める。特に霜降以降の桑葉を取り，乾燥させて使うと清熱効果が高くなる。マメ科のクズの塊根である葛根は，脾と胃の熱を取る。キク科の多年草のゴボウの種である牛蒡子，マメ科のダイズを桑葉・青蒿などと一緒に蒸して発酵加工した淡豆豉は，ともに肺と胃の熱を取る。

　陽盛体質には，清熱類の食薬以外に辛涼解表類の食薬を用いるのも1つの選択である。薄荷・菊花・桑葉は，薬茶として飲める。薄荷は，生のものよりも乾燥したものを勧める。

第7章 体質に合わせた食薬

菊花は，入手できなければ食用菊で代用してもよい。淡豆豉は，スーパーなどで売られているものではなく，薬局で購入するものである。葛粉は，中薬の葛根とは異なり，クズの根から得られるでんぷんを精製して作られる粉末で，加工する過程で薬効は失われ，葛根のような効果を期待できない。

③ 瀉下類

瀉下作用のある食薬は，陽盛体質の便秘を改善するのに勧める。胃腸運動を促進し，排便をスムーズに行わせる。

①野菜・果物類

名称	五気	六味	帰経	効能
いちじく	平	甘	小腸・膀胱・大腸	健脾益胃通便・潤肺止咳・消腫解毒
パイナップル	平（微寒）	甘・微酸	胃・膀胱	清熱通便・健脾和胃・消食・祛湿

いちじくは，クワ科イチジク属のイチジクの果実である。生のいちじくは季節でないと出回らず，乾燥品が多い。そのまま食べるか，菓子，ジャム，肉と一緒に蒸すか煮ものにする。パイナップルは，パイナップル科の多年草の果実で，熱を取り，排便を促進する。果物として食べる以外に，混ぜご飯，肉料理，デザートとしても利用されている。

②中薬

名称	五気	六味	帰経	効能
麻子仁（ましにん）	平	甘	脾・胃・大腸	潤腸通便
郁李仁（いくりにん）	平	辛・苦・甘	脾・大腸・小腸	潤腸通便・利水消腫
松子仁	温	甘	肺・肝・大腸	潤腸通便・潤肺止咳
芦薈（ろかい）	寒	苦	肝・胃・大腸	瀉下通便・清肝・殺虫
番瀉葉（ばんしゃよう）	寒	甘・苦	大腸	瀉下通便

アサ科アサの成熟種子である麻子仁，バラ科のニワウメやコニワザクラなどの成熟種子である郁李仁は，ともに大腸を潤し，大便の排泄をしやすくする。老い，体が弱い，久病，産後，熱病の後期，失血の後期などが原因となって起こる便秘によく用いられる。松子仁は，マツ科マツ属の植物の種で，温性であるため，冷えの便秘，陰虚の大腸の乾燥による便秘に勧める。芦薈は，ツルボラン亜科アロエ属の多肉植物で，寒性によって肝の熱を取り，排便を促進する。生でサラダとして食べるほか，干したものは煎じて薬液を飲む。番瀉葉は，別名をセンナといい，マメ科のチンネベリー・センナまたはアレキサンドリア・センナの小葉であり，大腸の熱を取り，大腸の働きを刺激し，排便を促進する。健康茶として売られていることがあり，これは注意しないといけない。長期間服用すると吐きけ・嘔吐・腹痛などの症状が出るので，排便したら服用を中止する。

瀉下類の食薬は，平性・微寒性・寒性という性質の違いがあり，区別して使うことを勧

める。また，排便を促進する際には，便秘の原因に合った食薬と組み合わせることも重要である。熱性による便秘には清熱類の食薬と合わせ，陰虚による便秘には滋陰類と，気滞による便秘には理気類と，気虚による便秘には補気類と，血虚による便秘には補血類と，それぞれ合わせて使う。

4 芳香化湿類

芳香化湿の中薬は，温性で，辛味をもち，香りがあることから，体内の気のめぐりを促進し，体内に停留した水湿を乾燥させるため，痰湿体質・気鬱体質の改善に勧める。

名称	五気	六味	帰経	効能
佩蘭（はいらん）	平	辛	脾・胃・肺	化湿・解暑
藿香（かっこう）	微温	辛	脾・胃・肺	化湿・止嘔・解毒
菖蒲（しょうぶ）	温	辛	心・胃	芳香化湿・健胃・開竅
砂仁（しゃにん）	温	辛	脾・胃・腎	化湿行気・温中止瀉・安胎
白豆蔲（びゃくずく）	温	辛	脾・胃	化湿行気・温中止嘔
草豆蔲（そうずく）	温	辛	脾・胃	燥湿行気・温中止嘔
草果（そうか）	温	辛	脾・胃	燥湿温中・除痰截瘧

キク科フジバカマの全草である佩蘭，シソ科パチョリの全草か葉である藿香，サトイモ科ショウブ属の菖蒲，ショウガ科ヨウシュクシャの成熟果実である砂仁，ビャクズク属の成熟果実である白豆蔲，ハナミョウガ属植物の成熟種子である草豆蔲，ビャクズク属植物の成熟果実の草果はすべて香りが強く，上昇する脾気と下降する胃気の気機を調節し，気をめぐらせる。平性の佩蘭は，効能が弱いため，よく他の芳香化湿の食薬と組み合わせる。佩蘭と藿香は，煎じて湯液として痰湿体質に勧める。菖蒲・砂仁・白豆蔲・草豆蔲・草果は，温性で，化湿と同時に香りによって気のめぐりを促進するため，気鬱体質にも使える。砂仁・白豆蔲・草豆蔲・草果は硬いため，使用する際にはよく潰してから使う。

芳香化湿の食薬は，香辛料としてよく使われている。特に，肉料理の際に一緒に使うことを勧める。

5 辛温解表類

辛温解表類の食薬は，性質・味・香りが芳香化湿類の食薬と同じであり，発汗の作用が強く，湿を発汗によって取り除くと同時に，体内の気のめぐりを促進し，体内に停留した水湿を乾燥させるため，痰湿体質・気鬱体質の改善に合わせて選択する。また，陽虚体質の冷え・痛み症状の改善にも勧める。

第7章　体質に合わせた食薬

①野菜類

名称	五気	六味	帰経	効能
生姜	微温（温）	辛	肺・脾・胃	解表散寒・温中止嘔・温肺止咳・解魚蝦毒
ねぎ	温	辛	肺・胃	発汗解表・散寒通陽・解毒散結
みょうが	温	辛	肺・大腸・膀胱	発汗解表・散寒通陽・解毒散結・行気健脾
みつ葉（根）	温	辛		発表散寒・祛風止咳・活血化瘀解毒
香菜	温	辛	肺・胃	発汗透疹・消食下気

　薬味としてよく使われている生姜・ねぎ・みょうが・みつ葉・香菜は，薬効が強く，体を温め，肺・脾・胃・大腸の気機をめぐらせ，水の排泄を促進し，痰湿体質を改善する。生姜の皮は，生姜皮という食薬で，辛味，涼性で，利水消腫の作用があり，むくみ・排尿不調の際に使う。したがって，生姜を使うときは皮ごと使うことを勧める。ねぎの白い部分は葱白といい，陽気をめぐらせる力が強い。陽虚体質の冷えにも勧めるが，蜂蜜との組み合わせは禁忌であるので，ねぎが入っている肉や魚の煮込みに用いる甘味は砂糖を勧める。みつ葉は中国では民間薬草として蛇咬傷に使われる。全草は平性・辛味苦味で，果実と根は温性・辛味といわれている。

②中薬

名称	五気	六味	帰経	効能
防風（ぼうふう）	微温	辛・甘	膀胱・肝・脾	散風解表・勝湿止痛・祛風止痙
荊芥（けいがい）	微温	辛	肺・肝	祛風解表・止血
紫蘇（しそ）	温	辛	肺・脾	発表散寒・行気寛中・解魚蟹毒
桂枝（けいし）	温	辛・甘	心・肺・膀胱	発汗解表・温経通陽
香薷（こうじゅ）	温	辛	肺・脾	発汗解表・和中化湿・利水消腫

　シソ科の荊芥，セリ科ボウフウの根茎である防風，シソ科シソの葉である紫蘇，クスノキ科ケイの若枝である桂枝，シソ科ナギナタコウジュ属コウジュの全草である香薷は，いずれも辛味と温性をもち，湿を乾燥させ，気機をめぐらせ，水の排泄を促進するため，痰湿体質・気鬱体質・気虚体質・陽虚体質による痰湿，むくみ，冷えを改善するのに勧める。

　芳香化湿類と辛温解表類の食薬は，温裏類の食薬と性質・五気六味が似ているため，この3つの食薬を互いに交代して使うことができる。

6 利水滲湿類（りすいしんしつるい）

　利水滲湿の食薬は，利尿作用をもち，体内に停留した水湿を排尿によって取り除く。したがって，痰湿体質の改善に勧める。また，気虚体質・陽虚体質のむくみ・下痢にも使える。

①穀類

名称	五気	六味	帰経	効能
とうもろこし	平	甘	脾・肝・腎	清熱利湿・健脾益肺
はと麦	微寒（涼）	甘・淡	脾・胃・肺	利水滲湿・健脾・除痺・清熱排膿

とうもろこしは，イネ科1年生の穀物で，脾・肝・腎経に入り，穀類として健脾益肺に働く以外に，清熱利湿の働きももつので，痰湿体質の改善に勧める。とうもろこしの鬚は，中薬の玉米鬚といい，利水消腫・清熱退黄・解毒排膿の働きがあり，痰湿体質に使う。収穫後に乾燥させて保存して使える。また，とうもろこしの茹で汁を薬茶として勧める。利尿しながら熱を取り，蒸し暑い夏のよい飲みものとなる。はと麦は，イネ科ジュズダマ属の穀物で，中薬では薏苡仁と呼び，熱をもつ痰湿体質の改善に勧める。

②野菜・果物類

名称	五気	六味	帰経	効能
あずき	平	甘・酸	心・小腸	利水除湿・解毒排膿
黒豆	平	甘	脾・胃・腎	祛風利水・活血解毒
大豆	平	甘	脾・胃・大腸	健脾利尿・益胃・潤燥
そら豆	平	甘	脾・胃	健脾利湿・補中益気
すもも	平	甘・酸・苦	肝・腎・脾	生津利水・清泄肝熱
菊いも	平（涼）	甘（微苦）		利水祛湿消腫・清熱涼血解毒
ナズナ	涼	甘	肝・胃	清熱利水・涼血止血
とうがん	涼	甘・淡	肺・大腸・小腸・膀胱	清熱解毒・利尿
萵苣（チシャ）	涼	甘・苦	小腸・胃	清熱利尿・通乳
金針菜	涼	甘	肝・腎	清熱利湿・涼血解毒・通乳
白うり	寒	甘	肺・大腸・膀胱	清熱解毒・利水消腫・生津除煩

キク科ヒマワリ属の多年草の根茎である菊いもは，北アメリカからアジアに分布し，西洋生姜の名称もある。利水祛湿消腫の働きをもち，痰湿体質の改善に使う。豆類のあずき・黒豆・大豆・そら豆は，平性，甘味で，利水作用によって脾の運化水湿の働きを高め，痰湿体質の改善に勧める。とうがんは，ウリ科のつる性1年草の果実で，水の排泄を促進する食薬として使われている。金針菜は，ユリ科キスゲ亜科の多年草ワスレグサの一種であり，黄金色で，細長い針のような形状から金針菜と名づけられた。清熱利湿の食材として使われている。萵苣（チシャ）は，キク科の1年草か2年草の結球である。葉はレタスとして食用するが，結球は萵苣といい，涼性によって清熱利尿の働きをもち，熱のある痰湿体質の改善に勧める。ウリ科の白うりは，利水滲湿類の食材のなかで清熱の働きが最も強く，利尿作用によって痰湿を取り除く。バラ科のすももとアブラナ科のナズナは肝経に入り，肝の熱を取りながら水の排泄を促進する。

③魚介類

名称	五気	六味	帰経	効能
コイ	平	甘	脾・腎	利水消腫・下気通乳
フナ	平（温）	甘	脾・胃・大腸	健脾利湿・通乳
シラウオ	平	甘	脾・胃・肺	補脾利水・潤肺
フグ	温	甘	脾・肝・肺	補虚祛湿・殺虫
蛙肉	涼	甘	肺・脾・胃・膀胱	利水解毒消腫・補虚滋陰
ハモ	寒	甘	脾・胃・肺	健脾利水・清肝明目（胆）
ハマグリ	寒	甘・鹹	肺・胃・肝	滋陰利水・化痰軟堅・散結

　コイはコイ科コイ亜科コイ属の淡水魚で，フナはコイ科コイ亜科フナ属の淡水魚である。シラウオはシラウオ科の魚である。これらの魚は，平性で，脾経に入り，補脾により利水の作用がある。寒性のハモは，ウナギ目ハモ科に分類される海水魚の一種で，肝の熱を冷まし，脾の運化の働きを強め，水の排泄を促進する。同じく寒性のハマグリは，肺・胃・肝の熱を取り除き，滋陰により利水・化痰軟堅散結に働き，痰湿体質を改善する。フグ科のフグは体を温めて湿を取る。蛙肉は涼性で体を補いながら利水に働く。しかし，フグも蛙肉も家庭で取り入れることは難しい。

④中薬

名称	五気	六味	帰経	効能
玉米鬚（ぎょくべいしゅ）	平	甘	膀胱・肝・胆	利水消腫・利湿退黄
葫芦（ころ）	平	甘	肺・小腸・腎	利水消腫
茯苓（ぶくりょう）	平	甘・淡	心・脾・腎	利水消腫・滲湿・健脾・寧心安神
金銭草（きんせんそう）	平（微寒）	甘・淡・鹹	肝・胆・腎・膀胱	利湿退黄・利尿通淋・解毒消腫
冬瓜皮（とうがんひ）	微寒（涼）	甘	肺・小腸・脾	利水消腫・清熱解暑・止痒
茵蔯蒿（いんちんこう）	微寒	苦・辛	脾・胃・肝・胆	利湿退黄・解毒療瘡
通草（つうそう）	微寒	甘・淡	肺・胃	利尿通淋・通気下乳
灯心草（とうしんそう）	微寒	甘・淡	心・肺・小腸	利尿通淋・清心降火
地膚子（じふし）	寒	辛・苦	腎・膀胱	利尿通淋・清熱利湿・止痒
車前子（しゃぜんし）	寒（微寒）	甘	腎・肝・肺・小腸	利尿通淋・滲湿止瀉・明目・祛痰
海金沙（かいきんしゃ）	寒	甘・鹹	膀胱・小腸	利尿通淋・止痛

　利水滲湿類の中薬の性質には平性と寒性のものがあり，平性の中薬は，利水により健脾の働きがある。微寒性と寒性の中薬は，利水と清熱の働きがある。
　冬瓜皮は，とうがんの皮と種（化痰止咳平喘類。清肺化痰・消癰排膿・利尿祛湿）であり，利尿作用をもち，乾燥させて保存して使える。蒸し暑い夏には，とうがんの皮と種を水から煎じ，その煎じ液でとうがん料理を作るとよい。

平性の葫芦はウリ科のつる性1年草の果実で，マツ属植物の根に寄生する。サルノコシカケ科のマツホドの菌核をそのまま乾燥したものが茯苓で，シソ科カキドウシの全草が金銭草である。これらは，利水滲湿・健脾の働きがあり，痰湿体質の改善に使う。以下，微寒か寒性の茵蔯蒿は，キク科カワラヨモギの幼苗。ウコギ科カミヤツデの茎髄が通草。イグサ科イグサ科の多年草であるイグサの全草あるいは茎髄が灯心草。地膚子はアカザ科の1年草で，ホウキギの成熟果実。オオバコ科オオバコ属の多年草は車前草で，その種が車前子。カニクサ科カニクサの成熟胞子は海金沙。これらの中薬は，利尿，清熱，利湿の働きをもち，痰湿体質を改善し，気虚体質のむくみや下痢も改善する。

7 理気類（りきるい）

理気とは，体内の気のめぐりを順調にし，鬱を解消する食薬である。気のめぐりの異常としては，イライラする，緊張不安，吐き気，嘔吐，しゃっくり，げっぷ，咳，喘息，胸のつかえ，脇肋の脹痛，胃もたれ，腹部の脹れ，ガスなどの症状がみられ，日常的に気鬱体質を呈している。このときに，理気類の食薬を勧める。これらの食薬は，辛味，温性で，香りのあるものが多く，その性質が気を消耗させ，陰液に傷をつけるので，使用に際しては注意しなければならない。

①穀類

名称	五気	六味	帰経	効能
そば	涼	甘	脾・胃・大腸	開胃寛腸・下気消積

気鬱体質には，そばを勧める。しかし，そばは涼性であるので，気機をめぐらせるために温かいそば料理を勧める。

②野菜・果物類

名称	五気	六味	帰経	効能
えんどう豆	平	甘	脾・胃	和中下気・祛湿利尿・解毒
たまねぎ	温	辛・甘	脾・胃・肺・心	理気健脾・和胃消食
らっきょう	温	辛・苦	肺・胃・大腸	行気導滞・通陽散結
なた豆	温	甘	胃・腎	降気止嘔・温腎助陽
蜜柑	温	甘・酸	肺・脾	理気健胃・燥湿化痰
きんかん	温	辛・甘	肺・脾・肝	理気解鬱・化痰・醒酒
オレンジ	涼	甘・酸	胃・肺	開胃理気・生津止渇・潤肺
ぶんたん	寒	甘・酸	胃・肺	理気健脾・止咳・解酒

気鬱体質を改善するには，温性のたまねぎ・らっきょう・なた豆・蜜柑・きんかんを勧める。平性のえんどう豆は，組み合わせやすいのでよく利用されている。更年期ののぼせ・ほてりの陰虚症状と，イライラする・怒りっぽいという気鬱症状が同時に現れる際には，清熱

と理気の働きをもつ寒涼性のオレンジとぶんたんを勧める。

③中薬

名称	五気	六味	帰経	効能
柿蔕（してい）	平	苦・渋	胃	降気止嘔
緑萼梅（りょくがくばい）	平	酸・渋	肝・胃・肺	疏肝解鬱・理気和胃・化痰
大腹皮（だいふくひ）	微温	辛	脾・胃・大腸・小腸	行気寛中・利水消腫
茉莉花（まりか）	温	苦・甘	肝	理気和中
玫瑰花（まいかいか）	温	甘・微苦	肝・脾	疏肝行気解鬱・和血散瘀止痛
陳皮（ちんぴ）	温	辛・苦	脾・肺	理気調中・健脾・燥湿化痰
青皮（せいひ）	温	苦・辛	肝・胆・胃	疏肝破気・散結消滞
枳実（きじつ）	温	苦・辛・酸	脾・胃・大腸	破気除痞・化痰消積
枳殻（きこく）	温	苦・辛・酸	脾・胃・大腸	行気開胸・寛中消脹
仏手（ぶしゅ）	温	辛・苦	肝・脾・胃・肺	疏肝解鬱・理気和中・燥湿化痰
荔枝核（れいしかく）	温	辛・渋	肝・胃	理気止痛・祛寒散滞
木香（もっこう）	温	辛・苦	脾・胃・大腸・胆・三焦	行気止痛・調中・健脾消食

　理気には，花類の食薬がよく使われる。梅の花である緑萼梅，ジャスミンの花である茉莉花，バラ科のマイカイの花である玫瑰花などは，見た目の美しさや華やかさから心を安らげ，香りもリラックスさせるので，花だけに湯を注いで飲む花茶を勧める。5月か6月に摘み取った未熟な蜜柑の皮で作られた青皮は，理気の働きが強い。10月に収穫する成熟した蜜柑の皮で作られた陳皮は，理気の力が青皮よりも弱いが，使いやすい。枳実は，未熟なだいだいで，理気の働きが強い。枳殻は，熟しただいだいで，理気の働きが弱いため，軽い気鬱・痰湿の場合に勧める。仏手は，柑橘類ながら，先端が手の指のように分かれているのでこの名前がつき，鑑賞用植物として利用されているが，蜜柑と同様に理気類の食薬としてもよく使われている。大腹皮は，檳榔の皮で，気のめぐりを促進しながら利尿する働きもあり，むくみを解消するため，気鬱体質と痰湿体質に勧める。木香は，キク科モッコウの根で，理気の働きによって痛みを緩和し，消化器官の気鬱によく使う。柿のへたは，柿蔕という名の食薬で，乾燥させて気鬱体質の吐き気，嘔吐，げっぷ，しゃっくりに使える。ライチの種は，荔枝核といい，肝気鬱結の症状を緩和し，下腹部の痛みと冷えに勧める。

8 消食類（しょうしょくるい）

　脾胃の働きを増強し，消化を促進し，消化不良を治療する食薬が，消食類である。脾と胃は肝の働きの影響をよく受けるので，肝気鬱結によって，食欲不振，胃のもたれ，腹部の脹れ，大便不調などの気鬱体質の症状が現れる。また，食欲がない，消化不良などの際にも，消食類の食薬を勧める。

①穀類

名称	五気	六味	帰経	効能
麦芽（ばくが）	平	甘	脾・胃・肝	消食和中・健胃・回乳消脹
穀芽（こくが）	平（温）	甘	脾・胃	消食和中・健脾開胃
おこげ（鍋巴（かは））	平	苦・甘	脾・胃	補気健脾・消食止瀉
大麦	涼	甘・鹹	脾・胃	清熱消食和胃・利水消腫止泄

麦芽は，大麦の発芽したもので，穀芽は，稲の発芽したものである。発芽した穀類は消化しやすくなるので，ともに各種体質における食欲不振，消化不良に勧める。おこげは，食薬名を鍋巴（かは）といい，香ばしいにおいで食欲を誘い，消化を促進しながら補う。黒くなったおこげは使用を避ける。大麦は，夏の麦茶によく使うが，炒っていない大麦のほうが清熱効果が高いので，そちらを勧める。

②野菜・果物類

名称	五気	六味	帰経	効能
かぶ	平	辛・甘・苦	心・肺・脾・胃	下気寛中・清利湿熱
大根	涼	辛・甘	肺・胃	順気消食・下気寛中・清化熱痰・散瘀止血
おくら	涼	辛・苦	肺・肝・胃	健脾消食・潤腸通便

脾胃の消化機能には温かい環境が必要であるので，消化機能が低下した際には，涼性の大根よりも，平性で冷やさないかぶのほうが，同じアブラナ科でも使いやすい。大根とおくらは，涼性の性質をもち，消化を促進する際には加熱調理することを勧める。また，かぶと大根の消化促進作用は，停滞した気の働きを順気・下気によって動かして食積をなくすものなので，気を消耗するため，健脾開胃・消食和中の麦芽や穀芽などの食薬と組み合わせることを勧める。ほかに，補益類の食薬を使う期間に大根の料理を避ける。

③中薬

名称	五気	六味	帰経	効能
萊菔子（らいふくし）	平	辛・甘	肺・脾・胃	消食除脹・降気化痰
鶏内金（けいないきん）	平	甘	脾・胃・小腸・膀胱	運脾消食・固精止遺
山楂子（さんざし）	微温	酸・甘	脾・胃・肝	消食化積・活血散瘀
神麹（しんきく）	温	辛・甘	脾・胃	消食和胃

食生活において肉食化の傾向が強く，焼肉やしゃぶしゃぶの食べ放題などで，胸焼け，痰が多い，吐き気，嘔吐，げっぷ，腹部脹満，食欲不振，大便失調，ガスが悪臭などの状態になる陽盛体質・痰湿体質の消化不良には，山楂子を勧める。山楂子には活血散瘀の働きもあるため血瘀体質にも使用でき，山楂子の酢や飲み物として勧める。大根の種は，萊

第7章 体質に合わせた食薬

靛子といい，食積による腹部脹満や，肺熱の咳・痰に使う。鶏の砂袋の内膜を鶏内金という。鶏には歯がなく，砂を食べて，砂の摩擦によって食べものを消化させているので，その砂袋の内膜は，砂の衝撃に耐え，消化を助けることができる。神麹は，中薬のなかで唯一自然のものではなく，小麦粉や麩・杏仁・あずき・青蒿・蒼耳・辣蓼などと一緒に発酵させて作られたものである。それぞれの体質に現れる消化不良や下痢に使える。

9 活血祛瘀類

活血化瘀類の食薬は，血の流れを促進し，血瘀状態を緩和し，瘀血をやわらげ，固まりを消散する働きをもつ。また，こうした活血化瘀の食薬は，経絡を通じさせ，腫れを取り，痛みを緩和する働きもある。「気血同行」の考え方から，活血化瘀の食薬は，理気類の食薬とよく組み合わせて使う。

①野菜・果物類

名称	五気	六味	帰経	効能
甜菜根	平（涼）	甘	肺・脾胃・肝・腎	活血通経・寛胸下気
チンゲン菜	涼	辛・甘	肺・肝・脾	散血消腫・清熱解毒
くわい	微寒	苦・甘	心・肝・肺	行血通淋・化痰止咳・滑胎利竅

普段の食事でも使われることが多いチンゲン菜は，陽盛体質または陰虚体質と血瘀体質が同時に出現する際に勧めたい。熱を取りながら血流を促進するためである。陽虚体質と血瘀体質が同時に現れた際には，チンゲン菜の涼性が陽虚に合わないので，その涼性を工夫して料理する必要がある。例えば，沸かした湯に唐辛子・生姜・ねぎを入れ，辛味などの匂いが出てきてからチンゲン菜を湯通しして調理するという方法がよく使われる。

②中薬

名称	五気	六味	帰経	効能
王不留行	平	辛・甘	肝・胃	活血通経・下乳・消癰・利尿通淋
桃仁	平	苦・甘	心・肝・肺・大腸	活血祛瘀・潤腸通便・止咳平喘
月季花	温（平）	甘・淡・微苦	肝	活血調経・疏肝解鬱・消腫解毒
川芎	温	辛	肝・胆・心包	活血行気・祛風止痛
姜黄	温	辛・苦	肝・脾	破血行気・通経止痛
莪朮	温	辛・苦	肝・脾	破血行気・祛瘀止痛
紅花	温	辛	心・肝	活血祛瘀・通経・止痛
丹参	微寒	苦	心・心包・肝	活血祛瘀・涼血消癰・養血安神・調経止痛
益母草	微寒	辛・苦	心・肝・膀胱	活血祛瘀・通経・利尿消腫・清熱解毒
凌霄花	微寒	辛	肝・心包	活血破瘀・涼血祛風

名称	五気	六味	帰経	効能
番紅花（ばんこうか）	寒	甘	心・肝	涼血祛瘀
鬱金（うこん）	寒	辛・苦	心・肝・胆	活血止痛・行気解鬱・涼血清心・利胆退黄

　活血化瘀類の中薬は，まず温性・寒涼性・平性の3つに分ける。血瘀体質を改善するための基本として，温性の月季花・紅花・川芎・姜黄・莪朮を勧める。月季花は，バラ科で四季を通じて花が咲くため，この名前がついている。血瘀体質の月経不順には，花茶を勧める。紅花は，キク科ベニバナ属の1年草か越年草で，最もよく使われる中薬である。特に，血瘀体質・気虚体質・陽虚体質の月経不順・月経痛，加齢に伴う心臓・脳血管の病気に勧める。川芎は，香りが強いため，活血化瘀と同時に理気作用もある。涼性の活血化瘀の食薬は，陽盛体質・陰虚体質で熱があるときに組み合わせて使う。丹参は，シソ科アキギリ属の植物の根で，古くから使われている心血瘀阻の主薬である。益母草は，シソ科のホソバメハジキおよびメハジキの全草で，女性の血瘀体質の月経痛・月経不順に勧める。寒性の番紅花は別名サフランで，アヤメ科の多年草のめしべである。使用に際しては，温性の紅花と混同しないことが重要である。姜黄と鬱金も混同しやすいが，姜黄の色は黄色で，鬱金の色は茶色であるため，色から見分けられる。温性の姜黄は，体を温め，活血祛瘀作用が強く，瘀血による痛みを緩和する。寒性の鬱金は，血中の熱を冷まし，活血による瘀血を取り，痛みを止める。行気作用によって肝気鬱結を解消し，黄疸を取り除く。ノウゼンカズラ科の凌霄花は肝と心の熱を取りながら血流を強く促進する。

③その他

名称	五気	六味	帰経	効能
酢	温	酸・苦	肝・胃	活血散瘀・消食化積・消腫軟堅・解毒殺虫・療瘡

　酢は，苦酒ともいい，活血の働きによって瘀血を解消し，固まりをやわらげる。また，解毒作用があるため，皮膚病にも使える。食欲の促進にも使える。しかし，酢の化積・軟堅作用は硬いものを消耗するため，使う量と期間には注意が必要である。

10 止血類

　出血の原因はさまざまであるが，出血を止める食薬をまとめて止血類という。出血の原因によって，使う食薬には涼血止血・化瘀止血・温経止血などの働きに違いがあり，さらに食薬の性質に合わせて選択して使う。

①野菜・茸・果物類

名称	五気	六味	帰経	効能
黒きくらげ	平	甘	肺・胃・大腸	涼血止血・利腸通便・潤肺益胃
なす	涼	甘	脾・胃・大腸	清熱活血止血・消腫利尿・健脾和胃
おから	涼	甘	心・大腸	清熱止血・健脾和胃

第7章　体質に合わせた食薬

| れんこん | 寒 | 甘 | 心・脾・胃 | 生：涼血散瘀・清熱生津
熟：健脾開胃・養血生肌・止瀉 |
| 空心菜（くうしんさい） | 寒 | 甘 | 大腸・胃 | 涼血止血・滑腸通便・清熱利湿 |

　黒きくらげは，キクラゲ科キクラゲ目の菌類で，木に生えるきのこ類である。耳介(じかい)のような形をしているので「木耳」と書き，色が黒いので黒きくらげという。平性で，血熱を冷まし，出血を緩和する。植物繊維を多く含むため，利腸通便の働きがあり，便秘・肥満のある血瘀体質・痰湿体質・陽盛体質・陰虚体質にもよく勧められる食材である。なすは，涼性で熱を取り，止血とともに活血作用もあり，血瘀体質・陽盛体質・陰虚体質に勧める食材である。また，含まれる栄養成分から，抗がん作用もあり，生活習慣病の予防に役に立つ食材である。同じ涼性のおからは，大豆のタンパク質の廃物である。清熱の働きがあり，止血でき，消化を助ける働きももっている。卯の花やハンバーグとして利用され，餃子や饅頭の具としても使え，生地に入れて菓子も作れる。空心菜は，蕹菜ともいうヒルガオ科サツマイモ属の野菜である。茎が空洞になっているため空心菜の名前がついている。血瘀体質・陽盛体質・陰虚体質に勧める食材である。れんこんは，寒性のれんこんの清熱作用によって止血する場合は，サラダや炒めものとして提供するが，健脾開胃・養血生肌・止瀉の効果を出したい場合は，何時間も煮て十分に加熱してから使うべきである。

②中薬

名称	五気	六味	帰経	効能
藕節（ぐうせつ）	平	甘・渋	肝・肺・胃	収斂止血
大薊（たいけい）	涼	甘・苦	心・肝	涼血止血・散瘀消癰
小薊（しょうけい）	涼	甘・苦	心・肝	涼血止血・解毒消癰
地楡（ちゆ）	微寒	苦・酸・渋	肝・胃・大腸	涼血止血・解毒斂瘡
槐花（かいか）	微寒	苦	肝・大腸	涼血止血・清肝降火
側柏葉（そくはくよう）	寒（微寒）	苦・渋	肺・肝・大腸・脾	涼血止血・祛痰止咳・生髪烏髪
白茅根（はくぼうこん）	寒	甘	肺・胃・膀胱	涼血止血・清熱利尿・清肺胃熱
三七（さんしち）	温	甘・微苦	肝・胃	化瘀止血・活血定痛
艾葉（がいよう）	温	辛・苦	肝・脾・腎	温経止血・散寒調経・安胎

　藕節は，れんこんの節と節とが連結する部分で，一般には廃棄されるところである。この部位を乾燥させて保存して使う。血瘀体質・血虚体質の慢性出血，特に不正出血に勧める。大薊はキク科ノアザミ属の多年草で，小薊は大薊の変種である。白茅根はイネ科のチガヤの根茎である。これら大薊・小薊・白茅根は，陽盛体質の尿の異常な症状，特に血尿に勧める。地楡はバラ科ワレモコウ属の植物の地下部分で，槐花はマメ科エンジュ属の木の花である。これら地楡と槐花は，陽盛体質による便秘，血便を改善するために一緒に使うことが多い。側柏葉は，ヒノキ科のコノテガシワの葉のついた枝で，熱を取る働きがあるた

め，熱による出血を改善し，肺の熱による咳と痰の症状を緩和する。陽盛体質・陰虚体質に勧める。温性の三七は，田七人参ともいい，ウコギ科の植物で，雲南省産が「道地薬材」である。三七は，活血化瘀の働きによって血流を促進し，血瘀体質を改善する。一方で，血瘀による出血症状に対しては，止血の働きによって出血を止めることができる。この2つの働きをもつことから，三七は，動脈硬化による心血管の病気を予防するためによく使われている。艾葉は，キク科ヨモギ属の植物で，日当たりのよい山野や道端に群生している。お灸のモグサが有名であるが，草餅の材料としてもよく知られている。体を温めて，血流を促進するため，乾燥させて保存し，薬茶として煎じて血瘀体質・陽虚体質による月経痛，月経不順，不正出血に勧める。

11 祛風湿類（きょふうしつるい）

祛風湿類の食薬は，筋肉・経絡・筋骨に侵入した風湿邪気を祛除するため，関節痛，筋肉痛，神経痛，腰膝疼痛，半身不随，リウマチ，麻痺などの症状に用いられる。また，風湿邪気の作用により，気のめぐりと血の流れが阻滞されたことによる筋肉・経絡・筋骨の痛みを緩和するとともに，強壮筋骨などの働きをもつといわれている。この種類の食薬は，血瘀体質・陽虚体質・痰湿体質による関節・筋肉の痛みや腫れ，行動困難などに使える。

①野菜・果物類

名称	五気	六味	帰経	効能
うど	温（微温）	辛・苦	肝・腎・膀胱	祛風除湿・止痛・解表
さくらんぼ	温	甘	肝・胃・腎	祛除風湿・補中益気・潤膚

うどは，ウコギ科タラノキ属の多年草で，若芽を野菜として使い，大きくなると使用できない。うどの根茎の中薬名は独活であり，肝腎を強壮にし，風湿邪気を取り除き，痛みを緩和する。さくらんぼは，バラ科サクラ属の果実で，よく酒に浸けて薬酒を作る。体を温め，肌もきれいにする。

②中薬

名称	五気	六味	帰経	効能
桑枝（そうし）	平	苦（微苦）	肝	祛風通絡
桑寄生（そうきせい）	平	苦・甘	肝・腎	祛風除湿・補肝益腎・強筋壮骨・安胎
木瓜（もっか）	温	酸	肝・脾	舒筋活絡・和胃化湿
五加皮（ごかひ）	温	辛・苦	肝・腎	祛風除湿・強筋壮骨・利水
白花蛇（びゃっかだ）	温	甘・鹹	肝	祛風・活絡・定驚
烏梢蛇（うしょうだ）	温	甘・鹹	肝	祛風・活絡・定驚
蚕沙（さんしゃ）	温	甘・辛	肝・脾・胃	祛風除湿・和胃化濁

桑枝は，クワ科のカラグワの若枝である。桑寄生は，ヤドリギ科の植物で，エノキ，ブ

ナ，ミズナラ，クリ，サクラなどに寄生する茎枝である。ともに祛風通絡の働きがあり，血瘀体質・陽虚体質による関節・筋肉の痛みに使う。また，桑寄生は気虚体質・血虚体質・陽虚体質による不妊・流産しやすい症状にも勧める。木瓜には，バラ科カリンの果実とボケの果実の2種類がある。日本ではカリンを木瓜として規定している。木瓜は，舒筋活絡の働きをもつため，筋肉の攣りに勧めたい。五加皮は，ウコギ科のウコギ・エゾウコギなどの根皮で，筋骨を強壮にし，風湿邪気を取り除き，むくみを緩和する。木瓜・五加皮は，白花蛇・烏梢蛇と一緒に酒に浸けて，薬酒として提供すれば，肝腎を補益し，筋骨を強壮にする。カイコの糞を乾燥させた食薬は蚕沙という。カイコは桑葉を食べるため，糞は桑葉の繊維と思ってよい。関節・筋肉の麻痺，痙攣，かゆみに勧める。

③その他

名称	五気	六味	帰経	効能
酒	温	辛・甘・苦	心・肝・肺・胃	行気活血・散寒止痛

　酒の種類は数えきれないが，古代の酒は，穀類や果実などによって作られた醸造酒が主流であった。酒は，体を温め，気のめぐり・血の流れを促進し，痛み止めの効果がある。
　薬酒は，酒に中薬を加えることで，中薬の効能を酒に溶けださせ，酒の働きをさらに高めさせる。薬酒を作る際には，高濃度（アルコール度数50〜60%）の酒を使うか，黄酒（アルコール度数30〜50%）を使う。

12 化痰止咳平喘類

　化痰止咳平喘類の食薬は，水の停留による痰湿体質を改善する祛除痰飲の働きをもつので，痰湿体質・陽盛体質に勧める。

①野菜・果物類

名称	五気	六味	帰経	効能
春菊	平	辛・甘	肺・胃	清肺化痰・和胃
里いも	平	甘・辛	大腸・胃	化痰軟堅・消腫散結
ぎんなん	平	甘・苦・渋	肺	斂肺定喘・収渋止帯
甜杏仁	平	甘	肺・大腸	潤肺祛痰・止咳平喘・潤腸通便
からし菜	温	辛	肺・胃	宣肺豁痰・利膈開胃
冬瓜子	涼	甘	肺・大腸・小腸	清肺化痰・消癰排膿・利湿
へちま	涼	甘	肝・胃	清熱化痰・涼血・通乳
羅漢果	涼	甘	肺・脾	清肺止咳・潤腸通便・生津止渇
梨	涼	甘・微酸	肺・胃	清熱化痰・生津潤燥
びわ	涼	甘・酸	肺・胃	潤肺止咳・生津止渇・下気止嘔
黒くわい	微寒	甘	肺・大腸・胃	清熱化痰・生津潤燥・消積・明目

たけのこ	寒	甘	胃・大腸	清熱化痰・解毒透疹・滑腸通便
柿	寒	甘・渋	心・肺・大腸	清熱潤肺・生津止渇

　痰湿体質を改善する際には，熱がこもっているかどうかを確認してから食薬を選択する。春菊はキク科シュンギク属の野菜，里いもはサトイモ科の植物の塊根で，ともに平性であるので他の食材と組み合わせやすい。ぎんなんは，白果ともいい，慢性的な咳・喘息・疲れに用いるもので，熱の症状があるときには使えない。また，食べすぎると体に害が出るので，量に注意する。甜杏仁は，肺と大腸を潤し，痰を取り，咳・喘息を緩和させ，便通を促進する。

　からし菜は，アブラナ科アブラナ属の野菜で，葉はよく漬物にされるが，加熱調理すれば肺を温めて助け，痰を取り除くうえ，食欲も誘われる。

　冬瓜子は，とうがんの種で，陽盛で肺に熱がこもって，肺を腐敗させるときに，清肺化痰・消癰排膿の働きによって熱毒を取る。へちまは，ウリ科のつる性1年草の果実である。若くてやわらかいへちまを食用として使い，熱による黄痰・咳を取り除く。黒くわいは，馬蹄ともいい，カヤツリグサ科ハリイ属の地下部分で，陽盛体質の黄痰・咳に勧める。缶詰めのものより新鮮なものを勧める。たけのこは，清熱化痰とともに滑腸通便の働きがあり，胃熱・肺熱の黄痰・咳・便秘に勧める。

　羅漢果は，ウリ科ラカンカ属の多年生つる植物で，清肺の働きによって咽の乾燥や痛みを緩和し，咳を止めるとともに，潤腸通便の働きももつ。砂糖の代わりの甘味としても，よく利用される。梨はバラ科ナシ属の果実，びわはバラ科ビワ属果実，柿はカキノキ科の果実で，ともに肺の熱を取り，咽の乾燥や痛みを緩和し，咳を止めるほか，潤腸通便に使われる。なかでも，寒性の柿は清熱効果が高い。柿と茶を一緒に食べると便秘を引き起こすため，食禁忌として注意する必要がある。また，びわは，吐き気・嘔吐のような胃気上逆にも使える。

②肉類

名称	五気	六味	帰経	効能
豚の肺	平	甘	肺	補肺止咳
豚の胆汁	寒	苦	肺・肝・胆	清肺化痰・清熱解毒

　豚の肺と胆汁は，普段の食事ではあまり使用しないので，その効能のみを理解しておくとよい。

③海藻・魚介類

名称	五気	六味	帰経	効能
クラゲ	平	鹹	肝・腎	清熱化痰・消積潤腸

第7章 体質に合わせた食薬

アサリ	寒	甘・鹹	肝・腎・脾・胃	清熱化痰・潤燥止渇
のり	寒	甘・鹹	肺	化痰軟堅・清熱利尿
昆布	寒	鹹	肝・胃・腎	消痰軟堅・利水消腫
海藻	寒	鹹	肝・胃・腎	消痰軟堅・利水消腫

　クラゲは，平性といわれているが，涼性に偏っているため，熱の痰に用いる。アサリは，熱痰を清化すると同時に潤す働きももち，咽の渇きも改善する。のりは，紫草ともいい，水中の岩に着生しているものを食用とする藻類の総称である。昆布は，海帯ともいい，コンブ科に属する数種の海藻である。海藻は，海岸に漂着しているのを見かける緑や赤の海藻類である。これら，のり・昆布・海藻は，寒性のため熱痰を取り除くとともに，塩味の鹹味をもつため体内に現れた固まりをやわらげて取り除き，黄痰・血痰・便秘によく使う。

④中薬

名称	五気	六味	帰経	効能
莱菔子（らいふくし）	平	辛・甘	肺・脾	祛痰降気止嘔・消食祛脹
桔梗（ききょう）	平	苦・辛	肺	宣肺祛痰・利咽排膿
瓦楞子（がりょうし）	平	鹹	肺・胃・肝	消痰軟堅・化瘀散結・制酸止痛
枇杷葉（びわよう）	平(微寒)	苦	肺・胃	清肺化痰止咳・降逆止嘔
旋覆花（せんぷくか）	微温	苦・辛・鹹	肺・脾・胃・大腸	消痰行水・降気止嘔
白芥子（はくがいし）	温	辛	肺・胃	温肺化痰・利気散結・通絡止痛
蘇子（そし）	温	辛	肺・大腸	降気化痰・止咳平喘・潤腸通便
竹筎（ちくじょ）	微寒	甘	肺・胃・胆	清熱化痰・除煩止嘔
貝母（ばいも）	微寒	苦・甘	肺・心	清肺化痰・潤肺止咳・散結消腫
浙貝母（せつばいも）	寒	苦	肺・心	清熱化痰・散結消癰
胖大海（はんだいかい）	寒	甘	肺・大腸	清肺化痰・利咽開音・清腸通便
栝楼（かろう）	寒	甘・微苦	肺・胃・大腸	清熱化痰・寛胸散結・潤腸通便
海浮石（かいふせき）	寒	鹹	肺・腎	清肺化痰・軟堅散結・利尿通淋
海蛤殻（かいごうかく）	寒	苦・鹹	肺・胃	清熱化痰・軟堅散結

　莱菔子は，大根の種で平性，白芥子はからし菜の種で温性，蘇子は紫蘇の種で温性である。この3つの種を一緒に使って，肺気を粛降させ，痰を取り除き，咳・喘息を緩和させる。桔梗は，キキョウ科の多年生植物の根で，肺気を宣発させるため，肺の虚弱体質に肺の引経薬としてよく使う。枇杷葉は，バラ科ビワ属の植物の葉で，陽盛・痰湿による肺の熱を清化し，肺気と胃気を下降させ，痰・咳，吐き気・嘔吐などの症状を緩和する。旋覆花は，キク科の植物で，痰湿体質の痰・むくみの症状を解消し，上逆した気を下降させるため，嘔吐・吐き気を緩和する。旋覆花の茎葉も金沸草という中薬であるが，作用は旋覆花より

も弱い。竹筎は，イネ科の淡竹か真竹の稈の内層で，竹の表面の緑の部分を取り除き，その内層を削って取った繊維である。陽盛体質・湿熱体質の熱・痰の症状を清化し，イライラ・吐き気・嘔吐の症状を緩和する。貝母・浙貝母は，ユリ科バイモ属の多年草の球根で，別名アミガサユリともいい，微寒の性質をもつ。胖大海は，莫大ともいい，アオイ科ピンポンノキ属植物ハクジュの成熟果実である。水に浸けると果肉が膨張して薄い茶色のゼリー状になり，寒性の性質をもつ。これら貝母と胖大海は，陽盛体質・湿熱体質による肺の熱を取り，黄痰・咳などの症状を緩和する。貝母は固まりをやわらげ，胖大海は大腸の熱を取って排便を促進する働きもある。栝楼は，ウリ科キカラスウリかオオカラスウリの果実で，陽盛体質・湿熱体質による肺・胃・大腸の熱を取り，胸のつかえ，黄痰，咳，食欲不振，便秘などの症状を緩和する。瓦楞子は，フネガイ科のアカガイやフネガイなどの貝殻である。海蛤殻は，マルスダレガイ科のオキシジミやハマグリなどの貝殻である。海浮石は，火山の噴火によって形成された多孔質の軽い石である。この3つの中薬は，ともに鹹味で，軟堅散結の働きをもち，気鬱血瘀・痰湿体質による固まりをやわらげて解消することができる。瓦楞子は平性で，温性・寒性の食薬と組み合わせやすい。海蛤殻と海浮石は寒性で，清熱効果は瓦楞子よりも強い。

⑤その他

名称	五気	六味	帰経	効能
豆乳	平	甘	肺・大腸・膀胱	潤肺化痰・平喘・利尿・通便

豆乳は，豆漿ともいい，大豆から作られた飲料である。平性の性質であるため，使いやすい。肺脾の気虚体質・肺陰虚体質・陽盛体質・痰湿体質に現れる咳・痰，咽の渇き，むくみ，便秘などの症状に勧められる。

【参考文献】

1．黄帝内経素問白話解 第1版．北京，人民衛生出版社，1958
2．霊枢経語釈 第1版．山東，山東科学技術出版社，1983
3．陳潮祖：中医治法与方剤 第1版．北京，人民衛生出版社，1975
4．中医方剤臨床手冊 第1版．上海，上海人民出版社，1973
5．方剤学 第1版．北京，中国中医薬出版社，2003
6．中医内科学 第1版．北京，中国中医薬出版社，2003
7．成都中医学院：中薬学 第1版．上海，上海人民出版社，1977
8．凌一揆ほか：中薬学 第1版．上海，上海科学技術出版社，1984
9．中薬学 第1版．北京，中国中医薬出版社，2002
10．中医体質学 第1版．北京，人民衛生出版社，2009
11．体質養生全書 第1版．天津，天津科学技術出版社，2013
12．辰巳洋：薬膳素材辞典．源草社，2006
13．辰巳洋：実用中医薬膳学．東洋学術出版社，2008
14．辰巳洋：実用中医学．源草社，2009

＊本文中の『素問』『霊枢』の訓読は，石田秀実監訳『現代語訳◉黄帝内経素問』（東洋学術出版社，1991年），石田秀実・白杉悦雄監訳『現代語訳◉黄帝内経霊枢』（東洋学術出版社，1999年）を参考にした。（編集部）

索 引

用 語

あ行

安神平肝類 151
胃 13
胃陰虚体質 31, 75, 94
胃熱体質 33, 77, 100
陰虚血瘀体質 4, 40, 121
陰虚体質 2, 29, 62, 73, 91
陰陽学説 7
陰陽両虚体質 4, 40, 122
陰陽和調の人 46
陰陽和平の人 46
瘀血頭痛体質 37, 110
瘀阻経脈体質 38, 112
瘀滞胞宮体質 37, 111
温裏類 149

か行

火形の人 47
化痰止咳平喘類 168
活血祛瘀類 164
肝 13
肝胃不和証 107
肝胃不和体質 36
肝陰虚体質 31, 75, 94
肝気鬱結証 105
肝気鬱結体質 35
肝血虚体質 29, 73, 90
肝熱体質 33, 77, 99
肝脾不和証 106
肝脾不和体質 36
気 10
気陰両虚体質 3, 38, 114

気鬱血瘀体質 4, 40, 123
気鬱体質 3, 35, 63, 78, 104
気鬱痰湿体質 5, 40, 123
気虚気鬱体質 4, 38, 115
気虚血瘀体質 4, 39, 116
気虚体質 2, 25, 62, 67, 81
気虚痰湿体質 4, 39, 118
気血両虚体質 3, 38, 113
祛邪 16
虚性体質 2, 25, 62, 67, 81, 137
祛風湿類 167
金形の人 48
血 11
血瘀体質 3, 36, 63, 79, 109
血虚血瘀体質 4, 39, 120
血虚体質 2, 28, 62, 72, 89
膏者 49
五行学説 9
五行の人 47
五態の人 43

さ行

子宮虚寒体質 28, 88
止血類 165
脂者 49
実性体質 3, 32, 63, 76, 97, 152
湿熱体質 40
瀉下類 156
収渋類 148
衆人 49
重陽の人 46
少陰の人 44
消食類 162

少陽の人 45
心 13
腎 14
心陰虚体質 30, 74, 93
腎陰虚体質 31, 76, 95
津液 12
辛温解表類 157
心気虚体質 26, 68, 83
腎気虚体質 26, 69, 84
心血瘀阻体質 37, 110
心血虚体質 29, 72, 90
心熱体質 32, 77, 98
心陽虚体質 27, 70, 86
腎陽虚体質 28, 71, 87
辛涼解表類 155
水形の人 48
精 10
整体観念 6
清熱類 152

た行

太陰の人 44
大腸陰虚体質 31, 96
大腸気滞証 108
大腸気滞体質 36
大腸実熱体質 33, 77, 100
太陽の人 45
痰湿困脾体質 34, 102
痰湿束肺体質 34
痰湿阻肺体質 103
痰湿体質 3, 33, 63, 78, 101
調和 17
土形の人 48

173

索引

な行

肉者……………………… 49

は行

肺………………………… 14
肺陰虚体質…… 30, 74, 92
肺気虚体質…… 26, 67, 82
八綱弁証……………… 14
脾………………………… 13
脾気虚体質…… 26, 68, 83
脾陽虚体質…… 27, 71, 86
複合体質………… 3, 38, 113
扶正……………………… 16
平和体質……… 2, 25, 61, 66
弁証論治………………… 6
補陰類………………… 145
芳香化湿類…………… 157
補益類………………… 137
補気類………………… 137
補血類………………… 143
補陽類………………… 141

ま行

木形の人………………… 47

や行

陽虚体質…… 2, 27, 62, 70, 85
陽虚痰湿体質…… 4, 39, 119
陽盛体質…… 3, 32, 63, 76, 97
陽盛痰湿（湿熱）体質
……………… 5, 40, 124

ら行

理気類………………… 161
利水滲湿類…………… 158

食材・中薬

あ

赤貝…… 72, 73, 74, 88, 89, 91, 114, 120, 144
阿膠…… 72, 73, 74, 88, 89, 91, 93, 95, 96, 114, 120, 144
アサリ…… 101, 103, 118, 119, 124, 125, 170
アジ…… 70, 71, 109, 112, 113, 119, 150
あずき……… 78, 98, 101, 118, 119, 124, 125, 159
アスパラガス… 68, 69, 71, 72, 73, 74, 75, 76, 92, 95, 96, 97, 115, 121, 122, 145
家鴨肉（あひる）…… 69, 71, 72, 74, 75, 76, 96, 97
鮎魚（あめのうお）………… 70, 71, 109, 112, 113, 119
アロエ…………………… 108
あわ……… 74, 75, 76, 77, 98, 100, 125, 152
アワビ… 69, 71, 72, 73, 74, 75, 76, 92, 95, 96, 115, 121, 122, 147

い

イカ…… 72, 73, 74, 88, 89, 91, 93, 95, 96, 114, 120, 144
郁李仁… 78, 97, 101, 108, 156
イシモチ… 67, 69, 71, 81, 83, 84, 114, 115, 116, 117, 118, 119
いちご…… 68, 72, 73, 74, 75, 92, 95, 115, 121, 122, 145
いちじく 78, 97, 101, 108, 156
飴糖…………………… 141
犬肉………… 69, 70, 71, 76, 85, 86, 87, 88, 119, 122, 141
威霊仙…… 79, 109, 111, 113
イワシ… 67, 69, 71, 81, 83, 114, 115, 116, 117, 118, 119
イワナ… 69, 70, 71, 76, 85, 87, 88, 119, 122, 142
いんげん………………… 138
いんげん豆…… 67, 69, 81, 83, 114, 115, 116, 117, 118, 119
茵蔯蒿… 69, 98, 99, 100, 102, 103, 118, 119, 124, 125, 161
淫羊藿…… 69, 70, 71, 76, 85, 87, 88, 119, 122, 143

う

烏骨鶏… 69, 71, 72, 73, 74, 75, 76, 92, 95, 96, 115, 121, 122, 146
鬱金……… 79, 109, 110, 111, 117, 120, 121, 123, 165
兎肉… 68, 72, 74, 75, 97, 146
烏梢蛇… 79, 109, 111, 113, 168
ウズラ肉… 67, 68, 69, 81, 82, 83, 114, 115, 116, 117, 118, 119, 139
ウズラの卵…… 69, 71, 72, 73, 74, 75, 76, 92, 95, 96, 115, 121, 122, 146
烏賊骨…………… 69, 149
うど… 78, 79, 109, 111, 113, 167

ウナギ……　67, 69, 71, 81, 83, 84, 114, 115, 116, 117, 118, 119, 139
烏梅……………………… 149
梅の花……… 69, 78, 79, 106, 113, 116
烏薬………… 69, 78, 79, 112
うるち米… 67, 69, 81, 83, 114, 115, 116, 117, 118, 119, 138

え

エビ……… 69, 70, 71, 76, 85, 87, 88, 119, 122, 142
えんどう豆… 69, 78, 79, 105, 106, 107, 109, 113, 116, 123, 124, 161
燕麦……………………… 138

お

黄耆…… 67, 68, 69, 71, 81, 82, 83, 114, 115, 116, 117, 118, 119, 140
黄精……… 68, 69, 71, 72, 74, 75, 76, 92, 96, 97, 115, 121, 122, 147
王不留行……… 109, 111, 113, 120, 123, 164
大麦……… 74, 75, 76, 77, 98, 100, 105, 125, 152, 163
オートミール…… 67, 69, 81, 83, 114, 115, 116, 117, 118, 119, 138
おから… 79, 109, 110, 123, 166
おくら…… 104, 105, 108, 163
おこげ……………… 105, 163
オレンジ…… 69, 79, 104, 105, 106, 107, 108, 109, 116, 123, 124, 162

か

槐花… 79, 109, 111, 112, 113, 117, 121, 123, 166
海金沙………… 98, 125, 161
海蛤殻…… 102, 104, 118, 119, 124, 125, 171
海藻……………… 103, 170
海馬… 69, 70, 71, 76, 85, 87, 119, 122, 142
薤白… 106, 107, 112, 113, 123
海浮石…………… 104, 171
艾葉…… 79, 88, 109, 111, 112, 113, 117, 120, 121, 123, 167
蛙肉……………… 69, 160
カキ… 69, 71, 72, 73, 74, 75, 76, 92, 93, 94, 95, 96, 115, 121, 122, 147
柿… 102, 104, 118, 119, 124, 125
夏枯草…… 74, 75, 76, 77, 98, 99, 125, 154
何首烏…… 72, 73, 74, 88, 89, 91, 93, 95, 96, 114, 120, 144
莪朮…… 79, 88, 109, 111, 112, 113, 117, 120, 121, 123, 164
花椒… 70, 71, 112, 113, 119, 150
ガチョウ肉…… 67, 68, 69, 81, 82, 83, 114, 115, 116, 117, 118, 119, 139
カツオ… 67, 69, 71, 81, 83, 84, 114, 115, 116, 117, 118, 119
藿香…… 69, 71, 102, 103, 104, 118, 119, 124, 157
葛根………………… 155
カニ…… 74, 75, 76, 77, 98, 99, 125, 153
かぶ……… 104, 105, 108, 163
かぼちゃ……… 67, 69, 71, 81, 83, 114, 115, 116, 117, 118, 119, 138
亀肉… 69, 71, 72, 73, 74, 75, 76, 92, 93, 94, 95, 96, 115, 121, 122, 147
鴨肉…… 68, 92, 93, 94, 115, 121, 122, 146
鴨の卵…… 68, 72, 74, 75, 146
荷葉…… 74, 75, 76, 77, 98, 99, 100, 125, 154
からし菜… 78, 102, 103, 104, 118, 119, 124, 125, 169
カラス貝……… 74, 75, 76, 77, 98, 99, 125, 153
カリフラワー… 67, 69, 71, 81, 83, 84, 114, 115, 116, 117, 118, 119, 138
瓦楞子…… 78, 102, 103, 104, 118, 119, 124, 125, 171
かりん………………… 79
栝楼… 102, 103, 104, 118, 119, 124, 125, 171
乾姜…… 70, 71, 88, 109, 110, 111, 112, 113, 119, 150
甘松………………… 69, 78, 79
甘草…… 67, 68, 69, 70, 81, 82, 83, 114, 115, 116, 117, 118, 119, 140

き

キウイフルーツ… 74, 75, 76, 77, 98, 100, 125, 153
桔梗… 78, 102, 104, 118, 119, 124, 125, 170
菊いも…… 98, 101, 118, 119, 124, 125, 159
菊花………………… 155
枳殻…… 69, 78, 79, 104, 105, 106, 107, 108, 109, 111, 116, 123, 124, 162
枳実…… 69, 78, 79, 104, 105, 106, 107, 108, 109, 110, 111, 116, 123, 124, 162
橘皮…… 69, 78, 79, 104, 105, 109, 112, 113, 116, 123, 124
吉林人参… 67, 68, 69, 71, 81, 82, 83, 114, 115, 116, 117, 118, 119, 140
亀板……… 68, 69, 71, 72, 73, 74, 75, 76, 92, 93, 95, 96, 115, 121, 122, 148
きび…… 74, 75, 76, 77, 78, 98,

175

索引

100, 101, 125, 152
キャベツ… 67, 69, 71, 81, 83, 84, 114, 115, 116, 117, 118, 119
韮子……… 69, 70, 71, 88, 112, 113, 119, 141
牛肉… 67, 69, 81, 83, 114, 115, 116, 117, 118, 119, 139
牛乳…… 68, 72, 73, 74, 75, 92, 93, 94, 95, 96, 97, 115, 121, 122, 146
きゅうり… 74, 75, 76, 77, 78, 98, 100, 101, 125, 153
姜黄…… 79, 88, 109, 111, 112, 113, 117, 120, 121, 123, 165
羌活……………………… 79
杏仁……… 78, 102, 104, 118, 119, 124, 125
玉蜀黍(ぎょくしょくしょ)…………… 78
玉竹…… 68, 69, 72, 74, 75, 92, 93, 94, 115, 121, 122, 147
玉米鬚… 98, 99, 100, 102, 104, 118, 119, 124, 125, 160
魚腥草… 76, 98, 99, 125, 154
きんかん…… 69, 78, 79, 104, 105, 106, 107, 108, 109, 111, 116, 123, 124, 161
金銀花…… 76, 78, 98, 100, 101, 125, 154
金針菜… 98, 99, 101, 118, 119, 124, 125, 159
金銭草… 78, 98, 99, 125, 161
ぎんなん… 102, 104, 118, 119, 124, 125, 169

く

空心菜…… 79, 109, 112, 113, 117, 121, 123, 166
藕節………………… 166
枸杞子… 68, 69, 71, 72, 74, 75, 76, 92, 93, 95, 96, 97, 115, 121, 122, 147
狗脊………… 109, 111, 113
熊肉…… 69, 70, 71, 76, 85, 86, 87, 88, 119, 122, 142
クラゲ…… 78, 101, 118, 119, 124, 125, 170
栗… 67, 69, 71, 81, 83, 84, 114, 115, 116, 117, 118, 119, 138
くるみ…… 69, 70, 71, 76, 85, 87, 88, 119, 122, 141
黒きくらげ…… 79, 109, 112, 113, 117, 121, 123, 166
黒くわい… 101, 104, 118, 119, 124, 125, 168
黒ごま…… 69, 71, 72, 73, 74, 75, 76, 92, 95, 96, 115, 121, 122, 145
黒砂糖…… 70, 71, 88, 109, 111, 112, 113, 119, 149
黒芝麻……………… 93, 95
黒豆… 69, 78, 98, 100, 101, 103, 118, 119, 124, 125, 159
くわい… 79, 109, 110, 111, 112, 113, 117, 120, 121, 123, 164

け

桂花…… 70, 71, 88, 109, 110, 111, 112, 113, 119, 149
荊芥………………… 158
鶏血藤…… 109, 111, 120, 123
桂枝………………… 67, 158
鶏内金…………… 105, 164
鶏卵…… 68, 69, 71, 72, 73, 74, 75, 76, 92, 93, 94, 95, 96, 97, 115, 121, 122, 146
月季花… 79, 88, 109, 111, 112, 113, 117, 120, 121, 123, 165
決明子………………… 154
芡実……………… 69, 149

こ

コイ…… 69, 78, 98, 100, 101, 103, 118, 119, 124, 125, 160
香櫞… 69, 78, 79, 105, 106, 109, 111, 112, 113, 116, 123, 124

紅花……… 79, 88, 109, 110, 111, 112, 113, 117, 120, 121, 123, 165
蛤蚧…… 69, 70, 71, 76, 85, 87, 119, 122, 142
合歓花……………… 151
紅景天…… 67, 68, 69, 71, 81, 82, 83, 84, 114, 115, 116, 117, 118, 119
香菜………………… 67, 158
香薷………………… 67, 158
鈎藤………………… 151
香附子… 69, 78, 79, 106, 107, 112, 113, 123
粳米………………… 138
厚朴…… 69, 78, 79, 106, 107, 112, 113
高良姜… 70, 71, 112, 113, 119
五加皮…… 78, 79, 109, 111, 113, 168
穀芽…………… 105, 163
穀精草…… 74, 75, 76, 77, 99, 100, 154
牛膝… 112, 113, 117, 120, 121
胡椒　70, 71, 109, 112, 113, 119
ごぼう………………… 153
牛蒡子………………… 155
胡麻………………… 93
こまつ菜…… 68, 72, 73, 74, 75, 92, 95, 97, 115, 121, 122, 145
五味子……………… 69, 149
小麦……… 68, 74, 75, 76, 77, 98, 100, 125, 152
葫芦…… 98, 102, 104, 118, 119, 124, 125, 161
こんにゃく…… 74, 75, 76, 77, 78, 98, 100, 101, 125, 153
昆布……… 101, 103, 118, 119, 124, 125, 170

さ

さくらんぼ…… 69, 71, 78, 79, 109, 111, 167

ざくろ……………… 69, 148
サケ…… 70, 71, 109, 112, 113, 119, 150
酒…… 69, 71, 78, 79, 109, 110, 111, 113, 117, 121, 168
さつまいも…… 67, 68, 69, 81, 82, 83, 114, 115, 116, 117, 118, 119
里いも…… 78, 101, 103, 104, 118, 119, 124, 125, 169
さとうきび… 74, 78, 98, 101, 125, 153
サバ…… 67, 68, 69, 81, 82, 83, 114, 115, 116, 117, 118, 119
サメ…… 67, 68, 69, 81, 82, 83, 114, 115, 116, 117, 118, 119
山楂子……………… 105, 163
山梔子… 68, 74, 75, 76, 77, 78, 98, 100, 101, 125, 155
三七… 79, 88, 109, 111, 112, 113, 117, 120, 121, 123, 167
蚕沙………………… 168
山茱萸……………… 69, 149
山椒……………… 109, 111
酸棗仁……………… 151
山東菜……… 74, 75, 76, 77, 78, 100, 101, 153
山薬…… 67, 68, 69, 71, 81, 82, 83, 84, 114, 115, 116, 117, 118, 119, 140

し

しいたけ… 67, 69, 81, 83, 114, 115, 116, 117, 118, 119, 138
紫河車…… 69, 70, 71, 76, 85, 87, 88, 119, 122, 142
鹿肉…… 69, 70, 71, 76, 85, 86, 87, 88, 119, 122, 142
地骨皮… 74, 76, 78, 101, 154
ししとう……………… 149
シジミ…… 74, 75, 76, 77, 98, 99, 125, 153
紫蘇……………… 67, 158
紫草…… 68, 74, 75, 76, 77, 98, 99, 125, 155
柿蒂…… 69, 78, 79, 105, 106, 107, 109, 116, 123, 124, 162
地膚子……………… 161
じゃがいも…… 67, 68, 69, 81, 82, 83, 114, 115, 116, 117, 118, 119, 138
炙甘草……………… 71
芍薬……………… 120, 144
沙参…… 68, 69, 72, 74, 75, 92, 93, 94, 97, 115, 121, 122, 147
砂仁…… 69, 71, 78, 102, 103, 118, 119, 124, 157
ジャスミン……… 78, 79, 116
車前子……… 98, 99, 102, 104, 118, 119, 124, 125, 161
地楡……………… 79, 166
熟地黄… 72, 73, 74, 88, 89, 91, 93, 95, 96, 114, 120, 144
糯米……………… 138
春菊…… 78, 102, 103, 104, 118, 119, 124, 125, 169
じゅん菜… 74, 75, 76, 77, 98, 99, 100, 125, 153
小茴香… 70, 71, 88, 109, 111, 112, 113, 119, 150
生姜……………… 67, 158
小薊……………… 79, 166
生地黄…… 68, 74, 75, 76, 77, 98, 99, 125, 155
松子仁……………… 156
菖蒲…… 69, 71, 102, 103, 118, 119, 124, 157
女貞子… 69, 71, 72, 74, 75, 76, 92, 93, 94, 95, 96, 115, 121, 122, 147
シラウオ…… 69, 78, 98, 100, 101, 103, 104, 118, 119, 124, 125, 160
白うり…… 98, 101, 104, 118, 119, 124, 125, 159
白きくらげ…… 68, 69, 71, 72, 74, 75, 76, 92, 93, 94, 96, 97, 115, 121, 122, 145
白ごま…… 68, 72, 74, 75, 92, 97, 115, 121, 122, 145
神麹……………… 105, 164

す

酢… 79, 88, 109, 110, 111, 113, 117, 120, 121, 123, 165
すいか…… 68, 74, 75, 76, 77, 98, 100, 125, 153
スズキ… 67, 69, 71, 81, 83, 84, 114, 115, 116, 117, 118, 119
スズメ…… 69, 70, 71, 76, 85, 87, 119, 122, 142
スターフルーツ……… 148
ズッキーニ…… 74, 75, 76, 77, 78, 98, 100, 101, 125, 153
スッポン…… 72, 73, 74, 75, 92, 93, 94, 95, 96, 115, 121, 122, 147
すもも…… 101, 103, 118, 119, 124, 125, 159

せ

青果……… 76, 78, 98, 100, 101, 125, 154
青蒿……… 75, 76, 77, 99, 154
青皮…… 69, 78, 79, 105, 106, 107, 109, 116, 123, 124, 162
西洋参… 67, 68, 69, 70, 81, 82, 83, 84, 114, 115, 116, 117, 118, 119, 140
石決明……………… 152
赤芍薬……… 117, 120, 121
石榴皮……………… 149
石膏……………… 125
石斛… 69, 72, 74, 75, 92, 93, 94, 115, 121, 122, 147
浙貝母……………… 171
せり……………… 98, 125
セロリ…… 74, 75, 76, 77, 78, 98, 100, 101, 125, 153

索引

川芎…………79, 88, 109, 110, 111, 112, 113, 117, 120, 121, 123, 165
旋覆花………78, 102, 103, 104, 118, 119, 124, 125, 170

―― そ ――

草果……69, 71, 78, 102, 103, 118, 119, 124, 157
桑寄生…79, 109, 111, 113, 167
草魚……………………150
桑枝…………109, 111, 167
桑椹……68, 69, 71, 72, 73, 74, 75, 76, 92, 93, 95, 96, 115, 121, 122, 147
草豆蔲…69, 71, 78, 102, 103, 118, 119, 124, 157
桑葉……………………155
続断…………109, 111, 113
側柏葉………………79, 166
蘇子…78, 102, 104, 118, 119, 124, 125, 170
そば………69, 79, 104, 105, 106, 107, 108, 109, 116, 123, 124, 161
蘇木…………109, 120, 123
そら豆…69, 78, 98, 100, 101, 103, 118, 119, 124, 125, 159

―― た ――

大茴香…………………150
大黄…………………78, 101
大薊…………………79, 166
大根………104, 105, 108, 163
太子参…………67, 68, 69, 81, 82, 83, 114, 115, 116, 117, 118, 119, 140
大豆……69, 78, 98, 100, 101, 103, 104, 118, 119, 124, 125, 159
大棗……67, 69, 71, 81, 83, 114, 115, 116, 117, 118, 119, 140

大腹皮…69, 78, 79, 104, 105, 106, 107, 108, 109, 110, 116, 123, 124, 162
田ウナギ…67, 69, 71, 81, 83, 84, 114, 115, 116, 117, 118, 119, 140
沢蘭………109, 111, 120, 123
たけのこ…101, 103, 104, 118, 119, 124, 125
タコ……72, 73, 74, 88, 89, 91, 114, 120, 144
タチウオ…67, 69, 71, 81, 83, 114, 115, 116, 117, 118, 119
タニシ………………74, 76, 153
たまねぎ……69, 78, 79, 104, 105, 106, 107, 108, 109, 110, 111, 116, 120, 123, 124, 161
タラ……67, 69, 71, 81, 83, 84, 114, 115, 116, 117, 118, 119
丹参……79, 109, 110, 111, 117, 120, 121, 123, 165
淡竹葉……68, 74, 75, 76, 77, 98, 100, 125, 154
淡豆豉…………………155
タンポポ………………75, 77

―― ち ――

チーズ……68, 72, 73, 74, 75, 95, 97, 115, 122, 146
竹筎………102, 104, 118, 119, 124, 125, 171
竹葉……68, 74, 75, 76, 77, 78, 98, 100, 101, 125, 154
萵苣（チシャ）…69, 98, 100, 101, 103, 104, 118, 119, 124, 125, 159
知母……………………98, 125
茶葉……68, 74, 75, 76, 77, 78, 98, 100, 101, 153
丁香……70, 71, 88, 109, 111, 112, 113, 119, 150
猪肉……68, 72, 74, 75, 97, 146
チンゲン菜…79, 109, 111, 112, 113, 117, 120, 121, 123, 164
珍珠……………………152
珍珠母…………………152
陳皮………106, 107, 108, 162

―― つ ――

通草……69, 98, 100, 102, 103, 104, 118, 119, 124, 125, 161

―― て ――

天花粉……74, 75, 76, 77, 78, 98, 100, 101, 125, 154
甜杏仁……78, 102, 104, 118, 119, 124, 125, 169
甜菜……79, 109, 111, 112, 113, 117, 120, 121, 123
甜菜根…………………164
田七人参………………167
天麻……………………151

―― と ――

冬瓜子……102, 104, 118, 119, 124, 125, 169
冬瓜皮……98, 102, 104, 118, 119, 124, 125, 160
唐辛子………70, 71, 109, 110, 111, 112, 113, 119, 149
とうがん…98, 101, 104, 118, 119, 124, 125, 159
当帰……68, 72, 73, 74, 88, 89, 90, 91, 93, 95, 96, 112, 113, 114, 117, 120, 121, 144
党参……67, 68, 69, 81, 82, 83, 114, 115, 116, 117, 118, 119, 140
灯心草……98, 102, 104, 118, 119, 124, 125, 161
刀豆……………………113
冬虫夏草…69, 70, 71, 76, 85, 87, 88, 119, 122, 143
豆乳……78, 102, 104, 118, 119,

124, 125, 171
桃仁… 79, 109, 110, 111, 112, 113, 117, 120, 121, 123, 164
豆腐…… 74, 75, 76, 77, 78, 98, 100, 101, 125, 153
とうもろこし… 69, 78, 98, 99, 100, 101, 103, 118, 119, 124, 125, 159
菟絲子…… 69, 70, 71, 76, 85, 87, 88, 119, 122, 143
ドジョウ…… 67, 68, 69, 81, 82, 83, 114, 115, 116, 117, 118, 119
杜仲…… 69, 70, 71, 76, 85, 87, 88, 119, 122, 142
独活………… 79, 109, 111
ドブ貝…………… 98, 125
トマト…… 74, 75, 76, 77, 98, 99, 100, 125, 153
鶏肉… 67, 69, 71, 81, 83, 114, 115, 116, 117, 118, 119, 139
豚足…… 67, 72, 74, 81, 89, 92, 93, 94, 95, 96, 114, 115, 116, 117, 118, 119, 120, 121, 122, 144
とんぶり……… 101, 118, 119, 124, 125

な

長いも… 67, 68, 69, 71, 81, 82, 83, 84, 114, 115, 116, 117, 118, 119, 138
長ささげ… 67, 69, 71, 81, 83, 84, 114, 115, 116, 117, 118, 119, 138
梨…… 98, 102, 104, 118, 119, 124, 125, 169
なす…… 79, 109, 112, 113, 117, 121, 123, 166
ナズナ……… 98, 99, 100, 101, 118, 119, 124, 125, 159
なた豆… 69, 78, 79, 105, 106, 107, 109, 112, 116, 123,

124, 161
ナマコ…… 69, 70, 71, 76, 85, 86, 87, 88, 119, 122, 142
ナマズ… 67, 69, 71, 81, 83, 84, 114, 115, 116, 117, 118, 119

に

にがうり… 68, 74, 75, 76, 77, 98, 100, 125, 153
肉蓯蓉…… 69, 70, 71, 76, 85, 87, 88, 119, 122, 143
肉豆蔲………………… 149
肉桂…… 70, 71, 88, 109, 110, 111, 112, 113, 119, 150
にら…… 70, 71, 88, 109, 111, 112, 113, 119, 149
にんじん… 68, 72, 73, 74, 89, 90, 93, 95, 96, 114, 120, 143

ね

ねぎ……………… 67, 158

の

のり……… 101, 104, 118, 119, 124, 125, 170

は

敗醬草…… 76, 78, 98, 99, 100, 101, 125, 155
パイナップル… 78, 97, 101, 156
貝母…… 102, 104, 118, 119, 124, 125, 171
佩蘭…… 69, 102, 103, 118, 119, 124, 157
麦芽……………… 105, 163
白芥子…… 78, 102, 104, 118, 119, 124, 125, 170
白菜…… 74, 75, 76, 77, 78, 98, 100, 101, 125, 153
柏子仁………………… 151

白扁豆……………… 81, 138
白茅根……………… 79, 166
麦門冬…… 68, 69, 72, 73, 74, 75, 92, 93, 94, 95, 96, 97, 115, 121, 122, 147
馬歯莧…… 74, 75, 76, 77, 78, 98, 99, 101, 125, 155
蜂蜜……… 67, 68, 69, 81, 82, 83, 114, 115, 116, 117, 118, 119, 141
薄荷………………… 155
鳩肉…… 67, 69, 71, 81, 83, 84, 114, 115, 116, 117, 118, 119, 139
はと麦… 69, 98, 100, 101, 103, 104, 118, 119, 124, 125, 159
バナナ…… 74, 75, 76, 77, 78, 98, 100, 101, 125, 153
馬肉… 72, 73, 74, 75, 95, 146
ハマグリ…… 69, 98, 99, 100, 101, 103, 104, 118, 119, 124, 125, 160
ハマナス…… 69, 78, 79, 106, 113, 116, 120
ハモ…… 69, 98, 100, 101, 103, 104, 118, 119, 124, 125, 160
馬蘭頭…… 79, 109, 111, 123
番紅花………………… 165
番瀉葉… 78, 97, 101, 108, 156
胖大海…… 102, 103, 104, 118, 119, 124, 125, 171
板藍根… 68, 76, 98, 125, 155

ひ

ピーマン…… 70, 71, 88, 112, 113, 119, 149
ヒシ…… 74, 75, 76, 77, 78, 100, 101, 153
華撥……… 70, 71, 112, 113, 119, 150
ひまわりの種… 68, 72, 74, 75, 97, 145
百合…… 68, 69, 72, 73, 74, 75,

索引

　　　　92, 93, 94, 95, 96, 97, 115, 121, 122, 147
百合根……………………145
白芍薬…… 72, 73, 74, 88, 89, 91, 114, 144
白朮… 67, 69, 71, 81, 83, 114, 115, 116, 117, 118, 119, 140
白豆…… 67, 69, 71, 81, 83, 84, 114, 115, 116, 117, 118, 119
白豆蔲… 69, 71, 78, 102, 103, 118, 119, 124, 157
白花蛇…… 78, 79, 109, 111, 113, 168
ヒユ菜…… 74, 75, 76, 77, 100
びわ…… 102, 104, 118, 119, 124, 125, 169
枇杷葉…… 78, 102, 103, 104, 118, 119, 124, 125, 170
檳榔子………………69, 78, 79

ふ

フグ……… 69, 71, 78, 98, 99, 100, 160
茯苓…… 69, 78, 98, 100, 102, 103, 118, 119, 124, 125, 161
仏手…… 69, 78, 79, 104, 105, 106, 107, 108, 109, 111, 112, 113, 116, 123, 124, 162
浮小麦……………………149
豚肉… 69, 71, 72, 74, 75, 76, 92, 93, 94, 96, 115, 121, 122, 146
豚の胃袋… 67, 69, 71, 81, 83, 114, 115, 116, 117, 118, 119, 139
豚の胆汁…………………169
豚の肺…… 102, 104, 118, 119, 124, 125, 169
豚ハツ…… 68, 72, 73, 74, 89, 90, 93, 95, 96, 114, 120, 143
豚の骨……………………139
豚マメ 67, 69, 71, 81, 84, 114, 115, 116, 117, 118, 119, 139
豚レバー… 72, 73, 74, 88, 89, 91, 93, 95, 96, 114, 120, 144
ぶどう…… 72, 74, 88, 89, 93, 95, 96, 114, 120, 143
フナ… 69, 78, 98, 100, 101, 103, 104, 118, 119, 124, 125, 160
ブロッコリー………………138
ぶんたん…… 69, 79, 104, 105, 106, 107, 108, 109, 116, 123, 124, 162

へ

へちま…… 101, 103, 118, 119, 124, 125, 169
鼈甲……… 69, 72, 74, 75, 92, 93, 95, 115, 121, 122
繁甲………………………148
扁豆………………………67

ほ

防風………………………158
ほうれん草… 72, 74, 89, 114, 120, 143
蒲公英… 76, 98, 99, 100, 125, 154
ホタテ貝…… 69, 71, 72, 73, 74, 75, 76, 92, 93, 94, 95, 96, 115, 121, 122, 147
牡丹皮…… 68, 74, 75, 76, 77, 98, 99, 125, 155
牡蛎………………………152

ま

玫瑰花… 105, 106, 107, 109, 111, 112, 123, 124, 162
マコモ…… 74, 75, 76, 77, 98, 99, 100, 125, 153
麻子仁… 78, 97, 101, 108, 156
マス…… 70, 71, 109, 112, 113, 119, 150
松の実… 68, 72, 73, 74, 75, 92, 93, 94, 95, 97, 115, 121, 122, 145
マテ貝… 69, 71, 72, 73, 74, 75, 76, 92, 93, 94, 95, 96, 115, 121, 122, 147
マナガツオ…… 67, 69, 81, 83, 114, 115, 116, 117, 118, 119
茉莉花…… 105, 106, 107, 109, 111, 123, 124, 162
マンゴー… 74, 75, 76, 77, 78, 98, 100, 101, 125, 153

み

蜜柑…… 69, 78, 79, 104, 105, 106, 107, 108, 109, 116, 123, 124, 161
水飴 67, 68, 69, 71, 81, 82, 83, 114, 115, 116, 117, 118, 119
水菜…… 74, 75, 76, 77, 100
みつ葉…………………67, 158
みょうが………………67, 158

む

ムール貝… 69, 71, 72, 73, 74, 75, 76, 92, 93, 94, 95, 96, 115, 121, 122, 147

め

メロン… 68, 74, 75, 76, 77, 78, 98, 100, 101, 125, 153

も

木青皮……………………111
もち米… 67, 68, 69, 71, 81, 82, 83, 114, 115, 116, 117, 118, 119, 138
木瓜…… 69, 71, 78, 109, 111, 113, 168
木香…… 69, 78, 79, 104, 105, 106, 107, 108, 109, 116, 123, 124, 162
桃………… 67, 68, 69, 71, 81,

82, 83, 114, 115, 116, 117, 118, 119, 138

や

益智仁……69, 70, 71, 76, 85, 86, 87, 88, 119, 122, 143
益母草……79, 109, 110, 111, 117, 120, 121, 123, 165
夜交藤……………………151

ゆ

湯葉……74, 75, 76, 77, 78, 98, 100, 101, 125, 153

よ

羊肉……69, 70, 71, 76, 85, 86, 87, 88, 119, 122, 141
ヨモギ…………109, 111, 123

ら

ライチ…72, 73, 74, 88, 89, 91, 93, 95, 96, 114, 120, 143
萊菔子……102, 104, 105, 108, 118, 119, 124, 125, 163, 170
羅漢果……102, 103, 104, 118, 119, 124, 125, 169
落花生……72, 74, 89, 93, 95, 96, 114, 120, 143
らっきょう…69, 78, 79, 104, 105, 106, 107, 108, 109, 116, 123, 124, 161

り

リュウガン……68, 72, 73, 74, 89, 90, 93, 95, 96, 114, 120
龍眼肉……93, 95, 96, 120, 144
凌霄花……79, 112, 113, 117, 120, 121, 165
緑萼梅……105, 106, 107, 109, 111, 112, 123, 124, 162
緑豆……68, 74, 75, 76, 77, 98, 100, 125, 153, 155
緑茶…………………98, 125
りんご……68, 74, 75, 76, 77, 98, 100, 125, 153

れ

霊芝……67, 68, 69, 70, 71, 81, 82, 83, 84, 114, 115, 116, 117, 118, 119, 151
荔枝核…69, 78, 79, 105, 106, 107, 109, 111, 112, 116, 123, 124, 162
レモン……………………148
鰱魚……70, 71, 109, 112, 113, 119, 150
連翹……68, 76, 98, 125, 154
れんこん……79, 98, 109, 110, 111, 112, 113, 117, 121, 123, 166
蓮子………………………149
蓮実…………………………69

ろ

ローヤルゼリー…67, 68, 69, 81, 82, 83, 114, 115, 116, 117, 118, 119
芦薈……78, 97, 101, 108, 156
鹿茸……69, 70, 71, 76, 85, 87, 88, 119, 122, 142
芦根……74, 75, 76, 77, 78, 98, 100, 101, 125, 154
ロバ肉……68, 72, 73, 74, 75, 95, 146

薬膳処方

あ行

アスパラガスと豚肉の水餃子 …………………………96
一味薯蕷飲………………134
一味萊菔子湯……………134
茴香粥……………………133
鬱金入りカキのスープ…121
温脾湯……………………127

益脾餅……………………134
エビ入りもち米粥………119
エビとウドにんにくの 芽の炒めもの………88
エビとピーマンの炒めもの …………………………85
黄芽丸……………………131
黄耆散……………………130
黄耆湯……………………128

黄耆六一湯………………128
黄鶏ワンタン……………133

か行

カツオの揚げもの………118
カツオの角煮………………84
かぼちゃの茶碗蒸し……115
乾姜酒……………………129

索引

甘草乾姜湯 ………………… 127
甘草小麦大棗湯 …………… 127
期頤餅 ……………………… 134
菊花延齢膏 ………………… 135
枳朮丸 ……………………… 130
橘枳姜湯 …………………… 127
橘皮湯 ……………………… 127
牛乳方 ……………………… 129
きゅうりとりんごの和えもの
　　　　　　　　　　　　 100
姜黄・紅花入りうどと
　　エビの炒めもの …… 113
姜橘湯 ……………………… 133
杏仁丸 ……………………… 131
杏仁とかぶの和えもの …… 104
金柑蕪と紅花の和えもの … 123
金柑煎 ……………………… 130
きんかんの甘煮 …………… 106
金匱陳皮湯 ………………… 132
枸杞飲 ……………………… 129
枸杞粥 ……………………… 133
枸杞子入りカキの煮込み … 92
枸杞子丸 …………………… 132
桂花湯 ……………………… 128
桂枝湯 ……………………… 127
桂心酒 ………………… 127, 129
鶏卵とアスパラガスの
　　炒めもの ……………… 93
鯽魚羹 ……………………… 129
紅花川芎酒 ………………… 110
口数粥 ……………………… 133
五汁飲 ……………………… 133
胡桃湯 ……………………… 130
胡麻粥 ……………………… 133

さ行

サケのにら焼き焼き・
　　ねぎ添え ……………… 111
雑穀陳皮スープ …………… 116
里いもととうもろこしの
　　煮込み ………………… 103
三才丸 ……………………… 132
山薬粥 ………………… 130, 133

地黄散 ……………………… 132
紫蘇粥 ……………………… 129
紫蘇子圓 …………………… 128
じゃがいもとにんじんの
　　煮もの ………………… 114
芍薬枳朮丸 ………………… 132
珠玉二宝粥 ………………… 134
炒黄麺 ……………………… 129
生気湯 ……………………… 129
生藕汁飲 …………………… 129
生地黄鶏 …………………… 130
薯蕷鶏子黄粥 ……………… 134
小和中飲 …………………… 131
神香丸 ……………………… 132
仁斎蓮子六一散 …………… 132
水晶桃 ……………………… 134
豆蔻湯 ……………………… 133
ズッキーニ入り牛乳粥 …… 94
スッポンと西洋参のスープ
　　　　　　　　　　　　 95
青娥圓 ……………………… 128
雪梨漿 ……………………… 132
棗湯 ………………………… 128

た行

大根粥 ……………………… 133
大根とおくらの豆乳煮込み
　　　　　　　　　　　　 108
たまねぎサラダのスープ … 107
たまねぎそば ……………… 105
丹渓杏仁蘿葡子丸 ………… 132
猪肚丸 ……………………… 131
猪肚補虚方 ………………… 127
チンゲン菜とたまねぎの
　　炒めもの・紅花あんかけ
　　　　　　　　　　　　 109
当帰生姜羊肉湯 …………… 127
党参入りエビとホタテの
　　グラタン ……………… 122
党参と長いもと
　　さつまいものご飯 …… 82
豆腐とセリのスープ ……… 98
豆腐ととうがんのスープ … 125

トマトとカニのサラダ …… 99
鶏肉とかぼちゃの煮もの … 83
鶏肉と山いもの粥 ………… 81
鶏もも肉の三七焼き ……… 117
鶏レバーのワイン煮込み・
　　ほうれん草添え ……… 91
豚足の当帰・紅花煮込み … 120

な行

ナマコ粥 …………………… 86
二黄丸 ……………………… 129
にがうりうどん …………… 99
二鮮飲 ……………………… 133
にらとくるみの炒めもの … 87
にんじん入りイカ飯 ……… 89
人参粥 ……………………… 129
人参羊肉生姜当帰湯 ……… 87
寧嗽定喘飲 ………………… 134
粘米固腸糕 ………………… 130

は行

白菜こんにゃく煮 ………… 101
白扁豆粥 …………………… 133
麦門冬飲 …………………… 128
八珍糕 ……………………… 135
蟠桃果 ……………………… 130
華撥粥 ……………………… 130
百合鶏子湯 ………………… 127
百合粥 ……………………… 133
百合根と松の実の
　　豆乳煮込み …………… 93
百合蜜蒸 …………………… 129
白朮六一湯 ………………… 128
豚ハツの薬味煮込み・
　　リュウガン添え ……… 90
扶中湯 ……………………… 134
鳳髄湯 ……………………… 132
法制陳皮 …………………… 131
蒲公英湯 …………………… 134
補中益気湯 ………………… 130

ま行

玫瑰陳皮薏苡仁茶……… 124
松の実と杏仁いちじくの
　グラタン…………　97
蜜柑入り大豆とはと麦の
　サラダ…………… 102

や行

薬汁えんどう豆ご飯…… 106

薬味羊肉スープ………… 112
養元粉…………………… 130
養中煎…………………… 131
羊肉黄耆湯……………… 128
羊肉粥…………………… 132
羊肉湯…………………… 128

ら行

鯉魚湯…………………… 127
両儀膏…………………… 131

緑豆飲…………………… 132
霊芝茶……………………　83
蓮実粥…………………… 129

わ行

煨腎散…………………… 131

【著者略歴】

辰巳　洋（たつみ・なみ）
医学博士（順天堂大学），本草薬膳学院学院長，日本国際薬膳師会会長
順天堂大学医学部・国際教養学部兼任教員・非常勤講師
河南中医薬大学　兼職教授

1953年　中国甘粛省生まれ。
1975年　北京中医学院（現・北京中医薬大学）卒業。
　　　　軍医・中国中医研究院（現・中国中医科学院）医師を経て，『中西医結合雑誌』編集者。
1989年　来日。専門学校講師（中医学・薬膳学）・病院漢方アドバイザー・出版社編集協力者。
2002年　本草薬膳学院開設。
2004年　日本国際薬膳師会・日本国際茶藝会設立。会長。
著　作　『薬膳が健康を守る』（健友館，2001年），『用果蔬去除您肝臓的脂肪』（共著，人民軍医出版社，2005年），『冬季進補与養生康復』（共著，人民軍医出版社，2006年），『薬膳茶』（共著，文芸社，2006年），『薬膳素材辞典』（主編，源草社，2006年），『実用中医薬膳学』（東洋学術出版社，2008年），『薬膳の基本』（緑書房，2008年），『実用中医学』（源草社，2009年），『一語でわかる中医用語辞典』（主編，源草社，2009年），『こども薬膳』（緑書房，2010年），『東洋医学のすべてがわかる本』（監修・薬膳部分執筆，ナツメ社，2011年），『防がん・抗がんの薬膳』（源草社，2012年），『薬膳お菓子』（共著，緑書房，2012年），『家庭で楽しむ薬膳レシピ』（監修，緑書房，2014年），『体質改善のための薬膳』（監修，緑書房，2015年），『新よむサプリーシリーズ24冊　機能性食のチカラ　充実の薬膳レシピ全360品目』（監修，株式会社ウィズネット，2015年），『早わかり薬膳素材』（主編，源草社，2017年），『薬膳茶のすべて』（緑書房，2017年），『女性のための薬膳レシピ』（緑書房，2017年），『中医学教科書シリーズ1　中医臨床基礎学』（主編，源草社，2018年），『中医学教科書シリーズ2　中医婦人科学』（主編，源草社，2018年），『季節の薬膳　二十四節気の養生レシピ』（監修，緑書房，2018年），『中医学教科書シリーズ3　中医小児科学』（主編，源草社，2018年），『中医学教科書シリーズ4　中医外科学』（主編，源草社，2020年）

実用 体質薬膳学

| 2016年2月25日 | 第1版 第1刷発行 |
| 2021年5月20日 | 第3刷発行 |

著　者　　辰巳　洋
発行者　　井ノ上　匠
発行所　　東洋学術出版社

〒272-0021　千葉県市川市八幡2-16-15-405
販売部：電話 047（321）4428　FAX 047（321）4429
e-mail　hanbai@chuui.co.jp
編集部：電話 047（335）6780　FAX 047（300）0565
e-mail　henshu@chuui.co.jp
ホームページ　http://www.chuui.co.jp/

装幀デザイン／山口　方舟

印刷・製本――― 上野印刷所

◎定価はカバーに表示してあります　　◎落丁，乱丁本はお取り替えいたします

©2016 Printed in Japan　　　　ISBN978-4-904224-39-7 C3047

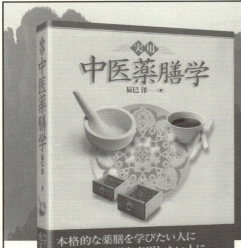

「正しい薬膳」を作るための
基本テキスト

実用 中医薬膳学

辰巳 洋／著

B5判／並製／448頁／定価4,620円（本体4,200円＋税）

本格的な薬膳を学びたい人に
やさしい基礎理論とレシピ370選

〈本書の特色〉
- ◆ 食材と中薬の効能一覧表・証別に分類された薬膳一覧表を掲載。
- ◆ 中医学理論にもとづいた「証」のとらえ方が身につく。
- ◆ 著者が運営する薬膳学院で蓄積された豊富なレシピを紹介。
- ◆ 中国の古典や教科書など膨大な書籍を参照して執筆。
- ◆ 中医薬膳学の歴史や概念から紐解く。

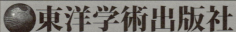 東洋学術出版社　〒272-0021 千葉県市川市八幡2-16-15-405／TEL: 047-321-4428
E-メール: hanbai@chuui.co.jp　ホームページ http://www.chuui.co.jp

ご注文は、メールまたはフリーダイヤルFAXで　FAX. 0120-727-060

中国伝統医学の最大の聖典――二大古籍に和訓と現代語訳

今,甦る――東洋医学の「知」の源泉

●わかりやすいポピュラーなテキスト●東洋医学臨床家必読の書●[原文・注釈・和訓・現代語訳・解説・要点]の構成●A5判上製／函入／縦書。原文(大文字)と和訓は上下2段組。

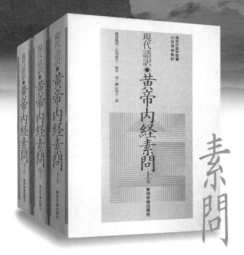

現代語訳●黄帝内経素問［上・中・下巻］

監訳／石田秀実（九州国際大学教授）

[上巻] 512頁／定価：**11,000**円
　　　　　　　　　（本体10,000円＋税）
[中巻] 458頁／定価：**10,450**円
　　　　　　　　　（本体 9,500円＋税）
[下巻] 634頁／定価：**13,200**円
　　　　　　　　　（本体12,000円＋税）
【全巻揃】定価：**34,650**円
　　　　　　　　　（本体31,500円＋税）

現代語訳●黄帝内経霊枢［上・下巻］

監訳／石田秀実（九州国際大学教授）・
　　　白杉悦雄（東北芸術工科大学助教授）

[上巻] 568頁／定価：**12,100**円
　　　　　　　　　（本体11,000円＋税）
[下巻] 552頁／定価：**12,100**円
　　　　　　　　　（本体11,000円＋税）
【全巻揃】定価：**24,200**円
　　　　　　　　　（本体22,000円＋税）

充実の中医学関連書籍、好評発売中！〈お求めはフリーダイヤルFAXかEメールでどうぞ〉

医古文の基礎
編著：劉振民・周篤文・銭超塵・周胎謀・盛亦如・段逸山・趙輝賢／編訳：荒川緑・宮川浩也
B5判／並製／本文340頁
定価：**4,620**円
（本体4,200円＋税）

中国鍼灸各家学説
主編：魏稼／監訳：佐藤実
翻訳：浅川要・加藤恒夫・佐藤実・林敏／A5判／並製／326頁
定価：**3,740**円
（本体3,400円＋税）

中国医学の歴史
傅維康著／川井正久編訳
A5判／上製／752頁
定価：**6,930**円
（本体6,300円＋税）

中国伝統流派の系譜
黄煌著／柴崎瑛子訳
A5判／並製／344頁
定価：**3,960**円
（本体3,600円＋税）

 東洋学術出版社
販売部：〒272-0021 千葉県市川市八幡2-16-15-405　電話047-321-4428
フリーダイヤルFAX 0120-727-060　E-mail:hanbai@chuui.co.jp
ホームページ http://www.chuui.co.jp

中医学の基本用語約 *4,200* 語を収載。

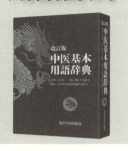

改訂版 中医基本用語辞典

監修／高金亮　主編／劉桂平・孟静岩
翻訳／中医基本用語辞典翻訳委員会
Ａ5判　912頁　ビニールクロス装・函入り
定価 9,460 円（本体 8,600 円＋税）

●中医学を学ぶ人なら，必ず手元に置きたい「基本用語辞典」
中国伝統医学の入門者や臨床家にぴったりの辞典。医師・薬剤師・鍼灸師・看護師・栄養士など幅広い医療従事者ならびに医学生・薬学生・鍼灸学生や，薬膳・気功・太極拳・中医美容など，中国伝統医学を学ぶ人すべての必携参考書。

●新たに668語を追加して"大改訂"
今回の改訂では，旧版では欠けていた2字の中医学の専門用語を中心に追加。旧版の用語約3,500語と合わせ，合計約4,200語を収載。さらに見出し用語の扱いを改め，探したい用語を引きやすく編集し直した。

中医食療方
—病気に効く薬膳

瀬尾港二・宗形明子・稲田恵子著
Ａ5判並製　356頁　　　定価 3,080 円（本体 2,800 円＋税）
「薬食同源」は中医学の基本。薬効のある食べ物と，おいしく食べられる生薬を組み合わせて摂ることで，治療効果が高まる。西洋医学的病名ごとに中医学的な証分けをし，それぞれに効く薬膳レシピを満載。食事指導に最適。

中国伝統医学による
食材効能大事典

山中一男・小池俊治編著
Ｂ5判並製　516頁　　　定価 6,380 円（本体 5,800 円＋税）
日本で常食される700種以上の食材を網羅した国内最大級の食材事典。

中医養生のすすめ
～病院にかかる前に～

藤田康介著　四六判並製　フルカラー　320頁
　　　　　　　　　　　定価 2,860 円（本体 2,600 円＋税）
「未病を治す」はセルフ養生から。中医学が持つ様々な養生の知恵を300枚近い写真とともに具体的に紹介。中医学は季節のうつろいとともにあることを再認識。

中医学ってなんだろう
①人間のしくみ

小金井信宏著　Ｂ5判並製　2色刷　336頁
　　　　　　　　　　　定価 5,280 円（本体 4,800 円＋税）
やさしいけれど奥深い，中医学解説書。はじめて学ぶ人にもわかりやすく，中医学独特の考え方も詳しく紹介。

やさしい中医学入門

関口善太著
Ａ5判並製　204頁　　　定価 2,860 円（本体 2,600 円＋税）
入門時に誰もが戸惑う中医学の発想法を，豊富なイラストと図表で親切に解説。3日で読める中医学の入門書。本書に続いて『中医学の基礎』に入るのが中医学初級コース。

中医学の基礎

平馬直樹・兵頭明・路京華・劉公望監修
Ｂ５判並製　340頁　　　　定価6,160円（本体5,600円＋税）
日中共同編集による「中医学基礎理論」の決定版。日本の現状を踏まえながら推敲に推敲を重ねた精華。各地の中医学学習会で絶賛好評を博す。『針灸学』［基礎篇］を改訂した中医版テキスト。

問診のすすめ
――中医診断力を高める

金子朝彦・邱紅梅　Ａ５判並製　２色刷　200頁
定価3,080円（本体2,800円＋税）
患者の表現方法は三者三様，発せられる言葉だけを頼りにすると正しい証は得られません。どんな質問を投げかければよいのか，そのコツを教えます。

中医診断学ノート

内山恵子著　Ｂ５判並製　184頁
定価3,520円（本体3,200円＋税）
チャート式図形化で，視覚的に中医学を理解させる画期的なノート。中医学全体の流れを俯瞰的に理解できるレイアウト。平易な文章で要領よく解説。増刷を重ねる好評の書。

［CD-ROMでマスターする］舌診の基礎（CD-ROM付き）

高橋楊子著　Ｂ５判並製　カラー刷　CD-ROM付き　88頁
定価6,600円（本体6,000円＋税）
CD-ROMを使った新しい舌診ガイド。舌診の基礎と臨床応用法を詳説。付属CD-ROMとの併用で，舌診を独習できる画期的なテキスト。繰り返し学習することで，舌診の基礎をマスターできる。著者は，中国の代表的な診断学研究室の出身で，確かな内容。

［新装版］中医臨床のための舌診と脈診

神戸中医学研究会編著
Ｂ５判上製　132頁　オールカラー
定価7,150円（本体6,500円＋税）
中医診断において不可欠の「舌診」と「脈診」のための標準的な教科書。豊富なカラー写真を収載し，診断意義を丁寧に解説。

［新装版］中医学入門

神戸中医学研究会編著
Ａ５判並製　364頁　　　定価5,280円（本体4,800円＋税）
中医学の全体像を１冊の本にまとめた解説書としてすでに高い評価を獲得し，30年にわたって版を重ねてきた名著の第３版。陰陽論や，人体を構成する基礎物質に対するとらえかたなどで，旧版とは一新。

［詳解］中医基礎理論

劉燕池・宋天彬・張瑞馥・董連栄著　浅川要監訳
Ｂ５判並製　368頁　　　定価4,950円（本体4,500円＋税）
Ｑ＆Ａ方式で質問に答える中医学基礎理論の解説書。設問は212項目。中医学基礎理論をもう一歩深めたい人に最適。中国では大学院クラスの学生が学習する中級用テキスト。症例に対する弁証論治は初級から中級へ進む人の必読内容。

［新装版］中医臨床のための中薬学

神戸中医学研究会編著
Ａ５判並製　696頁　　　定価8,580円（本体7,800円＋税）
永久不変の輝きを放つ生薬の解説書。1992年の刊行以来，入門者からベテランまで幅広い読者の支持を獲得してきた「神戸中医学研究会」の名著が，装いを新たに復刊。

［新装版］実践漢薬学

三浦於菟著
Ａ５判並製　462頁　　　定価6,160円（本体5,600円＋税）
生薬の入門書であり，臨床の場ですぐに役立つ実践書。生薬の効能や特徴を表化。薬能の類似した生薬を比較しているので理解が深まる。

名医が語る 生薬活用の秘訣

焦樹德著　国永薫訳
Ａ５判並製　456頁　　　定価5,280円（本体4,800円＋税）
名老中医による生薬運用の解説書。308味の生薬について，性味・効能・配伍応用・用量・用法・注意事項を解説。著者の豊富な臨床経験にもとづいた生薬の用法と配合例が特徴。方意を理解するうえで欠かせない，生薬を知るための１冊。

漢方方剤ハンドブック

菅沼伸・菅沼栄著
Ｂ５判並製　312頁　　　定価4,400円（本体4,000円＋税）
日本の漢方エキス製剤と日本で市販されている中国の中成薬136方剤を解説。各方剤の構成と適応する病理機序・適応症状の相互関係を図解し，臨床応用のヒントを提示する。同著者の『いかに弁証論治するか』の姉妹篇。

［新装版］中医臨床のための方剤学

神戸中医学研究会編著
Ａ５判並製　664頁　　　定価7,920円（本体7,200円＋税）
中医方剤学の名著が大幅に増補改訂して復刊。復刊にあたり，内容を全面的に点検し直し，旧版で収載し漏れていた重要方剤を追加。

図解・表解 方剤学

滝沢健司著　Ｂ５判並製　２色刷　600頁
　　　　　　　　　　　　定価7,920円（本体7,200円＋税）
漢方治療に行き詰まったとき，方剤の構造を知っていると道がひらける。225の主要方剤と180の関連方剤について中医学的に解説。漢方初心者から中級者まで，座右に置いて役に立つ一冊。

わかる・使える 漢方方剤学 ［時方篇］［経方篇１］

小金井信宏著
［時方篇］Ｂ５判並製352頁　定価4,620円（本体4,200円＋税）
今までにない面白さで読ませる方剤学の決定版。名方20処方を徹底解説。
［経方篇１］Ｂ５判並製340頁　定価4,620円（本体4,200円＋税）
各方剤を図解・表解・比較方式で系統的に解説。経方11処方の解説。

「証」の診方・治し方 — 実例による トレーニングと解説 —	呉澤森・高橋楊子著 B5判並製　328頁　　定価4,180円（本体3,800円＋税） 厳選した30の実症例を例に，呈示された症例をまず自力で解き，その後に解説を読むことで「証」を導く力を鍛える。
「証」の診方・治し方2 — 実例による トレーニングと解説 —	呉澤森・高橋楊子著 B5判並製　352頁　　定価4,180円（本体3,800円＋税） この症例はどのように分析・治療すればよいのか。第2弾。
中医弁証学	柯雪帆著　兵頭明訳 A5判並製　544頁　　定価5,610円（本体5,100円＋税） 証を羅列的・静止的に捉えるのではなく，立体的・動態的に捉える画期的な解説書。1つの証がどのような経過をたどり，どのような予後にいたるかを予想してはじめて，現実性のある臨床を行うことができる。
[実践講座] 中医弁証	楊亜平主編　平出由子訳 A5判並製　800頁　　定価6,380円（本体5,800円＋税） 医師と患者の会話形式で弁証論治を行う診察風景を再現。対話の要所で医師の思考方法を提示しているので，弁証論治の組み立て方・分析方法・結論の導き方を容易に理解できる。本篇114，副篇87，計201症例収録。
標準　中医内科学	張伯臾主編　董建華・周仲瑛副主編 鈴木元子・福田裕子・藤田康介・向田和弘訳 B5判並製　424頁　　定価5,060円（本体4,600円＋税） 老中医たちが心血を注いで編纂した，定評ある「第五版教科書」の日本語版。日常の漢方診療に役立つ基本知識が確実に身につく標準教科書。
マンガ 食事と漢方で治す アトピー性皮膚炎	三宅和久原作　馬場民雄作画 A4判並製　136頁　　定価1,980円（本体1,800円＋税） 患者と医師，双方に役立つことをマンガで愉快に。漢方医が教える最も効果的で経済的な治療法。
傷寒論を読もう	髙山宏世著 A5判並製　480頁　　定価4,400円（本体4,000円＋税） 必読書でありながら，読みこなすことが難しい『傷寒論』を，著者がやさしい語り口で条文ごとに解説。初級者にも中級者にも，最適。40種の患者イラスト入り「重要処方図解」付きで，臨床にも大いに参考になる。
金匱要略も読もう	髙山宏世著 A5判並製　536頁　　定価4,950円（本体4,500円＋税） 慢性疾患治療における必読書『金匱要略』を，条文ごとに著者がやさしい語り口で解説。同著者による好評の書『傷寒論を読もう』の姉妹篇。50種の患者イラスト入り「処方図解」付き。初級者にも中級者にも最適の1冊。

中医学の魅力に触れ，実践する

［季刊］中医臨床

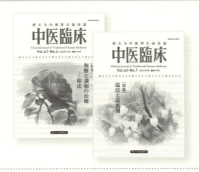

● ――湯液とエキス製剤を両輪に

中医弁証の力を余すところなく発揮するには，湯液治療を身につけることが欠かせません。病因病機を審らかにして治法を導き，ポイントを押さえて処方を自由に構成します。一方エキス剤であっても限定付ながら，弁証能力を向上させることで臨機応変な運用が可能になります。各種入門講座や臨床報告の記事などから弁証論治を実践するコツを学べます。

● ――中国の中医に学ぶ

現代中医学を形づくった老中医の経験を土台にして，中医学はいまも進化をつづけています。本場中国の経験豊富な中医師の臨床や研究から，最新の中国中医事情に至るまで，編集部独自の視点で情報をピックアップして紹介します。翻訳文献・インタビュー・取材記事・解説記事・ニュース……など，多彩な内容です。

● ――薬と針灸の基礎理論は共通

中医学は薬も針も共通の生理観・病理観にもとづいている点が特徴です。針灸の記事だからといって医師や薬剤師の方にとって無関係なのではなく，逆に薬の記事のなかに鍼灸師に役立つ情報が詰まっています。好評の長期連載「弁証論治トレーニング」では，共通の症例を針と薬の双方からコメンテーターが易しく解説しています。

● ――古典の世界へ誘う

『内経』以来２千年にわたって連綿と続いてきた古典医学を高度に概括したものが現代中医学です。古典のなかには，再編成する過程でこぼれ落ちた智慧がたくさん残されています。しかし古典の世界は果てしなく広く，つかみどころがありません。そこで本誌では古典の世界へ誘う記事を随時企画しています。

● 定　　価　1,760円（本体1,600円＋税）（送料別）
● 年間予約　1,760円（本体1,600円＋税）　4冊（送料共）
● ３年予約　1,584円（本体1,440円＋税）12冊（送料共）

フリーダイヤルＦＡＸ
0120-727-060

東洋学術出版社

〒272-0021　千葉県市川市八幡2-16-15-405
電話：（047）321-4428
E-mail：hanbai@chuui.co.jp
URL：http://www.chuui.co.jp